HAWAIIAN HULA

수잔 쿠카나의 하와이안 훌라

일러두기

1. 142쪽 케이키 훌라의 '에훌리 마코우'부터는 발동작이 표시되어 있다.
   예를 들어 142쪽 '스텝: 'O(R/L)'에서 R은 오른발, L은 왼발을 의미한다.
2. 하와이어 표기는 하와이 현지의 사람들이 사용하는 발음에 맞춰 정리했다.
3. 스텝을 설명하는 '4박자'는 4개의 박(beat)으로 이루어져 있으며 '4박'은 비트의 1박, 2박, 3박, 4박에서 '4박'을 의미한다.
4. 베이직 스텝과 동작은 할라우 훌라, 쿠무 훌라에 따라 다를 수 있다.

HAWAIIAN HULA

수잔 쿠카나의 하와이안 훌라

누구나 쉽게 따라할 수 있는 훌라댄스

수잔 쿠카나(Susan Kukana) 지음

서현사

알로하(Aloha)~!
하와이는 온화한 기후와 아름다운 자연환경이 뛰어나 세계적으로 유명한 휴양지이며, 알로하 스테이트(Aloha state)라는 별칭을 갖은 태평양 한가운데 있는 섬이다. 훌라는 이런 자연환경과 문화에 뿌리를 둔 하와이 고유의 전통 춤으로, 부드러운 미소와 우아한 몸짓으로 한 세대에서 다음 세대로 전통을 스토리텔링 방식으로 전수하는 춤이다. 훌라는 하와이 음악 멜레와 함께 오늘날 수많은 사람들이 사랑하는 순수예술 형태의 춤으로 발전하였다.

하와이안들은 자신의 섬에 대한 역사, 전통, 문화에 대한 사랑과 자부심이 대단하다. 그리고 서두르지 않고 여유로운 생활과 함께 그들의 아름다운 자연과 문화에 대한 자긍심, 그리고 알로하 정신을 그대로 하와이 멜레와 훌라에 담아 표현하는 것은 무척 매력적이다. 그들의 순수하고 조건 없는 친절한 마음은 하와이에 갈 때마다 큰 감동을 주었고, 멜레의 의미가 훌라의 세심한 동작과 표정으로 표현될 때는 훌라에 매료될 수밖에 없었다. 물론 남국의 정취가 느껴지는 예쁜 꽃무늬 파우스커트와 플루메리아 꽃핀, 레이까지 입고 어설프게 친구들과 춤을 추며 마치 순수한 어린 소녀로 되돌아간 듯한 첫 경험은 지금도 잊을 수 없다.

하와이에서 훌라를 가르치는 학교인 할라우 훌라는 엄격한 규율인 카푸를 유지하는 할라우와 카푸가 없는 할라우로 구분되어 있다. 이들 할라우의 조직과 규율은 서로 다르며, 할라우 훌라(훌라 학교)와 쿠무 훌라(훌라 마스터)에 따라 춤의 해석이나 스타일이 조금씩 다르게 전수되었다. 그래서 하나로 통일된 교본이 없고, 그로 인해 훌라를 배우려는 사람들이나 관심이 있는 사람들은 적잖이 혼란을 겪을 수밖에 없었던 것이다. 그동안 그분들에게 훌라를 좀 더 편리하고 쉽게 알려줄 수 없을까 하는 고민 끝에 내가 배우고 익힌 것을 체계적으로 정리하기로 했다.

국내 및 해외에도 이론과 실기를 동시에 다룬 체계적인 지침서가 거의 없어 열정과 애정을 갖고 만든 이 결과물이 여러분들에게 많은 도움이 되길 바란다.
PART 1에서는 훌라를 좀 더 제대로 이해하기 위해 훌라의 기원, 역사, 변천 과정, 훌라 종류 등 주로 훌라의 이론적인 부분을 다뤘다. PART 2는 훌라의 기본동작으로, 하와이의 메리모나크 페스티벌 심사위원이며 존경받는 유명한 쿠무나 강사들로부터 배운 내용을 할라우 훌라마다 각기 다른 베이직 스텝의 용어와 동작, 일반적으로 통용되는 핸드모션을 정리했다. PART 3은 실천편으로 케이키 훌라, 아우아나, 카히코, 하파 하올레 장르를 대표적인 음악작품과 함께 소개했다.

이 책이 나오기까지 개인레슨과 워크숍, 할라우 훌라 등을 통해 훌라에 대한 지식과 알로하 정신을 보여주신 쿠무 훌라 및 하와이안 뮤지션 분들께 진심으로 감사드린다. Kumu Hula Edward W. Colier, Kumu Hula Leialoha Lim Amina, Kumu Hula Kawaikapuokalani Hewett, Kumu Hula Coline Aiu, Kumu Hula Rich Pedrina, Kumu Hula Malia, Kumu Hula Ehulani Stephany, Kumu Hula Duane Kuane Omea Cariaga, Kumu Hula Pastor Gordean Makanalani, Goff Kahapea, Barry Naone, Brandon.

그리고 사진 촬영에 도움을 준 Olapa Harmony Barham, 강수지 선생님, 최은희 선생님, 어린이 이조 양과 늘 곁에서 든든한 울타리가 되어 준 강상훈 님, 출판을 위해 힘써주신 서현사 대표님과 편집진분들께 진심으로 감사를 드린다.

2021년 11월 20일

수잔 쿠카나(Susan Kukana)

Contents

PART 1
물결치듯 움직이는 훌라의 세계

PART 2
흥을 끌어올려주는 훌라의 기본동작

PART 3
하늘과 바다와 사랑이 하나 되는 훌라

알로하 정신(Aloha Spirit)

하와이인들에게 있어 알로하는 '헬로우'나 '굿바이'처럼 단순한 인사말 이상의 깊은 의미가 담겨 있다. 알로하(Aloha)는 현재, 존재, 얼굴, 앞 등을 의미하는 '알로(alo)'와 생명의 숨과 본질을 의미하는 '하(ha)'의 복합어로 생명을 서로 나눈다는 뜻이다. 그리고 사랑으로 대하는 마음, 나이와 재력의 많고 적음에 관계없이 누구나 사랑으로 대하는 마음을 의미하기도 한다. 이것이 바로 알로하의 정신이기도 하지만 Aloha 단어의 첫 철자를 이용해 알로하 정신을 정의하기도 한다.

Akahai	배려, 친절, 부드러움
Lōkahi	통합, 조화로움
Oʻoluʻolu	기쁨, 화합
Haʻahaʻa	겸손, 겸허
Ahonui	인내, 참을성

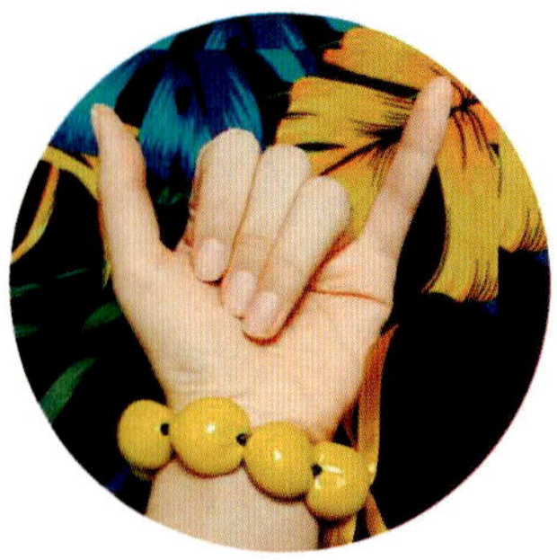

샤카사인(shaka sign)

주먹을 가볍게 쥐고 엄지와 새끼손가락을 편 다음 손등을 보이며 손목을 흔들며 '알로하'라고 인사한다.

PART ①

물결치듯 움직이는 훌라의 세계

Hula is the language of the heart and therefore
the heartbeat of the Hawaiian people.
(King David Kalākaua)

훌라는 심장의 언어이기에 곧 하와이인들의 심장 박동과도 같다.

1. 하와이 춤, 훌라

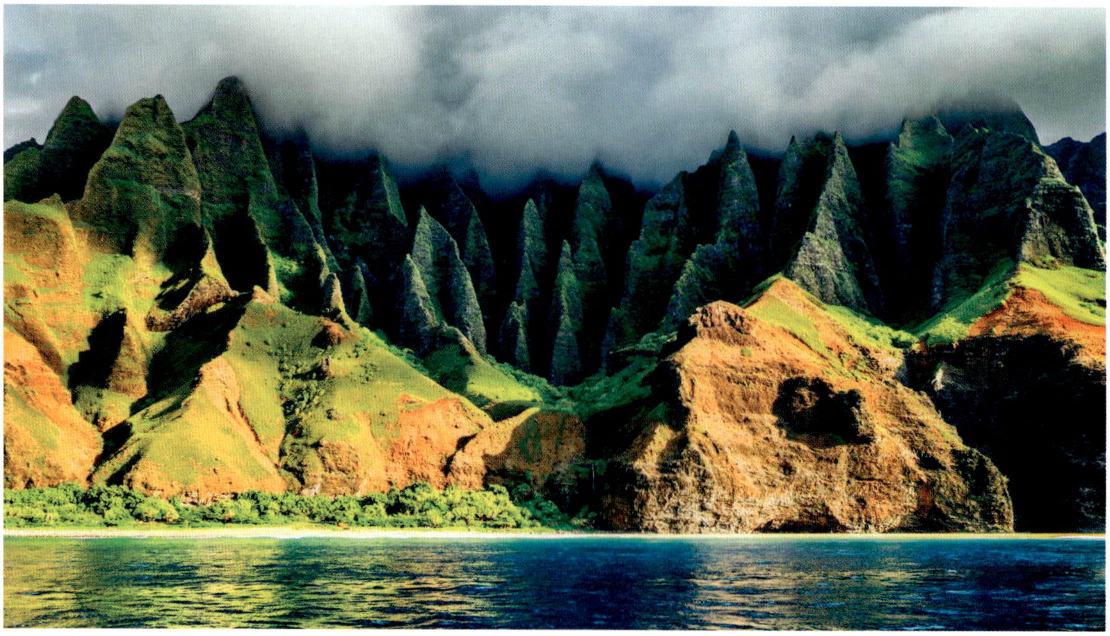

훌라(Hula)는 하와이 문화에 뿌리를 둔 고유의 전통춤으로, 하와이어로 '춤춘다'라는 의미가 있다. 원래는 다산을 촉진하고, 신을 기리고, 추장을 찬양하기 위해 훈련된 무용수가 추는 종교적인 춤이었다.

훌라의 기원에는 다양한 설이 있는데, 대표적으로는 불의 여신 펠레(Pele)의 일곱 명의 동생 중 막내 히이아카(Hi'iaka)가 펠레 여신을 찬양하는 춤을 춘 것이 최초의 훌라라는 설로, 이후 언니들과 다른 여자들에게 훌라를 가르쳤다고 한다. 또 하나는 타히티로부터 온 라카(Laka) 신이 훌라를 남자들에게 처음으로 가르치고 이후 라카 신에게 훌라를 배운 펠레의 여동생 히이아카가 다른 여자들에게 훌라를 가르쳤다는 설이다.

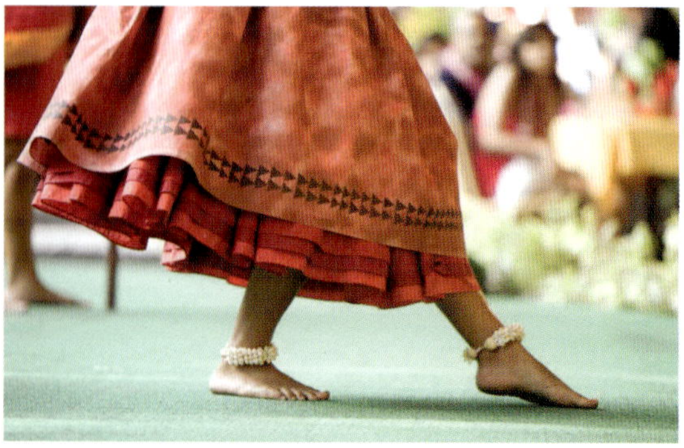

문자가 없었던 고대 하와이인들은 스토리텔링 방식의 올리(Oli)라는 하와이안 챈트(Chant)와 이야기의 의미들을 노래와 리듬에 맞추어 수화 같은 손동작과 몸짓으로 표현하는 춤인 훌라를

통해 역사와 문화, 신화와 전통, 그리고 선조들의 삶 등을 보존하고 계승하였다. 이와 같이 기록을 남기는 수단으로서 독특한 형태를 갖춘 훌라는 대부분 노랫말을 수반하기 때문에 하와이 음악은 훌라를 이해하는 데 중요한 요소이다.

훌라의 내용에는 중요한 역사적 사건이나 장소에 대한 이야기, 계보, 강력한 알리이(ali'i, 추장)의 이야기, 자연에 대한 감사, 가족과 연인에 대한 사랑 등의 다양한 표현들이 내포되어 있다. 주로 귀족 알리이를 즐겁게 하기 위한 연회나 종교의식 같은 중요한 행사와 축하행사에서 공연되었다. 이러한 훌라는 크게 두 종류로 나눈다. '오래된' 또는 '고대의'라 의미를 지닌 훌라 카히코(Hula Kahiko)와 '이동하다', '떠돌다'란 의미를 지닌 훌라 아우아나(Hula 'Auana)이다.

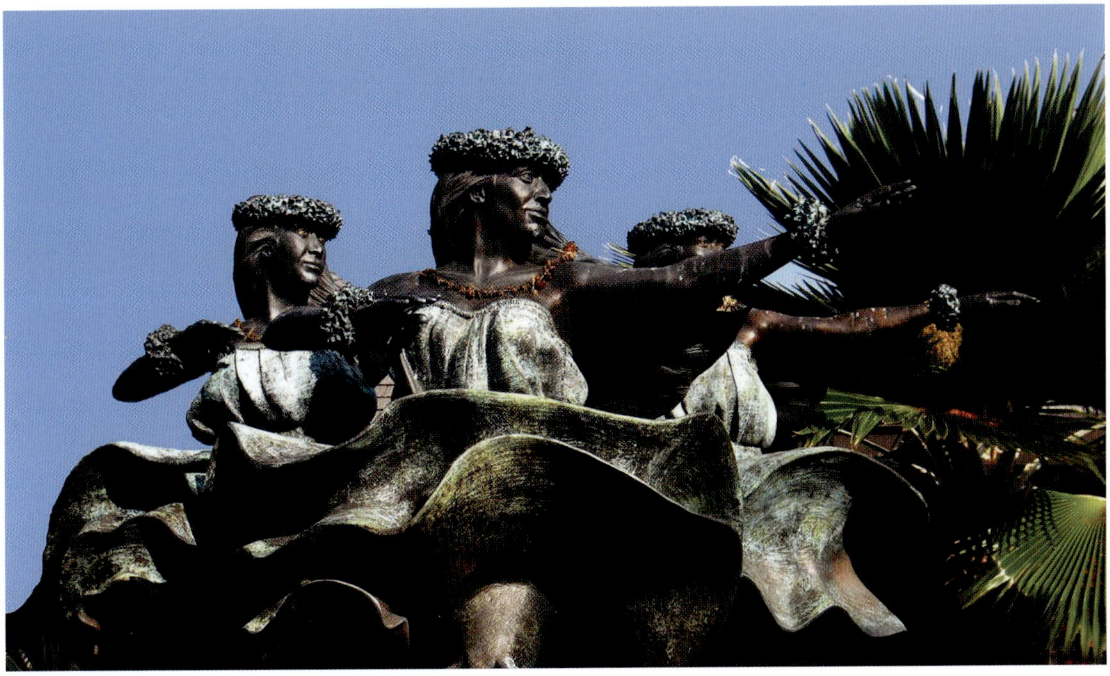

훌라 카히코

서구 문명이 들어오기 전의 전통적인 옛 방식의 고대 형태의 춤 양식을 말한다. 전통 악기를 동반하는데 파후, 이푸(북의 한 종류) 같은 타악기를 사용하며 올리라는 챈트에 맞추어 춘다.

훌라 손동작과 발동작은 노랫말을 암시하는 수준으로 단순하게 표현한다. 전통 의상을 입고 액세서리를 하지 않으며, 대부분 근엄한 모습으로 경외심을 가지고 고대 하와이와 영적으로 연결되는 의식의 춤을 추는 것이 특징이다.

훌라 아우아나

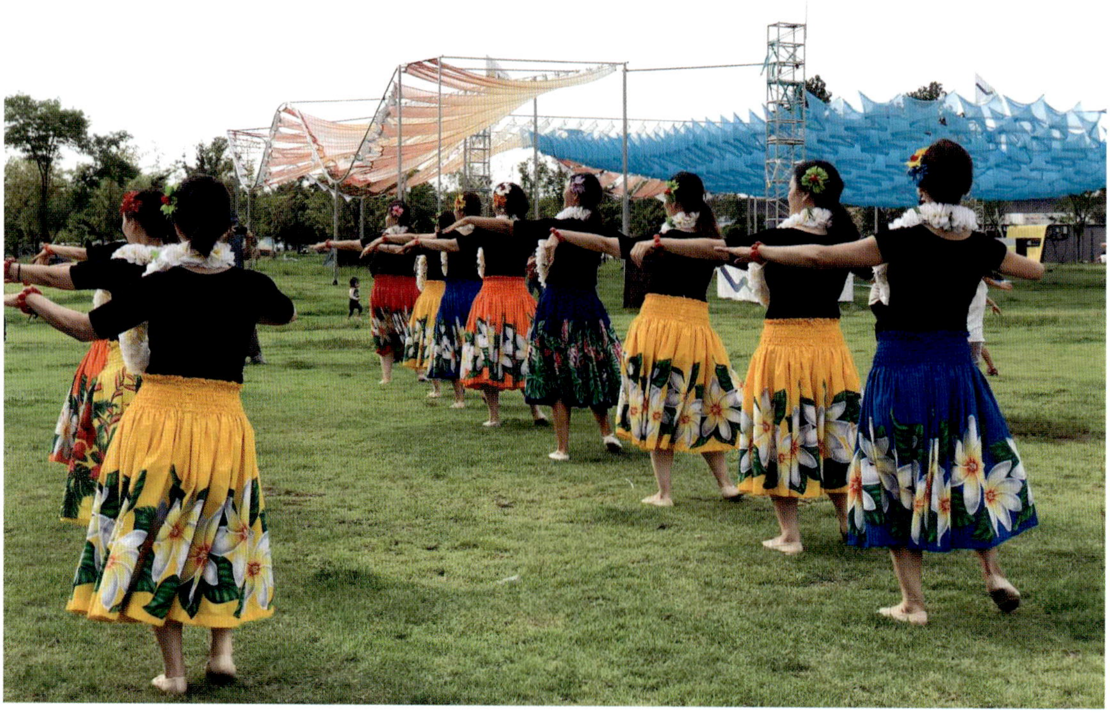

19~20세기 서구문명의 영향을 받아 옛 전통을 기반으로 발전한 자유롭고 현대적인 스타일의 훌라를 말한다. 하와이어나 영어로 된 노래에 종교적 의미를 배제한 자연의 아름다움이나 연인들에 대한 사랑과 감사의 내용이 담겨 있다. 고전 훌라보다 선율적이고 경쾌한 노래로 우쿨렐레, 기타, 스틸 기타, 베이스 같은 현대 악기의 음악에 맞추어 춤을 추는 것이 특징이다.

화려한 분장과 장식, 다양한 의상을 입고 마음껏 미소를 지으며 출 수도 있다. 훌라 아우아나는 데이비드 칼라카우아 궁정에서 처음 시작하였으며, 오랜 역사가 있는 훌라 학교에서 새로운 안무와 음악을 활용하여 만들어진다.

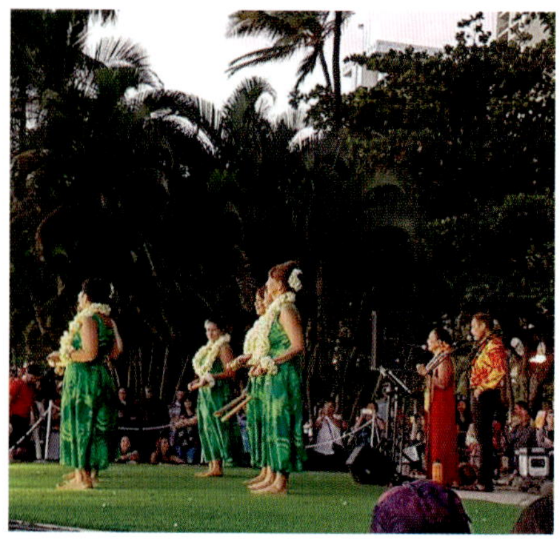

지금까지 알아본 훌라 카히코와 훌라 아우아나를 고대와 현대라는 역사적 시기로 나눴지만, 주제와 악기 등에 따라 세분하면 여러 종류의 훌라 형태로 나눠진다.

훌라 파후(Hula Pahu)
신성한 악기로 간주되는 드럼 형태의 파후를 사용하며 고대에는 종교적 목적으로 추었던 춤으로, 격식 있고 품위 있는 가장 높은 형태의 춤이다.

훌라 쿠히 리마(Hula Kuhi Lima)
시가 수반되며 손동작과 몸을 흔들며 앉아서 추는 춤이다.

훌라 파이 우마우마(Hula Pa'i Umauma)
무용수가 자신의 몸을 타악기처럼 가슴이나 허벅지를 치면서 추는 춤이다.

훌라 홀로홀로나(Hula Holoholona)
동물에 관한 춤으로 댄서가 거북, 돼지, 개, 상어 같은 동물들의 소리와 움직임을 모방하여 춘다.

훌라 카이(Hula Ka'i)
무용수가 무대에 입장할 때 추는 춤이다.

훌라 카에케에케(Hula Ka'eke'eke)
대나무로 만든 커다란 파이프 형태의 악기로 땅에 부딪치면서 추는 춤이다.

훌라 알리이(Hula Ali'i)
추장 또는 군주를 위해 무용수가 악기를 가지고 하거나 노래를 부르거나 다양한 종류의 훌라를 구성하여 추는 춤이다. 종종 멜레 이노아나 멜레 알리이 챈트와 함께 추기도 한다.

훌라 푸아아(Hula Pua'a)
동물의 춤으로 돼지의 행동과 소리를 모방하여 추는 춤이다.

훌라 울릴리(Hula 'Ūlili)
막대기에 세 개의 조롱박이 장착되어 한손으로 가운데를 잡고 연결된 끈을 당기면 안에 씨가 있는 두 개의 조롱박이 회전하며 소리를 내는 악기 울릴리를 가지고 추는 춤이다.

훌라 일리일리(Hula 'Ili'ili)
매끈하고 납작한 조약돌로 된 악기 일리일리를 양손에 잡고 부딪히며 소리를 내면서 추는 춤이다.

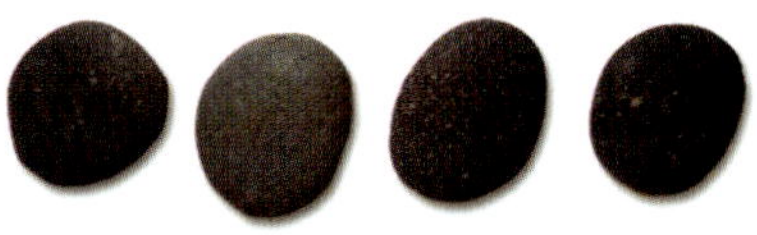

훌라 키이(Hula Ki'i)
올리에 맞는 특정 이미지나 캐릭터를 다양한 크기의 인형이나 이미지화된 물건을 만들어 손가락에 끼우거나 실물 크기의 큰 것은 잡고 마치 인형극처럼 추는 춤이다.

훌라 이푸(Hula Ipu)
속이 빈 박으로 만든 이푸를 잡고 손바닥과 손가락을 사용하여 두드리면서 춘다.

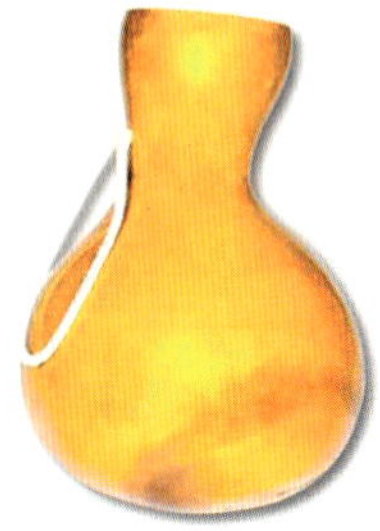

훌라 쿠올로(Hula Kuolo)
무용수가 챈트를 하면서 이푸를 치거나 한 손은 이푸를 잡고 다른 한 손은 손동작을 하면서 앉아서 추는 춤이다.

훌라 펠레(Hula Pele)
펠레 여신을 기리는 신성한 춤으로, 움직임이 자유롭고 다양하며 무용수가 악기를 가지고 하거나 노래를 부르거나 또는 호오파아(Ho'opa'a)를 동반하여 다양한 종류의 훌라로 구성하여 추는 춤이다.

훌라 푸일리(Hula Pu'ili)
손잡이 부분을 제외하고 대나무를 쪼개어 만든 한 쌍의 악기를 서로 부딪히거나 바닥을 두드리거나 또는 자신의 신체 일부분을 치면서 추는 춤이다.

훌라 울리울리(Hula 'Uli'uli)
울리울리 악기를 가지고 흔들며 소리를 내거나 자신의 신체 일부분을 치면서 추는 춤이다.

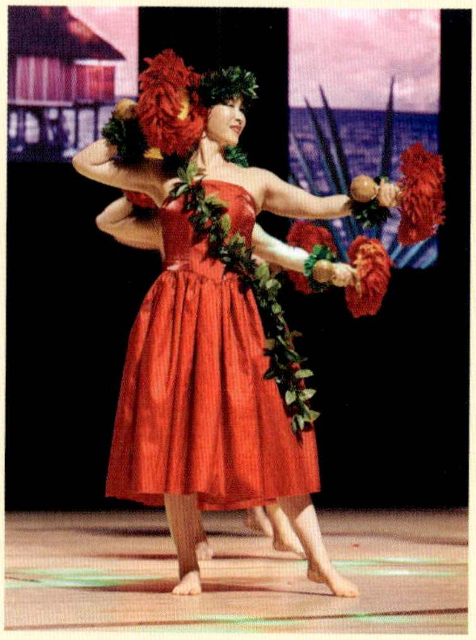

훌라 울리울리

훌라 파파 헤히 아 메 칼라아우
(Hula Papa Hehi a me Kāla'au)
발을 앞뒤로 움직여서 소리를 내는 발판 모양의 악기 파파헤히(Papa Hehi)와 손에는 길이가 같거나 다른 두 막대기로 만든 칼라아우(Kāla'au)를 서로 부딪치며 추는 춤이다.

훌라 호이(Hula Hoi)
무용수가 무대에서 퇴장할 때 추는 춤이다.

훌라 와히 파나(Hula Wahi Pana)
전설 또는 역사적으로 중요한 장소를 기리는 춤이다.

이밖에 도구를 이용한 노를 젓는 형태의 훌라 호에 와아(Hula Hoe wa'a)와 투창을 이용한 훌라 이헤(Hula Ihe)가 있으며, 이외에 다양한 형태의 훌라가 있다. 훌라의 기본동작은 앉은 자세로 추는 형태의 노호 댄스(Noho dance)와 일어나서 추는 형태의 루나 댄스(Luna dance)로 나뉘며 두 형태를 모두 활용하기도 한다.

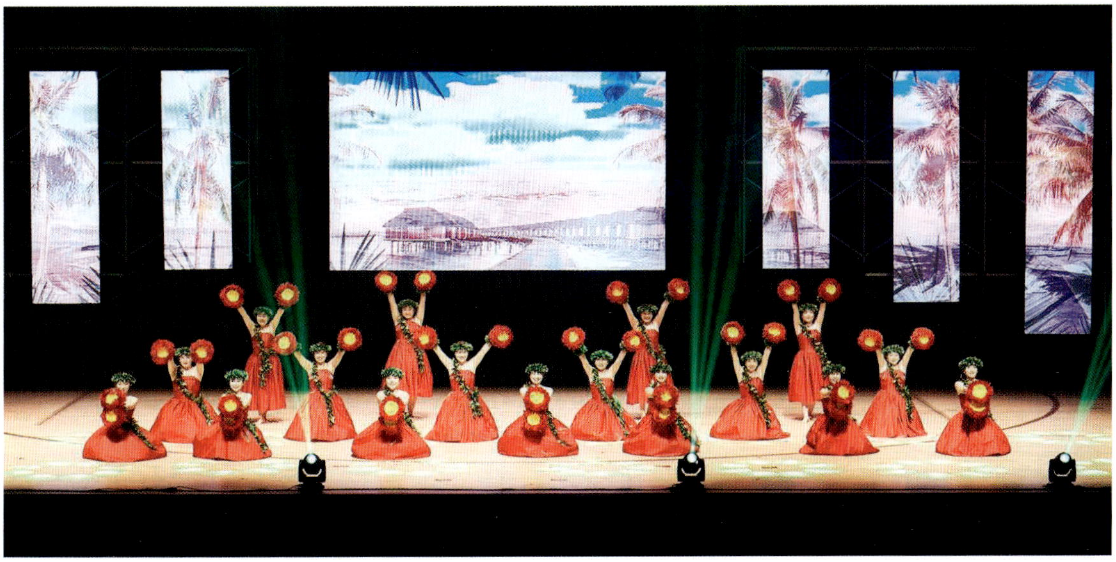

2. 하와이 음악, 멜레

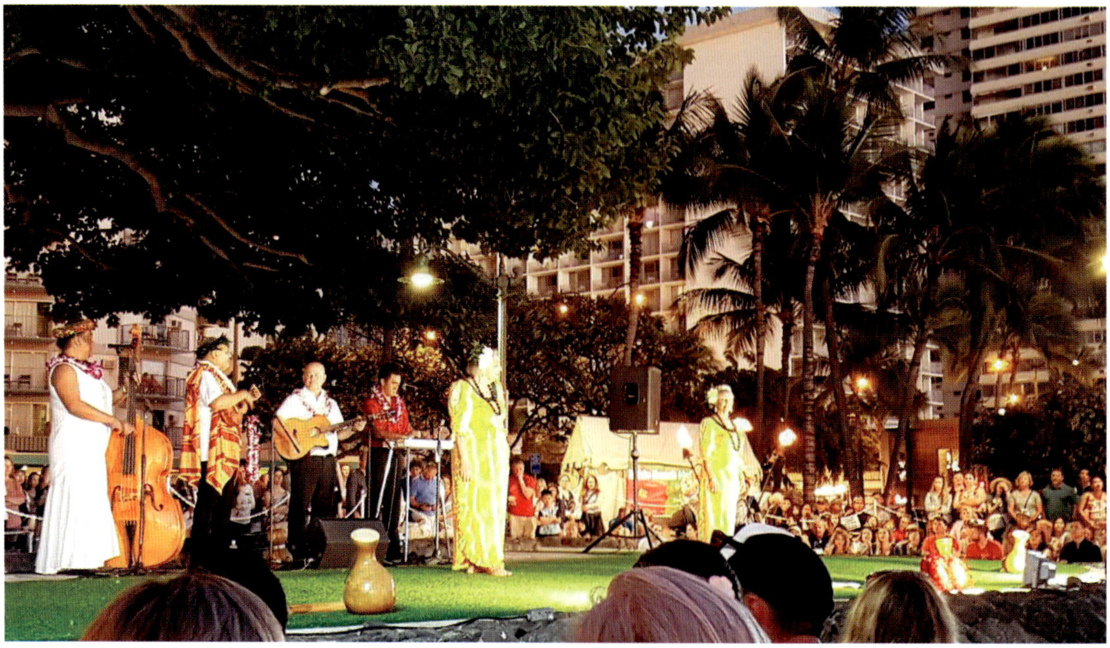

하와이 음악인 멜레(Mele)는 하와이어로 시(poem), 챈트(chant), 노래(song)의 사전적 의미를 가지고 있지만 그 이상의 깊은 의미를 내포하는 용어이다(Pukui and Elbert, 1971: 226). 이러한 멜레는 일반적으로 한 개인이 악기 없이 무반주로 가창으로만 수행하는 멜레 올리(Mele oli)와 춤이나 악기와 함께 노래를 부르며 개인뿐만 아니라 그룹으로도 수행하는 멜레 훌라(Mele hula)로 나눈다. 하와이 전통음악의 대부분은 멜레 훌라에 속한다.

멜레에는 은유적으로 숨겨진 의미를 담고 있는 카오나(Kaona)가 들어 있다. 예를 들면 사랑에 대한 은유로 비, 레이, 꽃 등으로 표현하고, 전사에 대한 은유로 레후아라는 꽃으로 표현하기 때문에 숨겨진 의미를 누가 노래를 듣고 이해하느냐에 따라 사랑에 관한 이야기인지 아니면 전쟁에 대한 이야기인지 전혀 다르게 이해할 수 있다. 그러므로 하와이 멜레를 완전히 이해하는 것은 거의 불가능하다.

하와이인들은 올리에 마나(Mana)라고 하는 영적인 에너지를 지니고 있다고 믿기 때문에 사람들은 이것을 성스럽게 여기고 있으며, 오늘날 올리는 하와이의 원주민(Kanaka 'Ōiwi)의 영혼으로 불리며 하와이어의 가장 높은 형태로 인정받고 있다.

멜레 노랫말을 만드는 전문가를 하쿠 멜레(Haku mele)라고 하는데, 한 명에 의한 개인 창작 또는 여러 명에 의한 공동 창작으로 만들어진다.

멜레는 중요한 역사적 사실을 노래하거나 족장의 족보를 노래하는 비중이 큰 긴 문장 형태의 멜레는 보통 여러 명의 하쿠 멜레들이 공동 창작으로 만든다(Kahananui, 1962: 7). 고대 하와이는 카스트의 계급사회였기 때문에 멜레 역시 그 주제에 따라 등급이 나뉘고 다음과 같이 여러 이름으로 불린다.

멜레 풀레(Mele Pule)
챈트 중 가장 높은 등급으로 여러 신 아쿠아(Akua)에게 바쳐지는 기도의 노래이다. 하와이는 다신교 사회였기 때문에 불리는 신도 다양했으며, 노랫말에 마나라는 특별한 영적 생명력 에너지를 담는다(Tatar, 1981: 484).

멜레 코이호누아(Mele Ko'ihonua)
신에게 바치는 멜레 풀레 다음의 등급으로 특정 가계의 족보(genealogy)를 노래한다. 특별히 족장(알리이)의 족보를 노래하였기 때문에 매우 중요하게 여겼다(Tatar, 1981: 484).

멜레 이노아(Mele Inoa)
주로 추장이나 사회적 지위가 높은 사람의 업적 등을 노래한다(Handy and Pukui, 1958: 83).

멜레 호오이포이포(Mele Ho'oipoipo)
일반적인 남녀의 사랑 노래이다.

멜레 파나(Mele Pana)
특정한 장소의 아름다운 자연의 광경이나 특정 지역에서 일어난 사건 등을 노래한다.

멜레 카니카우(Mele Kanikau)
장례 행사에서 부르는 노래이다.

3. 하와이 종교

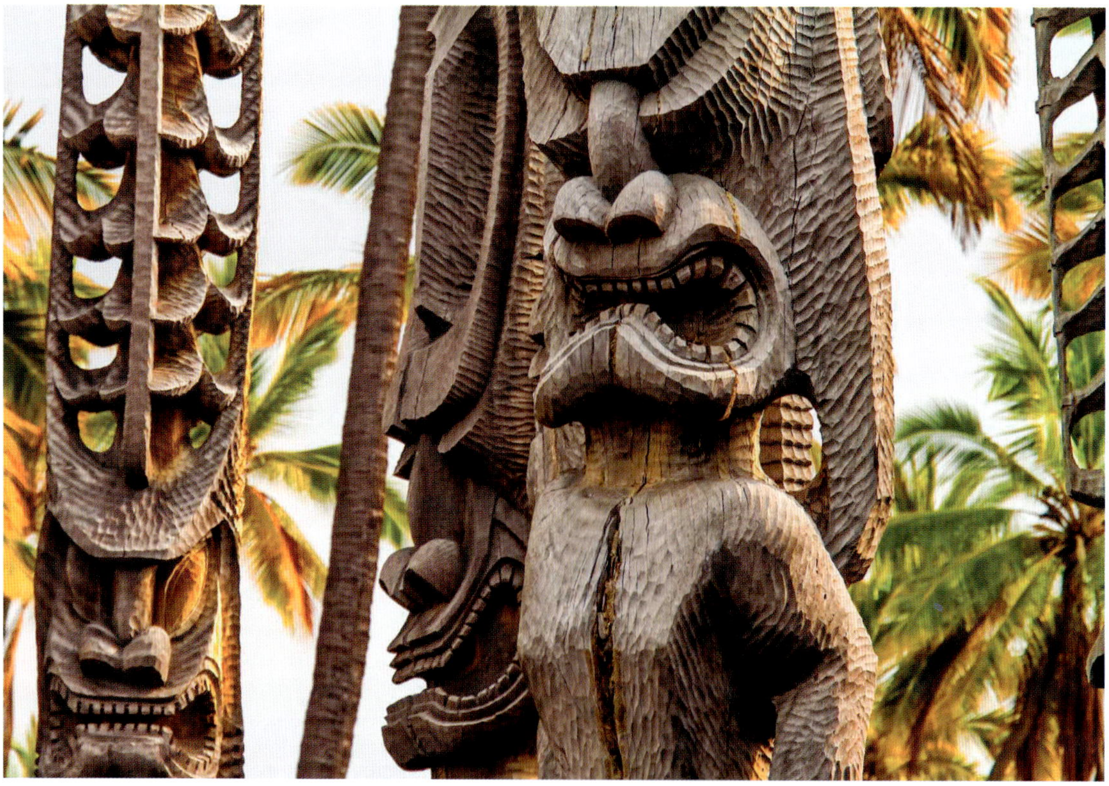

신전의 조각상

하와이는 서양과의 접촉 이후 그리스도교로 개종하기 전까지는 다신교 사회였기 때문에 신도 다양했다. 창조의 신 카네(Kāne), 태양과 전쟁의 신 쿠(Kū), 평화와 풍요의 신 로노(Lono), 죽음의 신이자 바다의 신 카날로아(Kanaloa) 네 명의 신을 중심으로 이루어져 있었다.

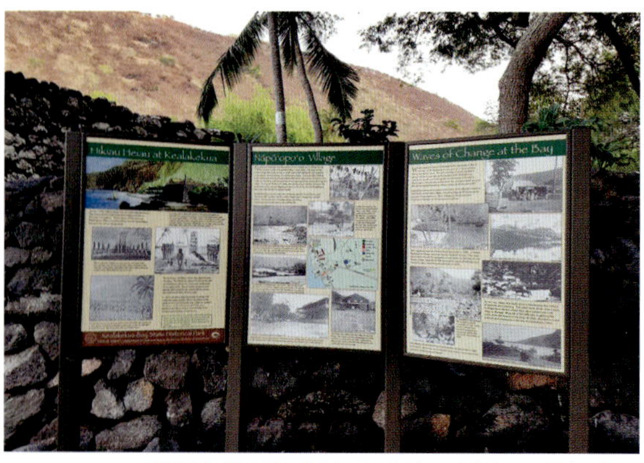

케알라케쿠아 베이 스테이트 히스토리컬 파크

그밖에 훌라의 여신인 라카(Laka), 화산과 불의 여신 펠레(Pele), 바다의 여신인 할레레후아(Halelehua), 달의 여신인 히나(Hina) 등이 있었다. 하와이 사람들은 조상과 신들과 영혼은 가족의 일부분으로 여겼다. 그리고 자연, 식물, 동물, 대지와 조화를 이루며 모든 것들을 존중하고 모든 것에 신이 깃들어 있다고 믿었다.

4. 하와이 훌라의 변천

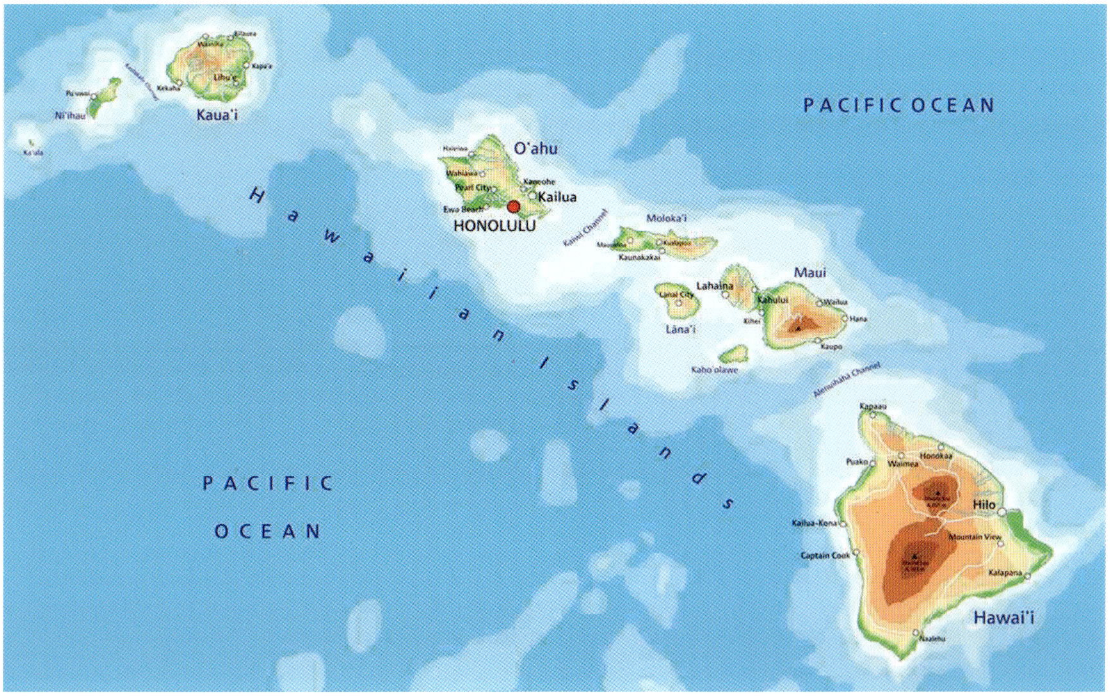

태평양의 낙원으로 일컬어지는 하와이는 니이하우, 카우아이, 오아후, 몰로카이, 라나이, 마우이, 카호올라웨, 하와이(빅 아일랜드) 등 8개의 섬과 100개가 넘는 작은 섬으로 이루어져 있다.

1778년 영국의 탐험가 제임스 쿡(James Cook) 선장에 의해 서구에 알려지기 전까지는 폴리네시아인들이 수십 개의 부락 형태의 독자적인 문화를 유지하고 있었다. 쿡 선장의 도래 이후 국가체계와 초기 근대 무기로 무장한 카메하메하(Kamehameha) 1세가 하와이 왕국을 세웠다. 많은 서구인들이 들어와 플랜테이션 농업과 수많은 어선과 상선의 기항지로서 이권을 장악하며 1893년 하와이 공화국이 건립되면 100년 역사의 하와이 왕국은 무너졌다. 이후 미국령이 되었다가 1959년 미국의 50번째 주가 되었다.

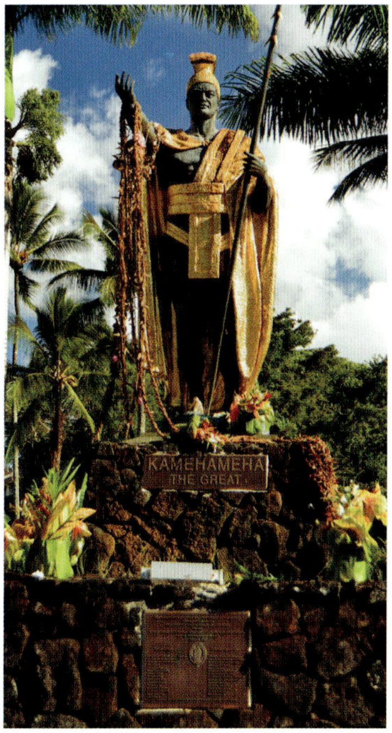

카메하메하 동상

문자가 생기기 전 고대 하와이에서 올리와 훌라는 역사, 문화, 신화, 계보를 이어온 중요한 매개체이며, 특히 하와이 원주민들에게 훌라의 각 움직임은 이야기를 전달하고 그들의 신과 땅을 깊이 연결하는 종교의식이었다.

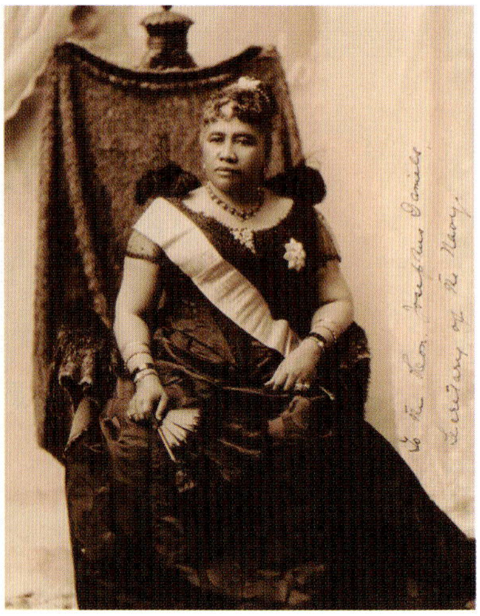

릴리우오칼라니 여왕 사진

그러나 1800년대 초 기독교 선교사들이 하와이에 이주하면서 선교활동으로 하와이 사람들을 기독교로 개종시키고 전통 종교와 밀접한 관계가 있던 훌라를 포함한 하와이 전통 예술을 이교도라고 비난하며 귀족과 왕족의 비호 아래 금지시켰다. 1830년에는 카아후마누(Ka'ahumanu) 왕비가 훌라를 공공장소에서도 출 수 없도록 금지시켰다.

그러나 하와이 전통종교와 예술을 지키려는 사람들에 의해 은밀히 전수되어 결국 훌라는 사라지지 않고 보존될 수 있었다. 훌라뿐만 아니라 하와이 문화와 전통의 부활은 데이비드 칼라카우아(David Kalākaua) 국왕 시기에 계기를 마련했다. 그리고 릴리우오칼라니(Lili'uokalani) 여왕도 훌라와 조상의 문화를 되살리는 것에 대한 중요성을 강조했다.

칼라카우아 왕의 통치기간(1874~1891)에 훌라는 포르투갈 사람들이 하와이에 우쿨렐레를 소개하면서 훌라는 더욱 생동감 넘치고 경쾌하게 변화시켰다. 이후 서양악기와 서양음악의 영향으로 훌라도 다양하게 발전하였고, 1900년대에는 훌라 공연이 모든 섬에서 공개 행사와 축제로 번성하였다. 특히 영어 가사로 쓰여진 하와이 음악 하파 하올레(Hapa Haole) 장르 음악에 맞추어 추는 훌라가 발전하였다.

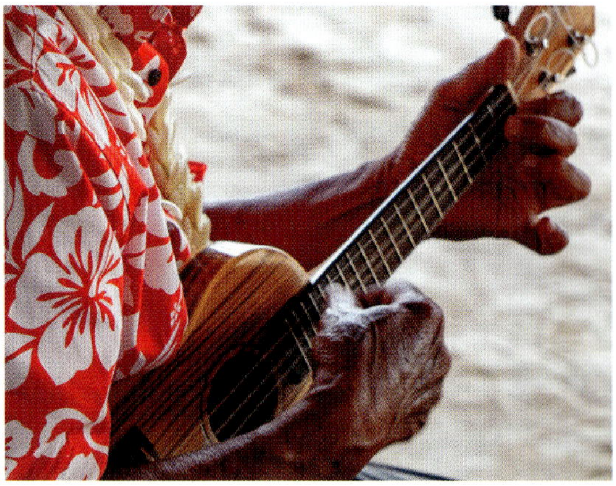

20세기 초중반 빙크로스비가 주연한 〈와이키키 웨딩(Waikiki Wedding, 1937)〉, 엘비스 프레슬리가 주연한 〈블루 하와이(Blue Hawaii, 1961)〉 등 할리우드 영화의 영향을 받아 훌라의 인지도가 높아지면서 상업적으로 세계적인 관심을 불러 일으켰다. 이를 계기로 하와이를 방문하는 관광객들이 증가함으로써 오늘날처럼 누구나 즐기는 엔터테인먼트로 자리 잡기 시작한다.

이 시기에 셀로판 스커트가 나오기 시작하고 훌라도 크게 변했지만, 1970년대 하와이 전통을 되살리는 사회적 운동인 하와이 르네상스를 계기로 훌라 카히코뿐만 아니라 고대음악 챈트, 하와이 언어, 수공예 등 하와이 문화에 대한 전반적인 부흥이 시작된다.
특히 하와이어에 대한 중요성을 인식하고 하와이 사전을 만들고 암기되어 구전되어 오던 올리(하와이안 챈트)와 신화 등을 책을 만들어 기록하여 현대에 전통무용인 훌라 카히코가 아우아나와 함께 뿌리내리는 계기를 마련했다.

하와이 전통춤 훌라와 음악을 부활시킨 데이비드 칼라카우와 왕의 이름을 딴 메리모나크(Merrie Monarch) 훌라 페스티벌은 1963년에 시작하여 훌라 경연을 1971년에 도입하면서부터 지금까지 하와이 전통춤인 훌라의 역사와 예술성을 전 세계에 알리고 있다. 알로하 정신을 기반으로 빅아일랜드 힐로 지역에서 하는 대표적인 축제이다.

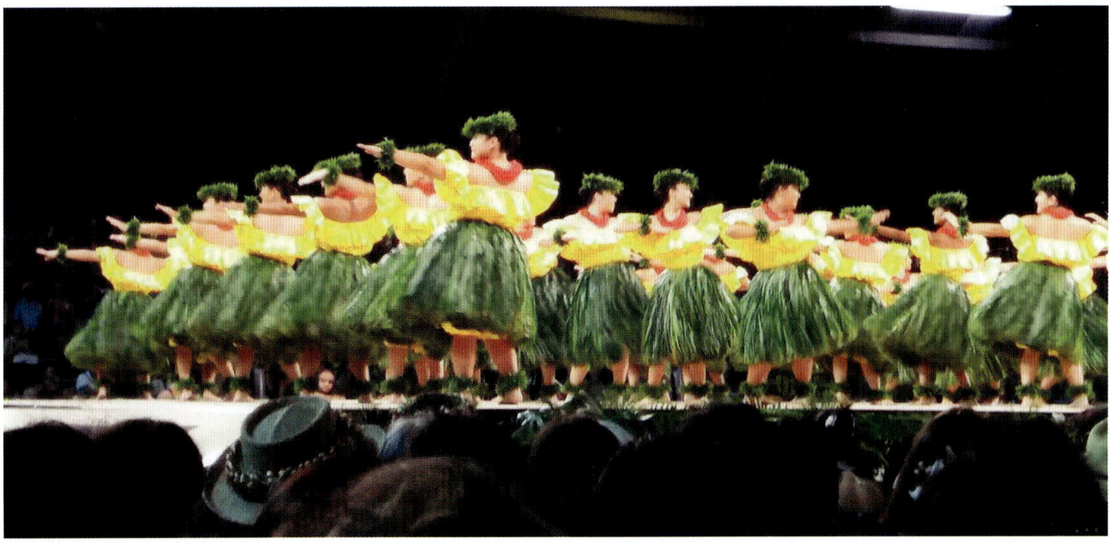

부활된 훌라는 이전과는 다른 특징을 보인다. 이를 훌라쿠이(Hula Ku'i)라고 하는데(Stillman, 1982: Kaeppler, 1993: 27), 쿠이는 '옛 것'과 '새 것'의 혼합이라는 의미이다(Pukui and Elbert, 1971: 160). 1800년대 후반 데이비드 칼라카우아 왕의 통치기간에 대중화되었던 훌라를 지칭한다. 훌라쿠이의 특징은 다음과 같다.

- 훌라가 종교와 관련 없는 순수한 예술로 발전했다.
- 서양음악의 영향을 받아 다양한 서구의 악기 사용과 음악 변화이다. 이 시기에 이푸가 보편적인 반주악기로 쓰이기 시작했다.
- 훌라 손동작이 노랫말을 암시하는 단순한 움직임에 불과했던 것과 달리 노랫말을 그대로 표현하는 수단으로 변했다(Kaeppker, 1993: 4).
- 서양 볼륨댄스(Ballroom Dance)의 영향을 받아 훌라의 기본 스텝이 다양하게 변화했다(Stillman, 1982: 30).
- 훌라에 착용하는 의상의 변화이다. 특히 이 시기에는 풀잎으로 만든 치마(grass skirt)가 보편화되었다(Stillman, 1982: 30).

이처럼 훌라는 새로운 변화의 시기를 맞는데 오늘날의 훌라는 미국의 팝음악뿐만 아니라 다양한 서구의 음악의 영향을 받아 작곡된 멜레와 악기를 활용하여 새로운 작품을 만들어내며 계속 진화하고 있다. 훌라를 돋보이게 하는 의상 또한 인공재료로 만들어 전 세계로 수출함으로써 다른 나라에서도 하와이 느낌의 춤을 연출할 수 있어 순수예술로서 훌라를 대중적으로 즐길 수 있게 되었다.

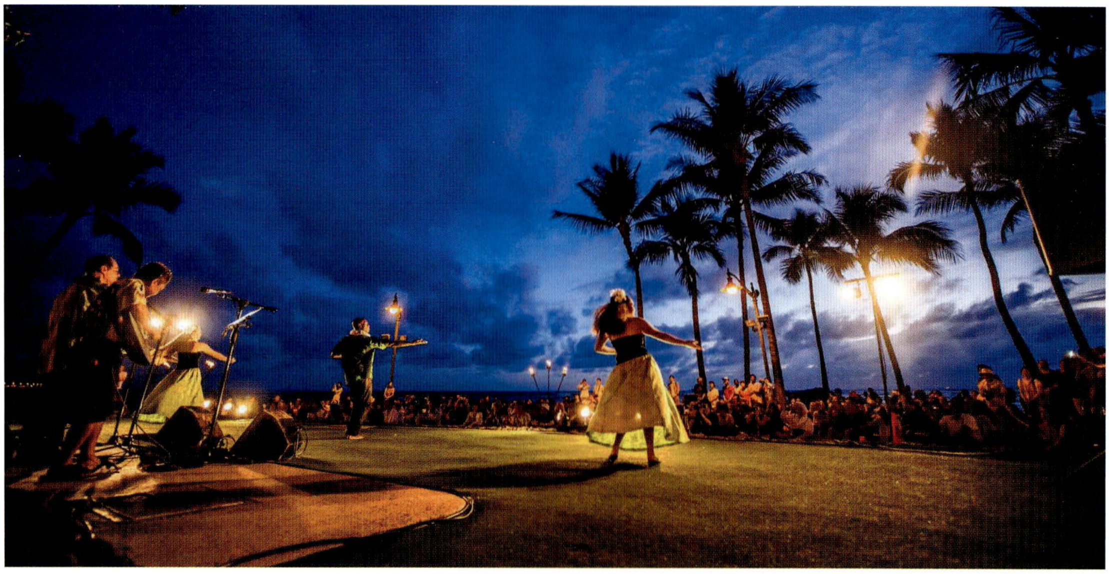

5. 훌라를 전수하는 할라우 훌라

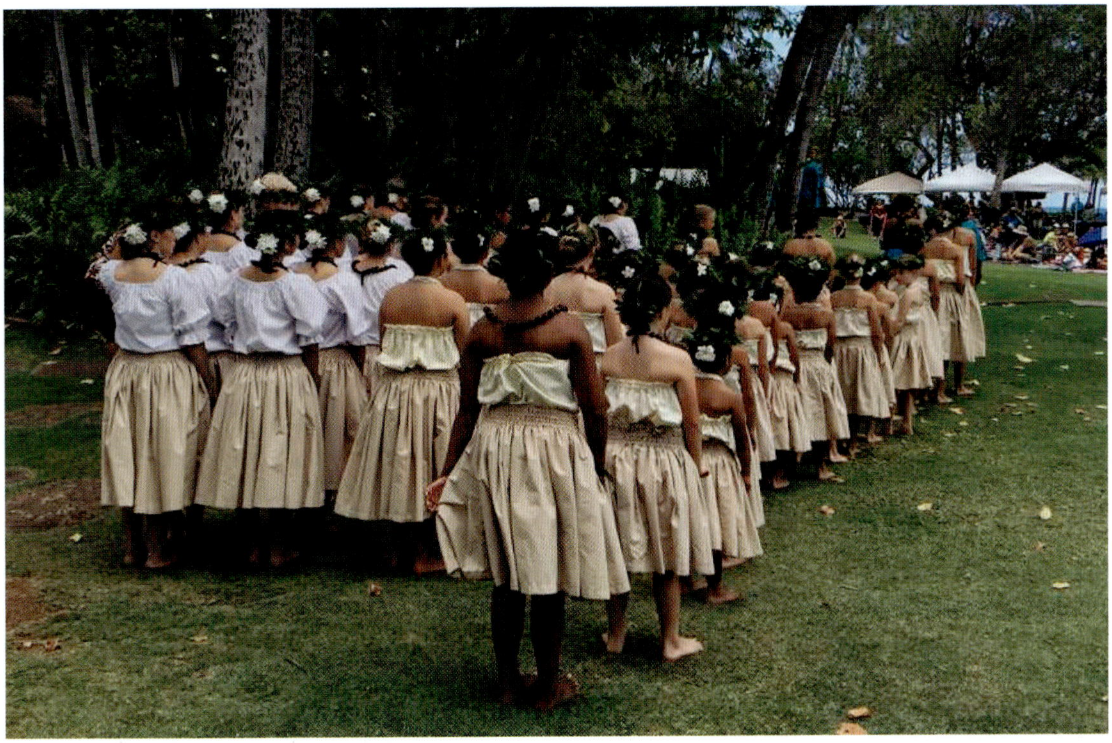

할라우(Hālau)는 훌라의 문화적 관습을 영속시키는 것을 목적으로 신성한 의례와 엄격한 카푸(Kapu)을 유지하는 할라우와 카푸가 없는 할라우로 구분되어 있다. 그리고 할라우마다 조직, 규율, 춤의 해석 및 스타일이 다르게 전수된다.

할라우의 목표 중 하나는 학생들이 미래의 훌라 교사가 될 수 있도록 준비시켜주는 것이다. 졸업생들은 전통적인 유니키('Ūniki) 의식 과정을 거쳐 오랫동안 습득한 지식과 기술을 공개적으로 보여주고 쿠무 훌라로부터 인정을 받게 된다. 학생들은 훌라와 올리 습득 이후에 훌라에 쓰이는 의상과 장식품만 아니라 악기(울리울리, 칼라아우, 이푸, 푸니우) 등을 직접 만들어 사용하여 공예에 대한 지식을 습득하고 하와이 역사, 신화, 문화, 지혜, 하와이어 등 전반적인 이론 등을 탐구한다. 이러한 모든 과정을 배우는 이유는 한 세대에서 다음 세대로 모든 지식을 완전히 전달하기 위한 교육과정으로 매우 중요한 부분이기 때문이다.

할라우 훌라는 훌라의 신인 라카와 화산과 불의 여신 펠레, 그리고 그녀의 막내동생 히이아카 등을 위하여 바쳐진 제단이라 하여 왕족의 후원 아래 운영되었다고 한다(Tatar, 1982: 24).

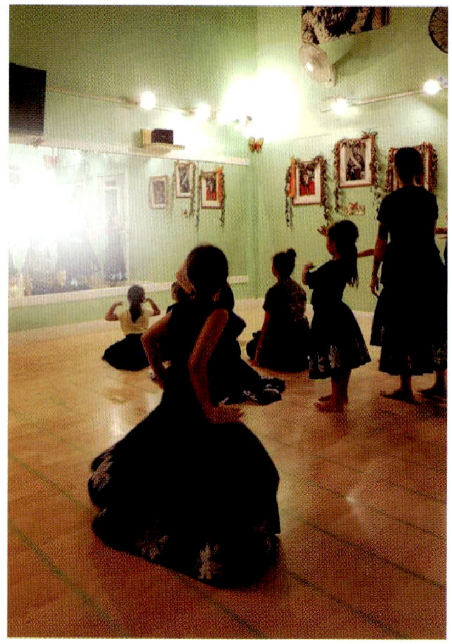

앞에서 언급된 카푸는 잠재적으로 부정할 가능성이 있는 것과 영적으로 순수한 것을 분리하기 위해 고안된 금기 시스템을 말한다. 카푸를 따르는 할라우 훌라의 규율은 모든 행동 규칙을 정하여 엄격하게 통제한다. 규칙으로는 머리카락을 자르지 않으며 수업시간에는 머리카락이 얼굴을 덮지 않도록 모두 뒤로 묶어야 하고, 다른 사람에게 피해주는 산만한 행동과 장신구를 하지 않으며 껌을 씹지 않아야 한다.

특히 상대가 도움을 요청하지 않으면 가르치려고 하면 안 된다. 다른 사람에 대한 존중과 항상 겸손한 자세를 갖도록 노력해야 한다. 악기나 책 등 무언가 옮길 때는 절대 발을 사용하여 미는 행동을 삼가야 하며, 자신과 주변의 위생에 각별히 주의하고 자연을 훼손하면 안 된다. 수업시간에는 조용히 귀를 기울이고 한 번에 지식을 습득하려고 쿠무에게 너무 많은 질문은 하면 안 되며, 항상 존경심으로 예를 갖추어야 한다.

할라우의 조직은 다음과 같다.

쿠무 훌라(Kumu Hula)
전통적인 할라우의 조직으로는 학교의 교장과 같은 위치의 훌라 마스터 쿠무 훌라가 있다. 쿠무 훌라는 할라우에서 교사이자 감독관 및 영적 지도자로서 춤뿐만 아니라 멜레, 악기, 의상, 헤어스타일에 이르기까지 다방면에 전문가이며 종교의식을 집전하는 사제로서(Kanahele, 1979: 54) 하와이의 제반 문화를 보유·전수하는 소중한 문화 자산으로 인정받고 있다.

카후(Kahu)
쿠무 훌라의 영적 고문이며 컨설턴트이다.

코쿠아 쿠무(Kōkua kumu)
쿠무 다음으로 높은 위치로 쿠무가 부재중일 때 쿠무 역할을 대신한다.

호오파아(Ho'opa'a)
챈트를 하면서 북 반주를 하는 보조자 역할을 하는 사람을 일컫는다. 할라우에서 춤을 추는 모든 챈트의 이야기에 대한 해석을 잘 알고 있어야 하며, 리허설 중이나 공연 할 때 노래를 부르고 북을 치며 쿠무를 돕는다.

알라카이(Alaka'i)
학생과 교사 사이의 가이드 역할을 하는 조교이다. 종종 경험이 부족한 학생의 수업을 돕는다.

코쿠아(Kōkua)
학생들이 옷을 입는데 도와주거나 레이 만들기, 전화걸기, 기금마련 등의 역할을 한다.

포오푸아(Po'opua'a)
학생 중 가장 높은 위치의 학생을 지칭한다.

파에파에(Paepae)
포오푸아를 도와주는 역할을 한다.

호오울루(Ho'oulu)
할라우에서 질서를 유지하는 데 도움을 준다.

올라파('Ōlapa)
봉헌된 무용수로서 할라우에서 배운 모든 훌라를 보존하고 올바르게 수행해야 할 책임이 있으며 유일하게 공개적인 공연에 참여할 수 있다.

하우마나(Haumāna)
일반적으로 배우는 학생들을 말한다.

연령대 별 그룹 명칭이 있는데 다음과 같다(할라우 훌라에 따라 다를 수 있다).

0~3세	베이비 훌라(Baby Hula)
3~6세	케이키 홀로나 베이비즈(Keiki Hōlona Babys)
	케이키 훌라(keiki Hula)
6~11세	오피오 훌라(‘Ōpio Hula)
7~12세	카이카마히네(Kaikamahine, 여자 어린이)
	케이키 카네(Keiki Kāne, 남자 어린이)
13~35/40세	와히네(Wahine, 여자), 카네(Kāne, 남자)
40~55세	로코마이카이(Lokomaika‘i)
56세 이상	쿠푸나 와히네(Kupuna Wahine, 여자)
	쿠푸나 카네(Kupuna Kāne, 남자)

오늘날 훌라 학교(할라우 훌라)는 여전히 존재하고 있으며 전통적인 무용유산을 계승하는 역할을 하고 있다.

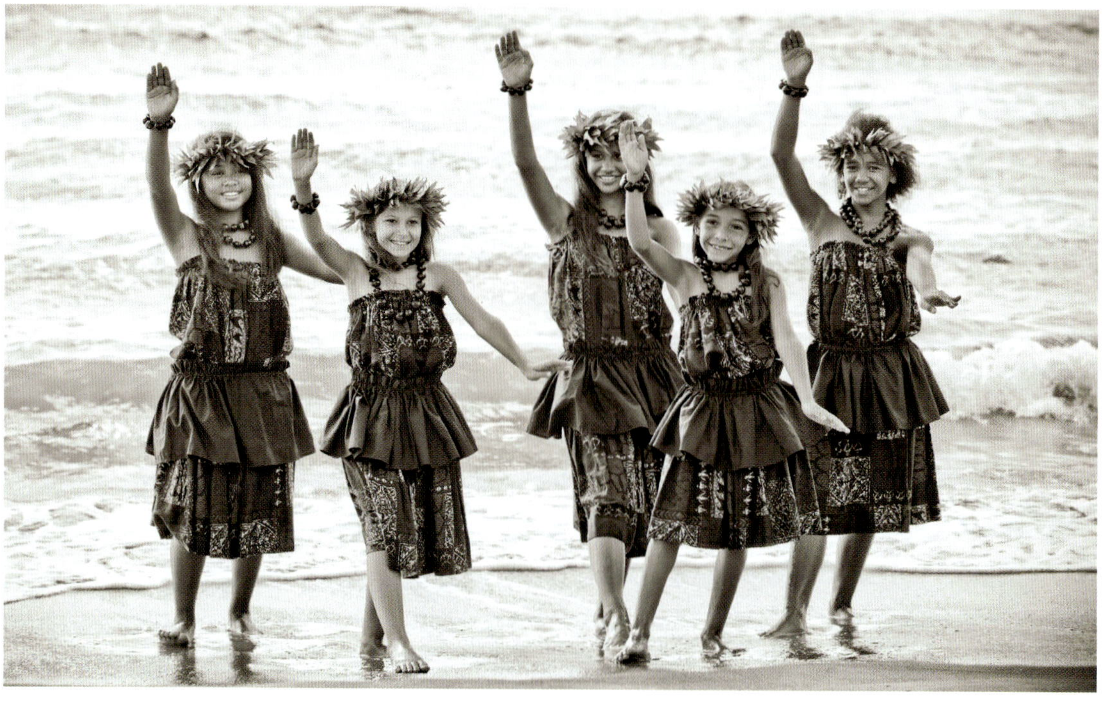

6. 하와이안 악기

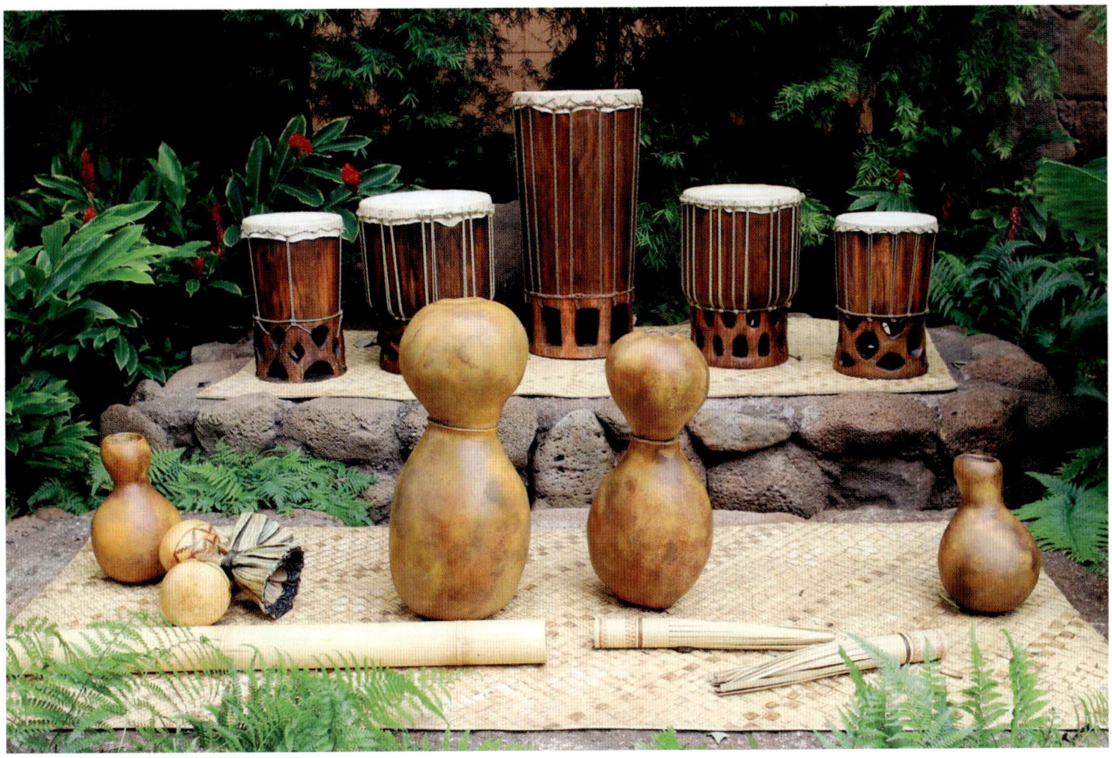

파후(Pahu)
원형으로 깍은 코코넛 나무의 속을 비우고 상어가죽이나 소가죽을 얹어서 만든 드럼 형태의 타악기로, 손으로 두드려서 연주한다. 종교적 의식에서 쓰였던 고대에는 신성한 악기로 여겨 헤이아우 신전 내에 보관되어 특별한 경우에만 사용하기도 했다.

카에케에케(Kāʻekeʻeke)
대나무를 잘라서 한 쌍의 관으로 만든 악기로, 땅바닥을 치며 소리를 낸다.

이푸(Ipu)
목이 좁은 한 개의 박으로 만들어 왼손으로 이푸를 잡고 오른 손바닥과 손가락을 사용하여 아랫부분을 친다. 이푸 헤케 올레(Ipu heke ole)라고도 한다.

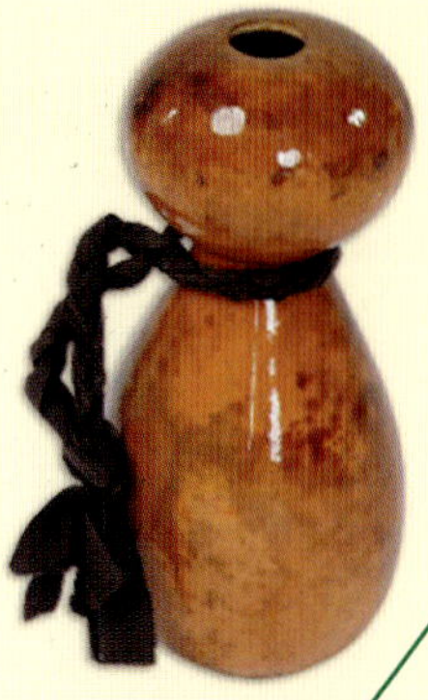

이푸 헤케

이푸 헤케(Ipu Heke)
서로 다른 크기를 가진 두 개의 커다란 박을 아래위로 붙여서 만든 악기로, 오목한 지점에 매단 끈을 왼손으로 쥐고 바닥에 내려치며 소리를 내거나 오른 손바닥이나 손가락으로 몸통을 치며 소리를 낸다.

일리일리('Ili'ili)
물에 침식되어 형성된 매끈하고 납작한 돌로 양손에 쥐고 서로 부딪히며 소리를 내는 악기로, 캐스터네츠와 비슷한 방법으로 사용된다.

칼라아우(Kāla'au)
코아나무로 만든 악기로, 길이가 같거나 다른 두 개의 막대기를 서로 부딪히거나 바닥을 두드리면서 소리를 낸다.

울리울리('Uli'uli)
카파(Kapa)로 만든 상단에 새의 깃털을 붙이고 등나무로 만든 손잡이 아랫부분은 조롱박이나 코코넛으로 만들어 그 안에 씨앗이나 자갈을 넣어 만든 악기로, 흔들면서 소리를 내거나 자신의 신체 일부분을 치면서 다양한 소리를 낸다.

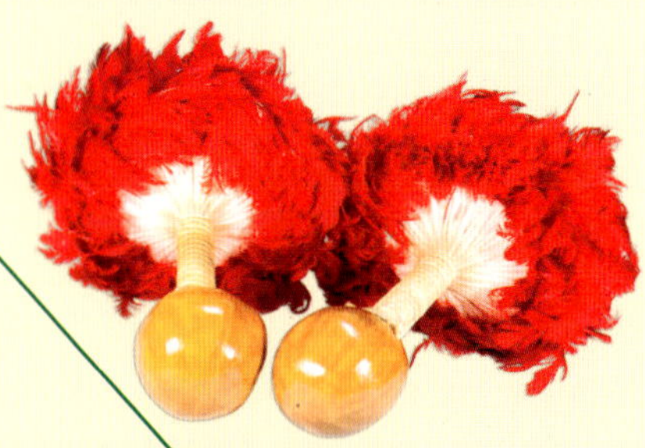

울리울리

오헤 하노 이후('Ohe hano ihu)
코피리라고 불리는 목관악기로, 피리처럼 사용하는데 콧구멍으로 공기를 불어넣어 소리를 낸다.

푸카니(Pukani)
대형 소라껍데기로 만든 악기로, 호흡을 불어 넣어 하나의 음색으로 길게 소리를 낸다. 중요한 행사나 의식 또는 공연에서 시작과 끝을 알리는 데 사용한다.

푸니우(Puniu)
속을 비운 코코넛 열매 껍데기 상단 부분을 제거한 후 칼라(Kala)라고 하는 생선껍질을 씌워 만든 악기로, 허벅지에 매달고 손가락으로 두드리거나 채로 치며 소리를 낸다.

푸일리(Pu'ili)
손잡이를 제외하고 대나무를 쪼개어 만든 악기로, 악기끼리 부딪히거나 바닥을 두드리거나 또는 자신의 신체 일부분을 치면서 소리를 낸다.

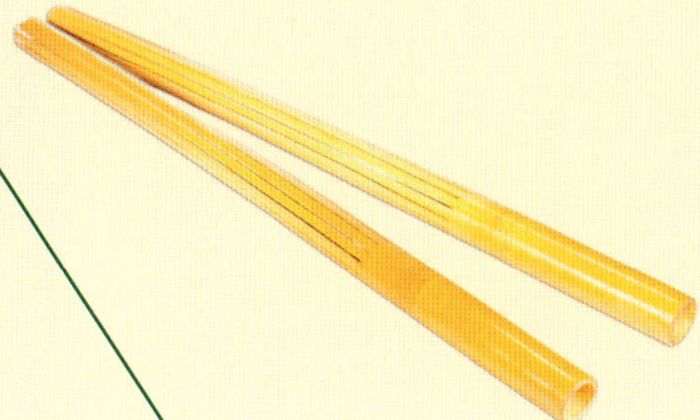

푸일리

우쿨렐레(Ukulele)
코아나무를 주재료로 몸통을 만들고 네 개의 줄을 몸통에 연결하여 만든 현악기로 손가락으로 튕기면서 소리를 낸다.

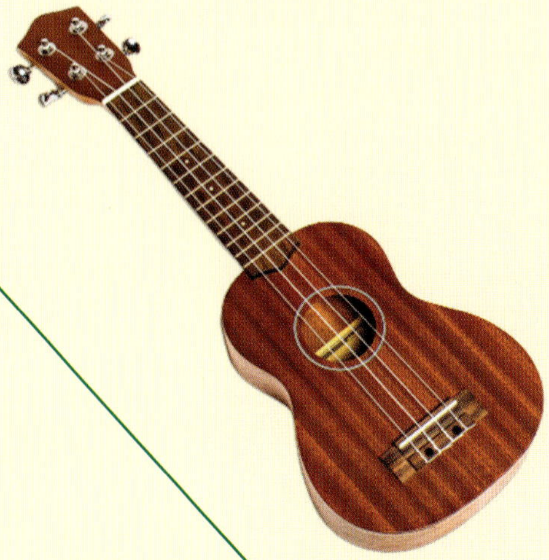

우쿨렐레

7. 훌라의 의상과 소품

훌라의 모든 의상과 장식은 훌라의 내용과 일치하도록 갖추어 착용한다. 머리, 목, 어깨에 두르는 장식용 레이는 사랑, 환영, 인사, 감사, 축하, 존경, 우정 등의 다양한 의미를 내포한다. 이처럼 하와이의 알로하 정신을 상징하는 레이는 매년 5월 1일에 하와이 전통행사인 레이데이(Lei day) 축제가 열린다.

만드는 재료에는 제약 없이 다양하다. 꽃, 깃털, 과일, 잎사귀, 조개나 소라껍질, 씨앗, 해조류, 이끼류, 나뭇가지, 견과류, 리본, 가죽 심지어 동물의 뼈와 이빨로도 만든다. 오래전부터 전통적으로 쓰이는 재료에는 마일레(Maile) 잎, 티(Ti) 잎, 펀(Fern) 등이 있고 가장 일반적으로 사용되는 꽃은 플루메리아(Plumeria), 오히아(‘Ohi‘a), 히비스커스(Hibiscus), 피카케(Pikake), 오키드(Orchid), 진저플라워(Ginger flower), 투베로즈(Tuberose) 등이 있다.

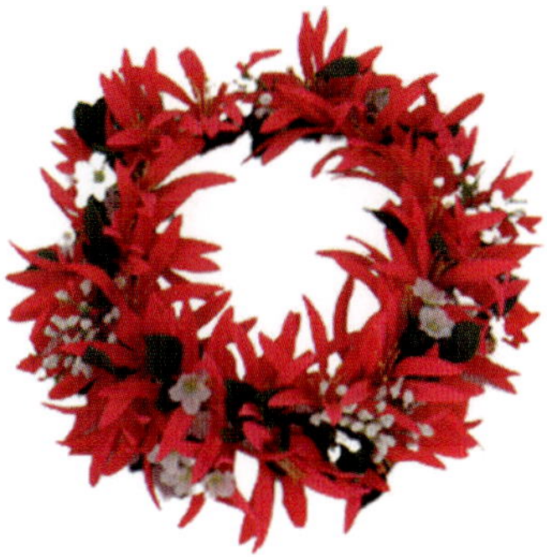
화관

특히 하와이의 니하우 섬은 작은 조개껍질(Pupu)로 만든 레이로 유명하다. 머리를 장식하는 헤드밴드는 만드는 방식과 재료에 따라 레이포오(Lei Po‘o) 또는 레이 하쿠(Lei Haku)로 불리고 손목과 발목에 착용하는 장식을 쿠페에(Kūpe‘e)라고 한다. 일부 쿠페에는 춤의 움직임을 향상시키기 위해 소리 나도록 만들기도 한다.

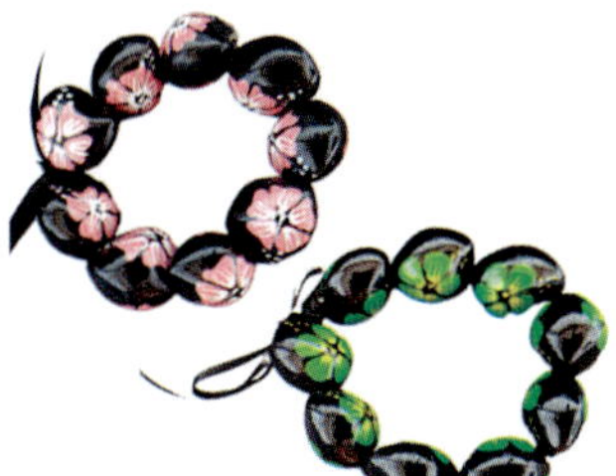
팔찌

훌라 공연에서는 훌라의 내용과 일치하도록 레이와 쿠페에의 스타일과 재료를 알맞게 선택하는 것이 중요하다. 훌라 카히코와 훌라 아우아나의 의상을 살펴보면 다음과 같다.

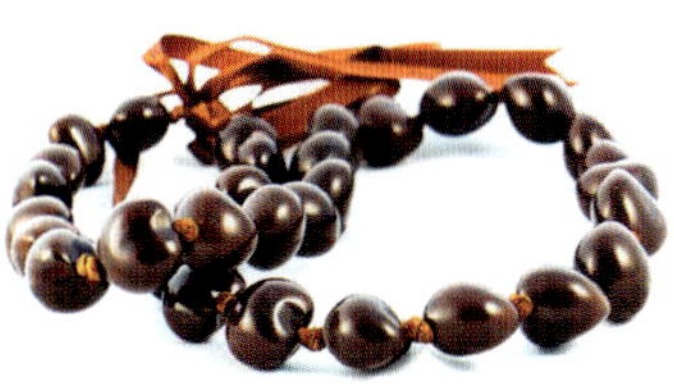
쿠쿠이넛 레이

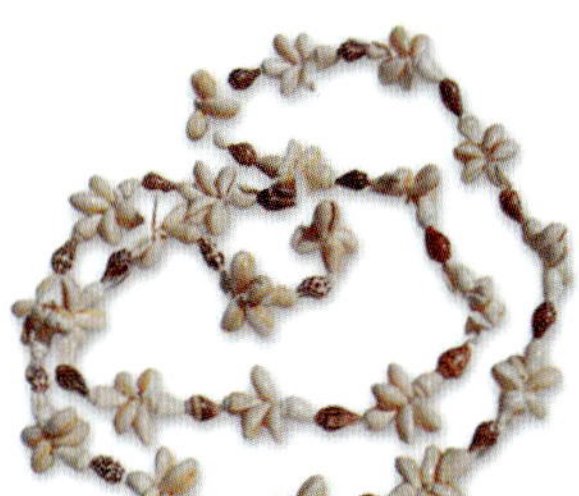
쉘 레이

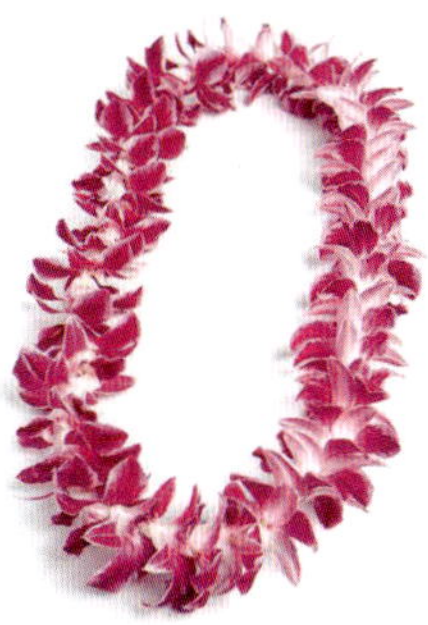
오키드 플라워 레이

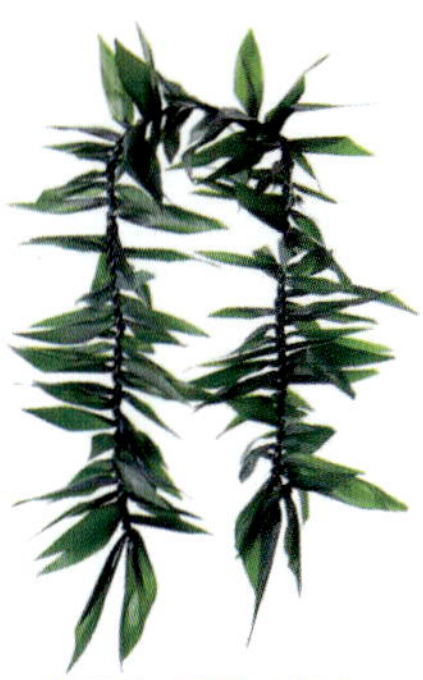
마일레 오픈 레이

훌라 카히코 의상

남자 무용수는 맨발에 나무껍질로 만든 천인 카파(Kapa)를 허리와 엉덩이에 두르고 말로(Malo)라고 하는 천을 감아 착용하며 상의는 입지 않고 맨몸으로 춤을 춘다. 여자 무용수는 카파로 만든 스커트인 파우(Pa'ū)를 두르고 역시 맨발로 춘다. 파우는 남성과 여성 모두 착용할 수 있으며, 요즘에는 카파를 면 같은 가벼운 직물로 대신 사용하기도 한다.

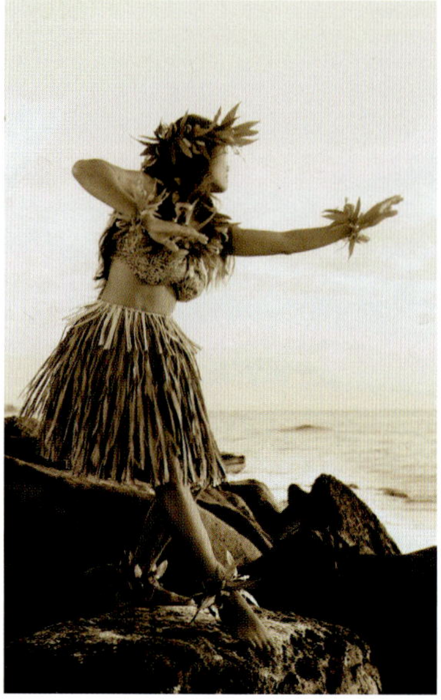

티(Ti) 잎, 라우할라(Lauhala) 잎, 필리 풀(Pili grass) 등으로 만든 나뭇잎 치마를 만들어 입거나 파우 위에 겹쳐 입기도 한다. 머리와 목에는 레이를 두르고 손목과 발목에 쿠페에를 착용한다. 손과 발의 움직임은 하와이 댄스에서 큰 역할을 하므로 쿠페에는 훌라 의상의 중요한 부분이기도 하다.

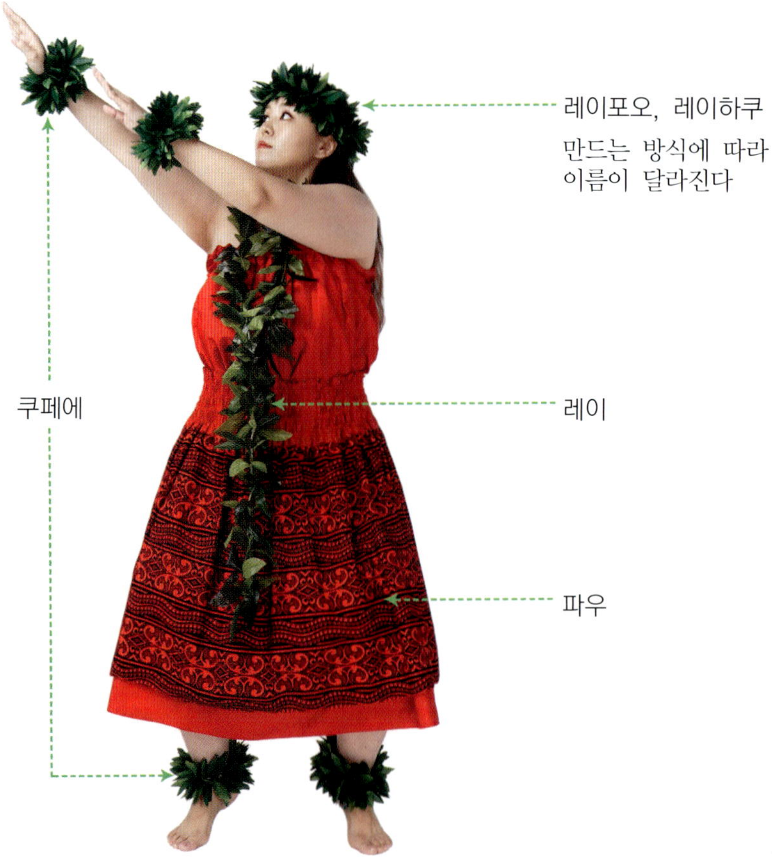

훌라 아우아나 의상

19세기 데이비드 칼라카우아 왕 통치기간에 서구의 영향을 받아 남자 무용수는 맨발에 긴 바지와 긴 셔츠를 입고 공단 천으로 허리띠를 두르거나 바지 위에 나뭇잎 치마를 착용하였다. 오늘날에는 짧은 바지와 꽃무늬 알로하 셔츠를 입기도 한다. 여자 무용수 역시 목이 높고 허리가 헐렁한 긴 소매 드레스인 홀로쿠(Holokū)를 입었으며, 구두를 신거나 맨발로 레이, 화관, 팔찌, 발찌, 모자 등으로 장식하였다.

홀로쿠 드레스는 지금과 같은 다양한 형태의 무무(Mu'u mu'u) 드레스로 발전하였고, 20세기에는 할리우드 영화의 영향으로 셀로판으로 만든 스커트가 등장하였다.

오늘날에는 몸에 붙는 화려한 드레스나 치마와 블라우스 등 다채로운 의상을 입고 공연하는 것을 볼 수 있다.

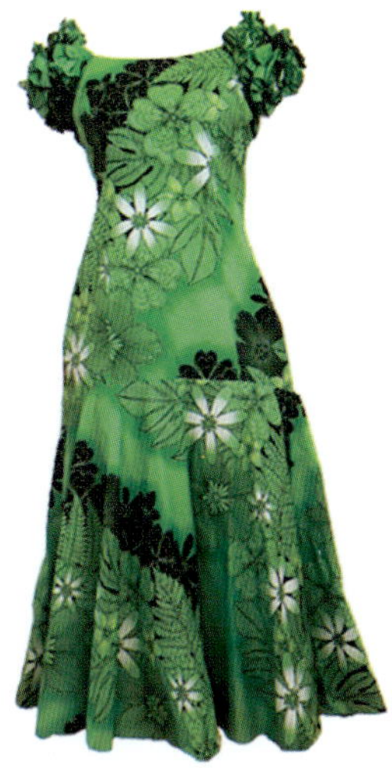
무무 드레스

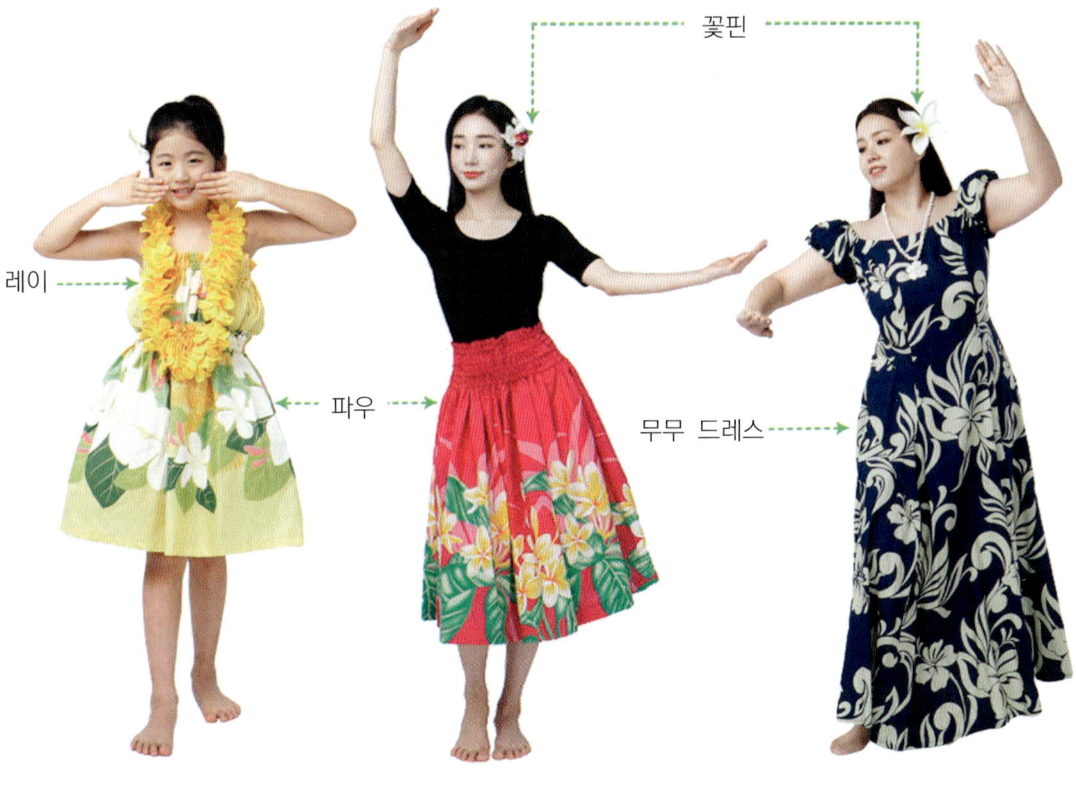

8. 인체에 미치는 훌라의 효과

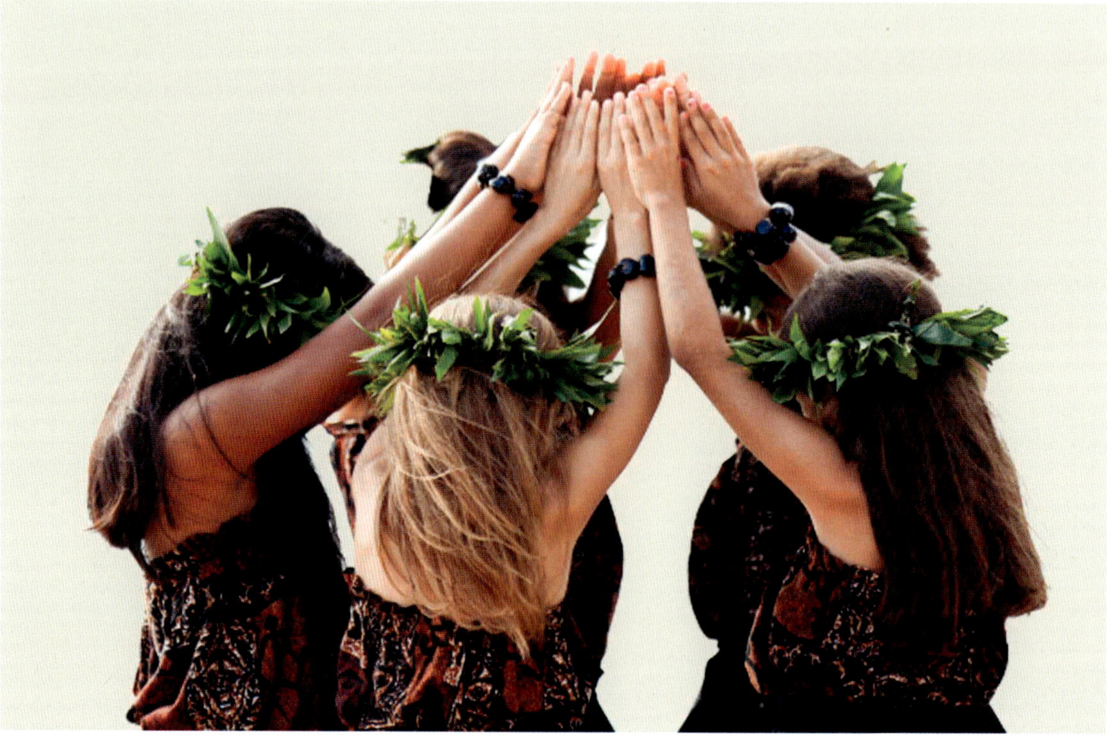

하와이 의과대학(University of Hawaii medical school)과 퀸즈 메디컬센터(The Queen's Medical Center)의 연구에 따르면 훌라 춤을 배우는 것은 혈압을 낮추고 심장마비 또는 심장수술 후 환자를 재활시키는 데 도움을 준다고 한다.

미국심장협회의 '2019 고혈압 과학 세션(American Heart Association's Hypertension 2019 Scientific sessions)' 발표에서는 하와이 전통춤인 훌라가 혈압을 낮춘다는 연구 결과로 인해 하와이 현지 의사들은 환자에게 유연성을 유지하고 심장 기능을 개선하는 방법으로 훌라를 추도록 장려한다. 또한 미국심리학협회의 하와이 연구에서는 훌라가 마음과 영혼에 좋은 영향을 끼친다고 발표했다.

이처럼 훌라는 혈압을 낮추고 심장수술의 재활과 환자의 유연성을 유지하는 도움을 줄 뿐 아니라 심신의 안정에도 좋은 영향을 미친다고 한다. 그 외에도 훌라의 효과는 다양한데 현장에서 직접 경험한 것을 정리하면 다음과 같다.

- 자극적이지 않은 아름다운 하와이 음악과 함께 우아한 동작으로 추므로 정서적 안정과 심신의 편안함을 주어 스트레스를 완화시킬 수 있다.
- 훌라의 기본자세가 척추를 곧게 펴면서 바른 자세를 유지해야 하므로 잘못된 자세를 교정하는 데 도움을 준다. 또한 무릎을 굽히고 골반을 좌우로 움직이는 동작으로 인해 허리, 골반, 복부의 중심 근육과 하체 강화에 도움을 준다.
- 대부분 오른쪽 방향과 왼쪽 방향의 규칙적인 패턴 형식을 사용하여 몸의 균형 감각을 발달시킨다.
- 맨발로 하는 댄스로 무릎과 발에 부담을 주지 않는다.
- 스토리텔링 방식으로 가사의 의미를 생각하며 춤으로 전달하여야 하기 때문에 뇌를 활성화시켜 기억력 감퇴 및 치매 예방에 도움을 준다.
- 다른 댄스에 비해 팔과 손의 움직임이 많은 전신운동으로 유연성을 길러주며 어깨, 팔과 관련된 질환 예방 및 재활에 도움을 준다.
- 훌라의 기본은 부드러운 미소를 띠고 하기 때문에 밝은 인상과 긍정적인 효과를 준다.

힐링까지 되는 치유의 춤 훌라는 나이와 성별에 관계없이 즐길 수 있는 춤으로 다음과 같은 많은 분들에게 매우 효과적인 결과를 얻을 수 있을 것이다.

- 운동이 지겨워서 오래 지속하기 어려운 분
- 신체적으로 허약하고 의욕이 없으신 분
- 기억력이 감퇴하고 흥미나 즐거움이 없는 분
- 난치병이나 암 등의 가족력이 있거나 완치 중인 분
- 몸이 경직되어 있고 움직임이 어색한 분
- 부정적 정서를 발산하고 행복해지고 싶은 분
- 색다르고 즐거운 평생의 취미를 갖고 싶은 분

그리고 자연인이 되어 순수한 자신의 내면과 만나고 타인과 교감하며 예술적인 작품을 만들어가는 특별한 경험을 할 수 있을 것이다.

9. 알아두면 도움이 되는 하와이어

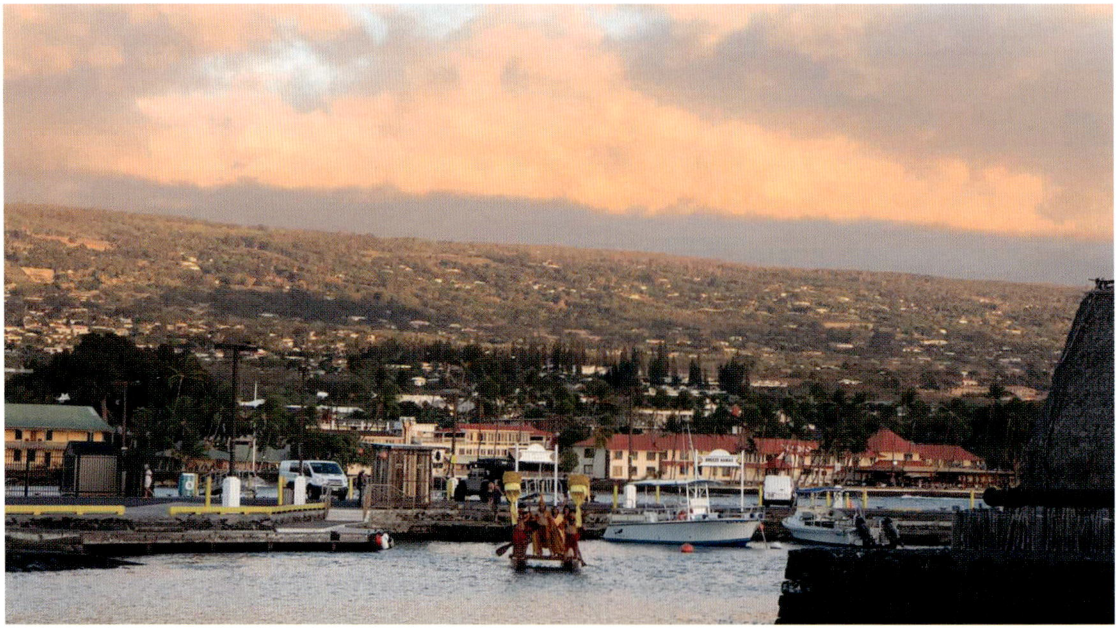

문자가 없었던 하와이는 1820년대 서양 선교사들이 들어와 하와이어를 라틴문자로 표기하면서 문자가 만들어졌고, 하와이 왕국이 이를 교육에 채택하면서 공식문자가 되었다. 그러나 1893년 하와이의 마지막 군주 릴리우오칼라니(Lili'uokalani) 여왕의 왕국이 무너지고, 1896년에 하와이어를 가르치고 배우는 것이 금지된 이후 오랫동안 하와이어를 사용할 수가 없게 되었다. 1960년대 후반부터 1970년대 초반에 하와이 전통을 되살리는 사회적 운동인 하와이 르네상스를 계기로 하와이 문화에 대한 관심이 크게 증가하였다. 이것은 하와이어에 대한 이해가 전체 전통문화를 완전히 이해하는 열쇠라는 믿음으로 언어를 활성화하기 위해 노력하기 시작하였다.

하와이어는 8개 주요 섬 가운데 니하우 섬에서 주로 사용되며 하와이 전체 인구의 0.1%만이 사용했다. 하지만 1978년 주정부가 하와이어를 공식 언어로 인정하고 공립학교에서 하와이 문화·역사·언어에 대한 연구와 전통어 공식교육기관인 푸나나 레오(Pūnana Leo)를 운영하는 등의 노력으로 오늘날 사용자가 점차 늘어나고 있다.

훌라의 이해를 돕기 위해 훌라를 배우는 데 꼭 필요한 하와이어를 간략하게 소개한다.

하와이어 문자는 5개의 모음(a, e, I, o. u)과 8개의 자음(h, k, i, m, n, p, w, ‘(okina, 오키나))로 이루어져 있다. 장단음 구분이 있어 장음에는 모음 위에 카하코(-)를 붙여 ā, ē, ī, ō, ū로 표기한다.

하와이어

Aloha	안녕, 사랑, 인사	Kahakai	해변
Au	나	Kahiko	전통적인
‘Oe	너, 그대	Lani	천국
Mahalo	감사합니다	Limu	해초
‘Ohana	가족	Lū‘au	축제, 파티
Kāne	남자	Nani	예쁜
Wahine	여자	Mahina	달, 달빛
keiki	어린이	Makana	선물
Kumu	선생님	Mauna, Kuahiwi	산
Hō‘ike	발표, 공연	I‘a	물고기
Hau‘oli	행복한	Pālama	야자수
kalikimaka	크리스마스	Pua	꽃
Ānuenue	무지개	Pu‘uwai	심장
lewa	하늘	Ua	비
Lā	태양	Wai	물
Ahe	산들바람	Wailele	폭포
‘Āina	땅, 지구	Kino	몸
Hale	집	Lima	손
hu‘i hu‘i	시원한	Lā‘au	나무
Kai	바다(sea)	Lohe	듣다
Nalu	파도	‘Ike	보다

Moe	잠자다
Moe‘uhane	꿈꾸다
Maka	눈, 얼굴
Makani	바람
Mākou	우리
Manu	새
Mino‘aka	미소
Mana‘o	기억, 생각
Mele	노래
Moana	바다(ocean)
‘Akau	오른쪽
Hema	왼쪽
Honi	입맞춤
Heiau	신전
Akua	신
Ali‘i	족장
Alaka‘i	리더
Hōkū	별
Inoa	이름
Ipo	애인, 연인
Alanui	길
Honu	거북이
Hālau	학교
Huli	돌다
Haumāna	학생
Huki	당기다
Onaona	부드러운
Pīkake	재스민
I Lalo	아래로
I Luna	위로
I Mua	앞으로
I Hope	뒤로
Kaulana	유명한
Lau	나뭇잎
Lohe	듣다
Nahele	숲
Oli	챈트
Niu	코코넛
Poli	가슴, 심장
Pali	절벽
Pule	기도
Kupuna	조상, 조부모
‘Ōlelo	말, 언어
Kamaha‘o	경이로운
Kaumaha	슬픈
Āiwaiwa	신비로운
Waimaka	눈물
Malihini	방문객, 이방인
Papālina	볼, 뺨
Moku	섬, 배, 항구
Nahenahe	부드러운

하와이 숫자

‘Ekahi	1
‘Elua	2
‘Ekolu	3
‘Ehā	4
‘Elima	5
‘Eono	6
‘Ehiku	7
‘Ewalu	8
‘Eiwa	9
‘Umi	10

하와이 회화

Mahalo nui loa	대단히 감사합니다
E Komo mai	환영합니다
Maika‘i	좋습니다
Hana hou	다시 해 보세요
Hau‘oli Makahiki Hou	새해 복 많이 받으세요
Mele Kalikimaka	메리크리스마스
Pōmaika‘i	행운을 빕니다
Aloha ‘Oe	안녕히(작별인사)
Aloha au ia ‘oe	사랑합니다

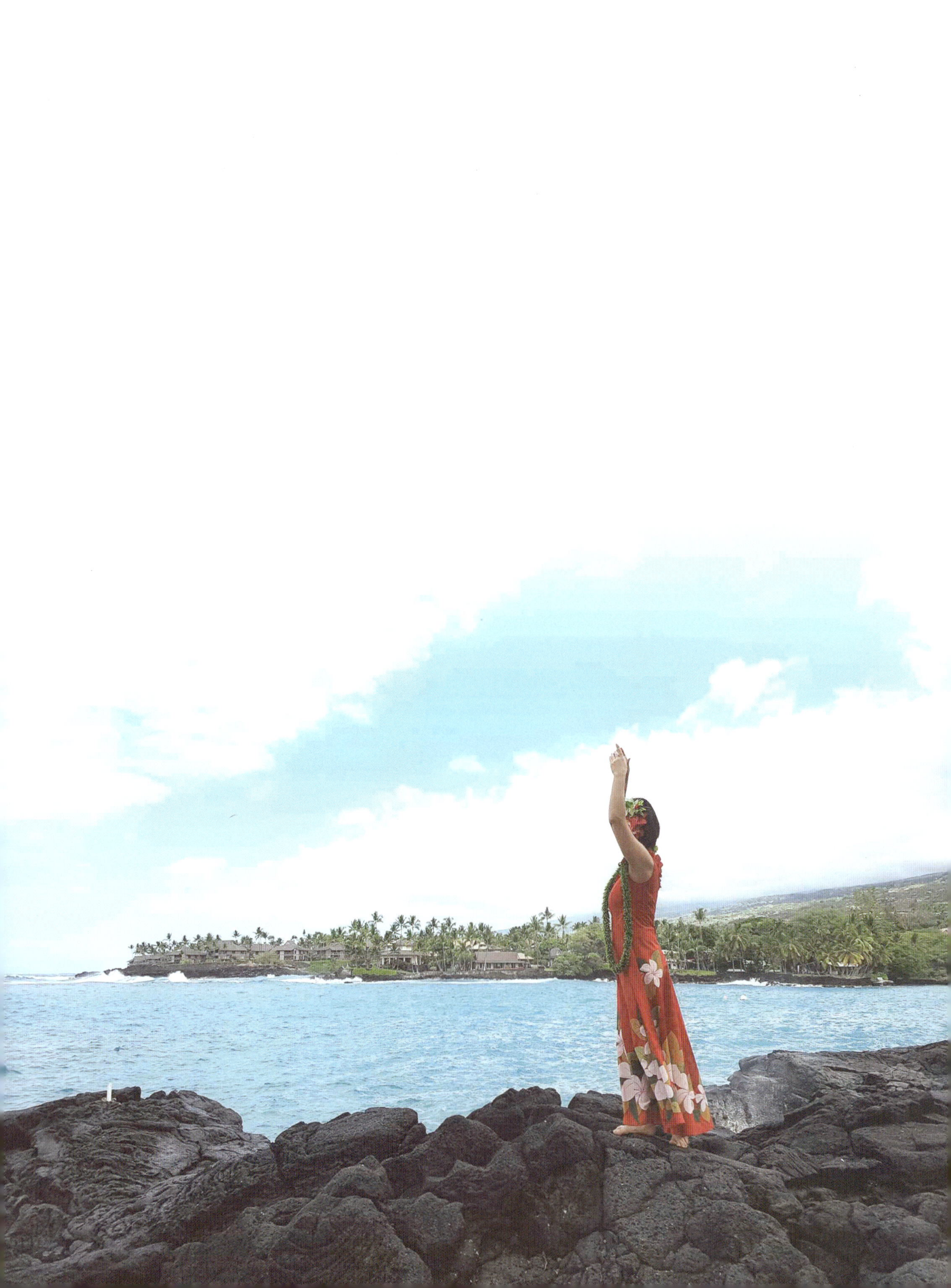

PART ②

흥을 끌어 올려주는 훌라의 기본동작

A'ohe pau ka 'ike i ka hālau ho'okahi.
All knowledge does not come from one school alone.

모든 지식이 하나의 학교에만 있는 것은 아니다.

1

훌라 베이직 스텝

Hula basic steps

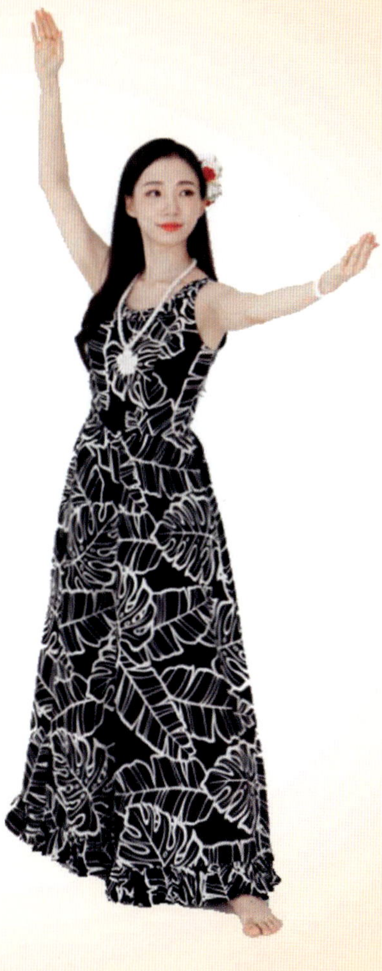

❶ 기본자세

훌라를 아름답게 추기 위해서는 모든 동작의 기본자세를 바르게 익혀야 한다.
몸의 중심을 머리 위의 정수리에서 척추와 지면에 닿는 발까지 일직선이 되도록 중앙에 두어야 바르고 안정된 자세를 유지할 수 있다.

아이하아('Ai ha'a)

척추를 곧게 세우고 무릎을 구부린다. 훌라의 기본자세로 어깨 힘을 빼고 손의 위치는 주먹을 쥐거나 손을 감싸서 허리 또는 힙에 놓는다.
대부분의 스텝은 기본자세에서 시작한다.

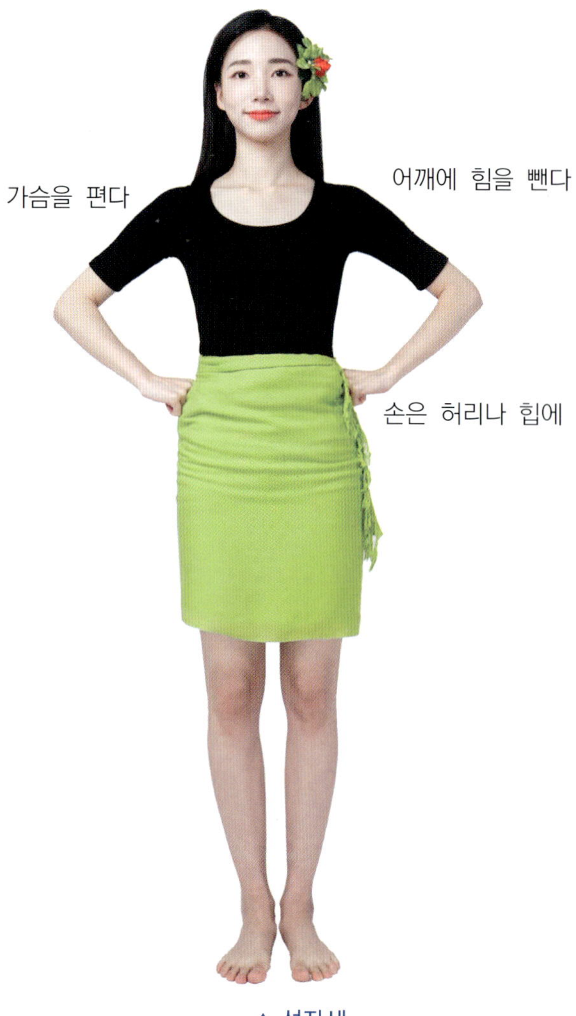

가슴을 편다
어깨에 힘을 뺀다
손은 허리나 힙에

▲ 선자세

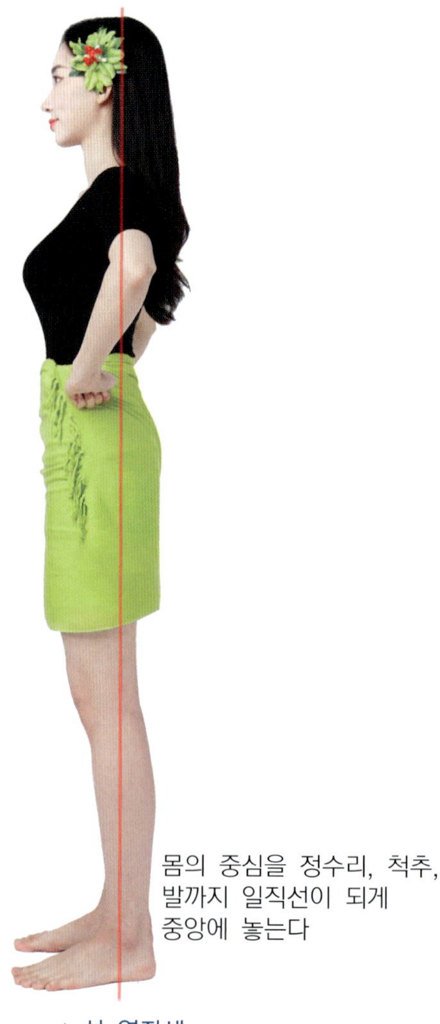

몸의 중심을 정수리, 척추, 발까지 일직선이 되게 중앙에 놓는다

▲ 선 옆자세

*상체를 구부리거나 하체를 앞뒤로 내밀지 않도록 주의한다.

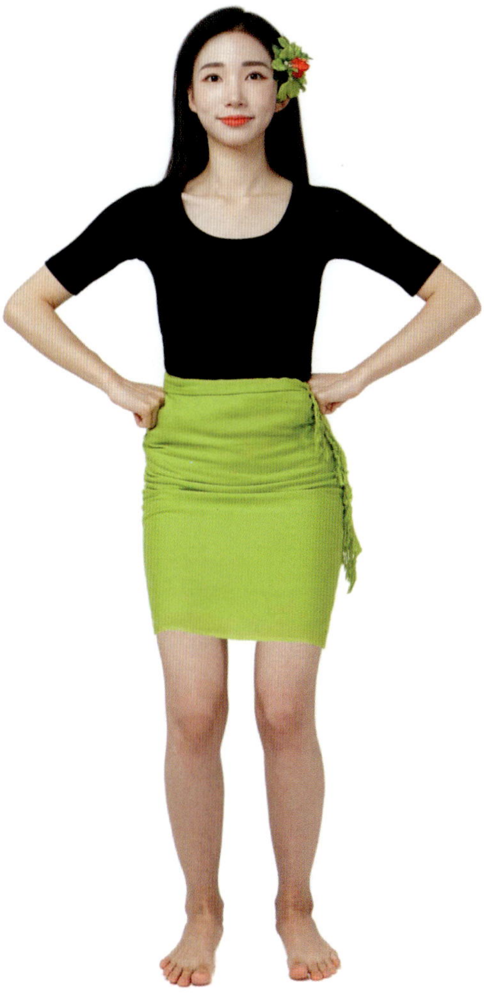

▲ 무릎을 살짝 구부린 자세

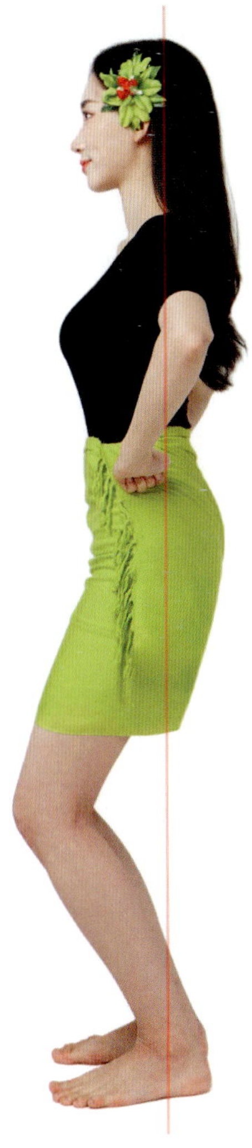

▲ 무릎을 살짝 구부린 옆모습

2 카오(Ka'o)

아이하아 기본자세에서 시작한다. 상체는 움직이지 않고 무게 중심을 좌우로 이동하며 힙을 부드럽게 흔든다.

할라우에 따라 네에(Ne'e) 또는 하아레바(Ha'a Lewa)라고도 불린다.

할라우 훌라마다 각기 다른 카오 스텝의 동작을 소개한다.

(1) 카오 스텝1 – 뒤꿈치붙임

제자리에서 양발을 바닥에 고정시켜 힙을 좌우로 흔들며 무게 중심만 이동하는 스텝이다.

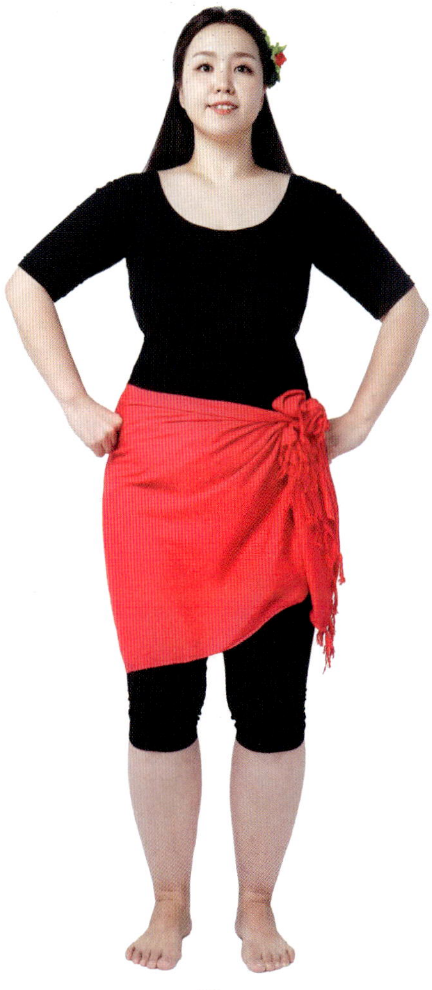

1

▲ 기본자세

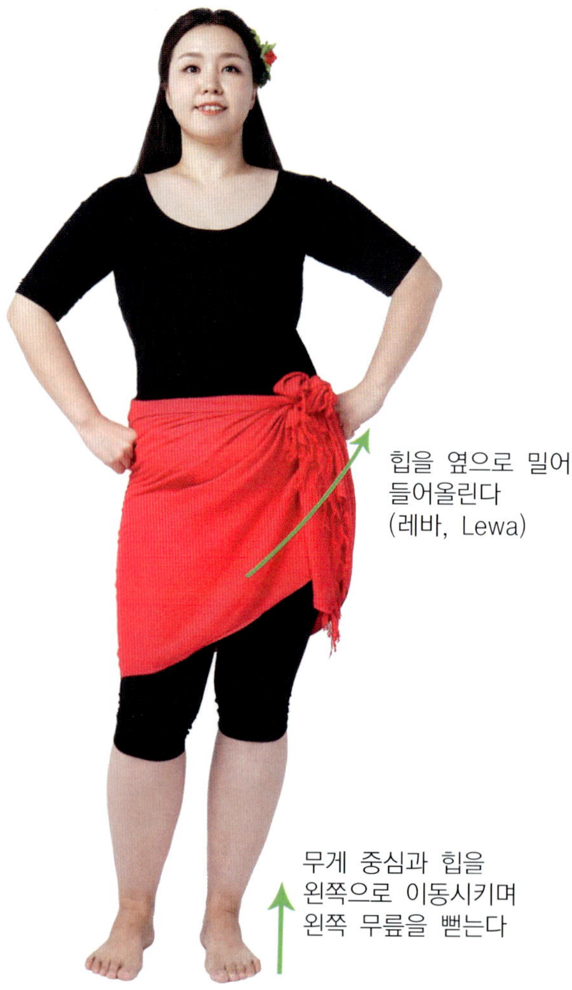
힙을 옆으로 밀어
들어올린다
(레바, Lewa)
무게 중심과 힙을
왼쪽으로 이동시키며
왼쪽 무릎을 뻗는다

2

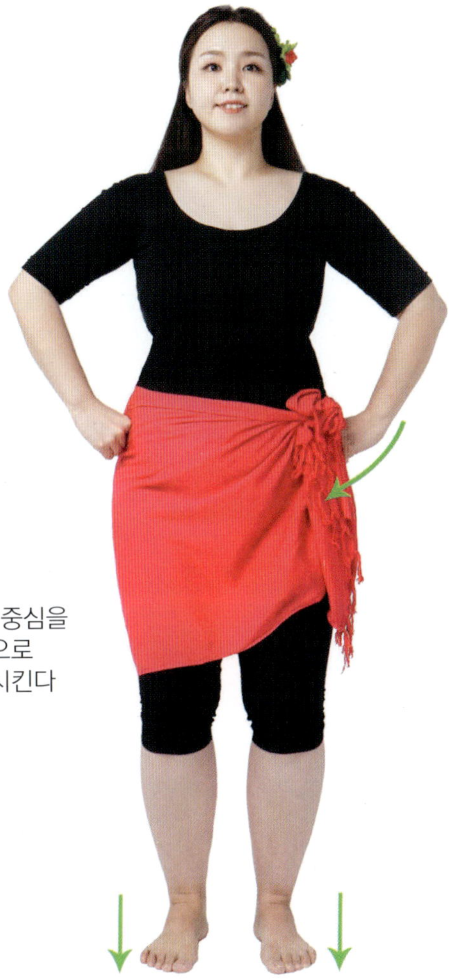

무게 중심을
중앙으로
이동시킨다

③

▲ 기본자세

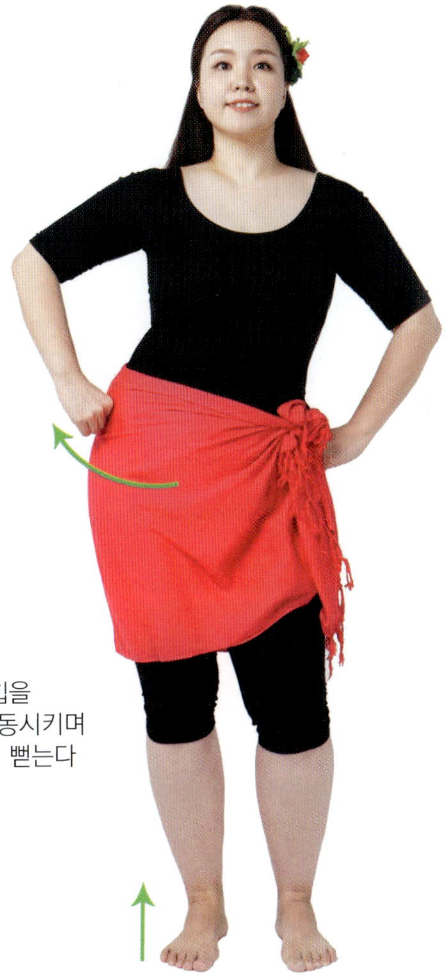

무게 중심과 힙을
오른쪽으로 이동시키며
오른쪽 무릎을 뻗는다

④

반대 방향으로 반복한다.

(2) 카오 스텝2 – 뒤꿈치 들어올림

아이하아 기본자세에서 뒤꿈치를 번갈아 들어올리며 카오 스텝1과 동일하게 무게 중심과 힙을 좌우로 움직인다.

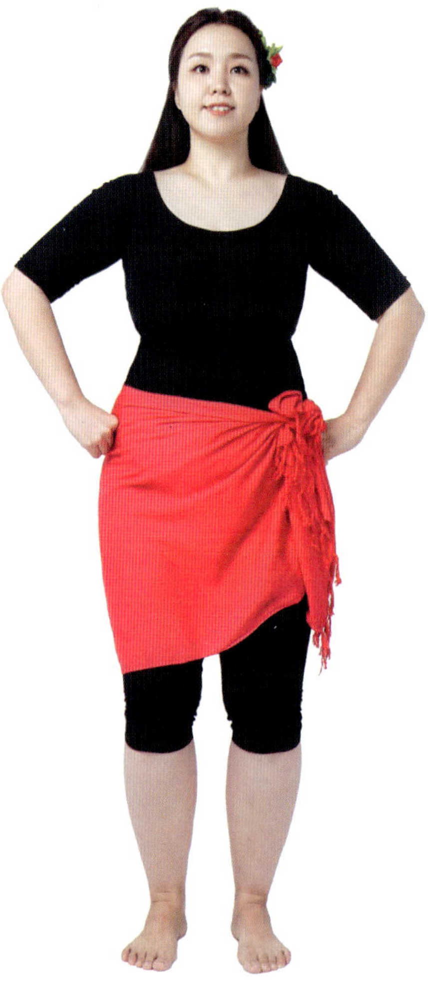

❶

▲ 기본자세

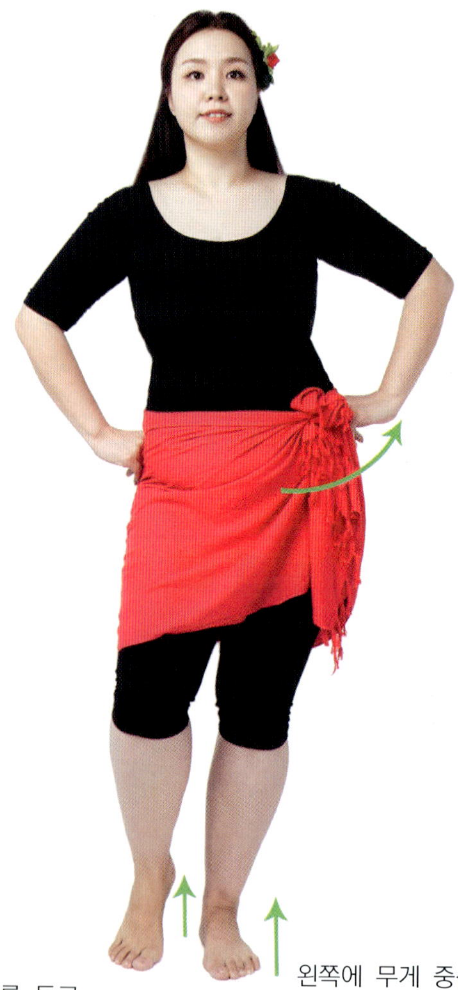

오른발 뒤꿈치를 들고

왼쪽에 무게 중심과 힙을 두고
왼쪽 무릎을 뻗는다

❷

반대 방향으로 반복한다.

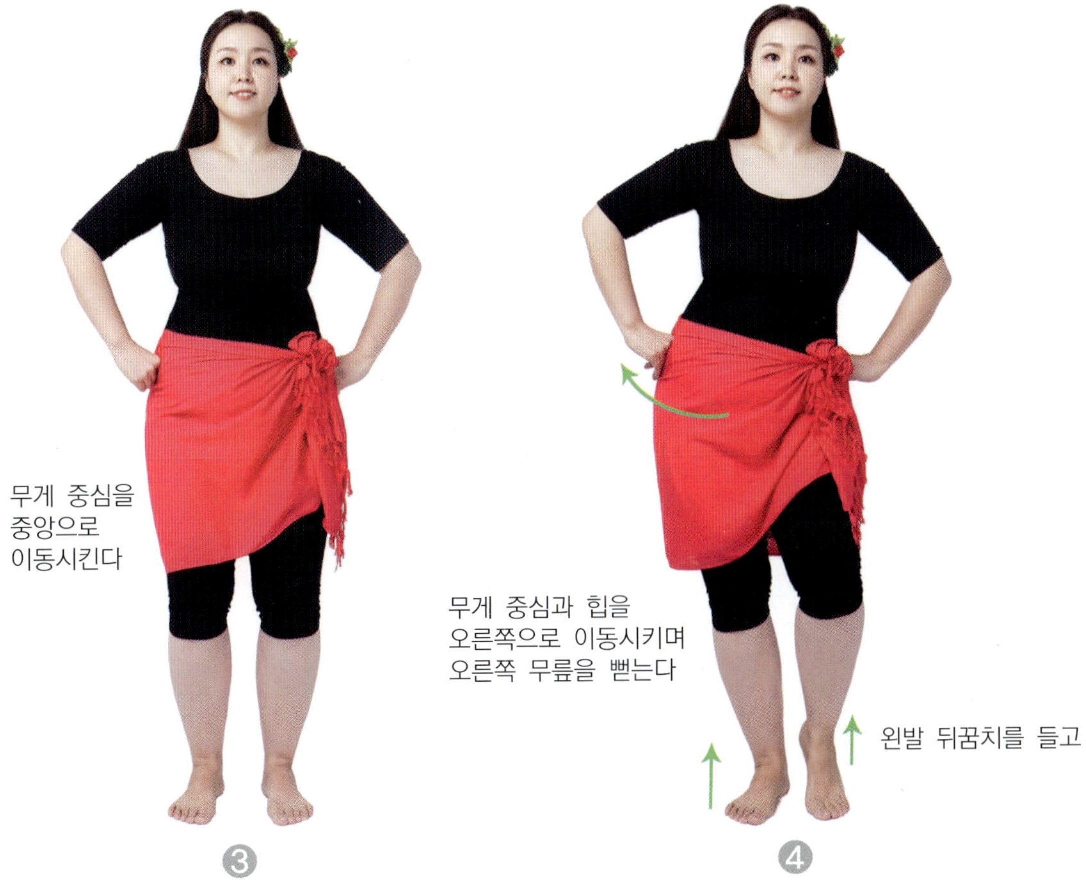

▲ 기본자세

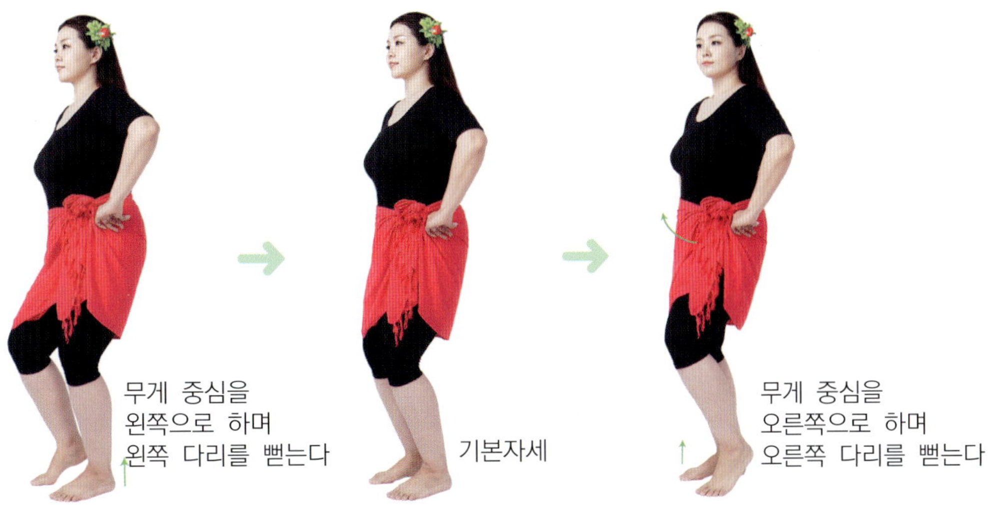

▲ 뒤꿈치를 들어올린 카오의 옆모습

반대 방향으로 반복한다.

(3) 카오 스텝3 – 이동 + 탭

오른발을 오른쪽으로 한 걸음 옮기고 왼발을 오른발 옆에 끌어놓는다. 무게 중심과 힙의 위치는 카오 스텝1과 동일하다.

반대 방향으로 반복한다.

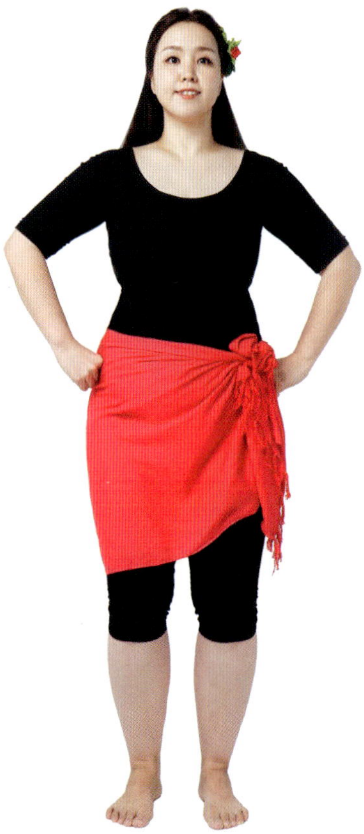

❶

▲ 기본자세(아이하아)

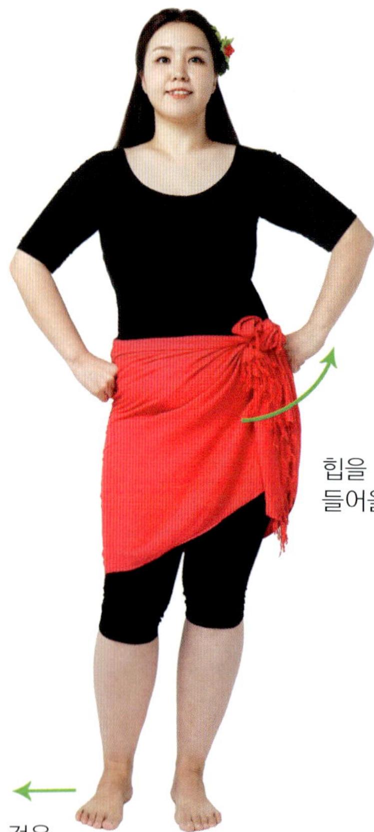
힙을 옆으로 밀어
들어올린다
오른발 한 걸음
옮기며

❷

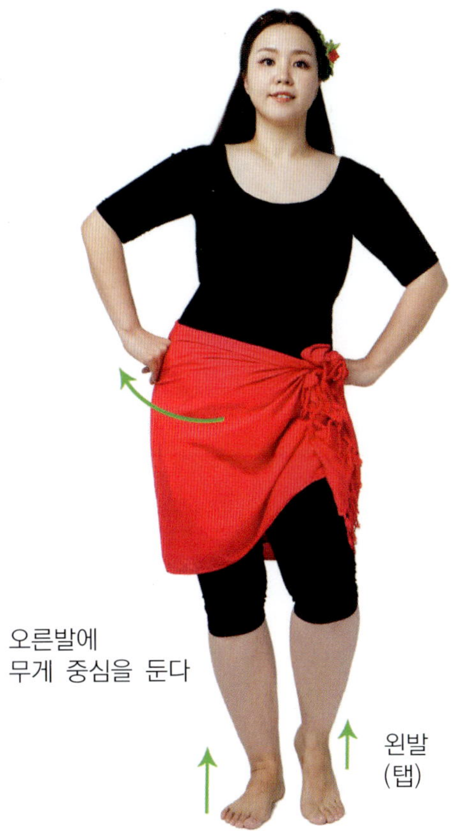

③

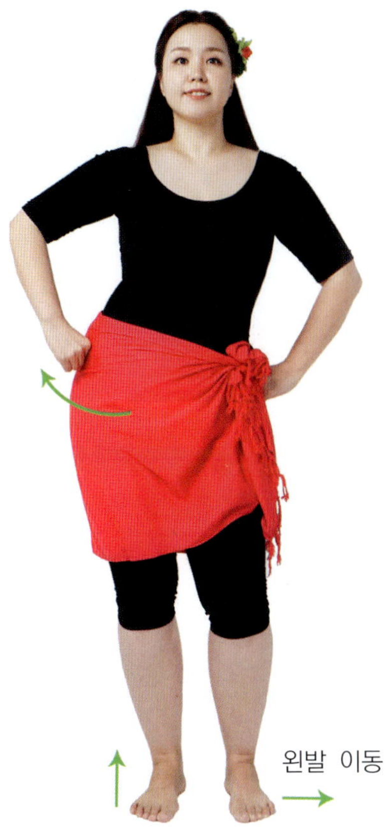

④

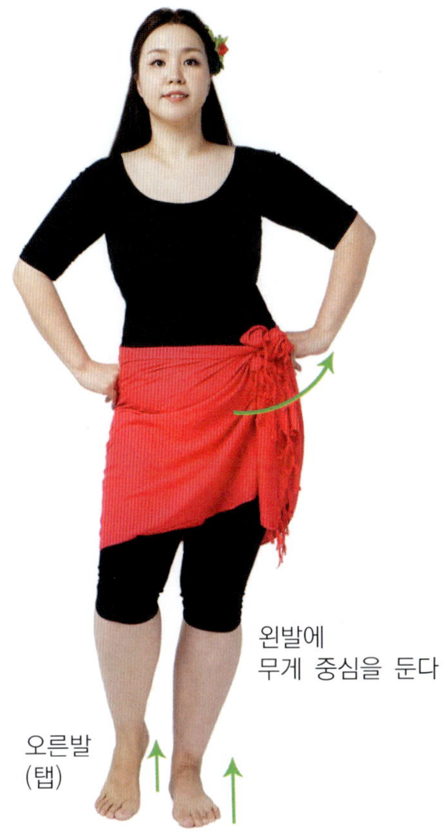

⑤

(4) 카오 스텝4

제자리에서 발을 번갈아 바닥에서 완전히 들어올린 후 무게 중심만 이동하는 스텝이다.

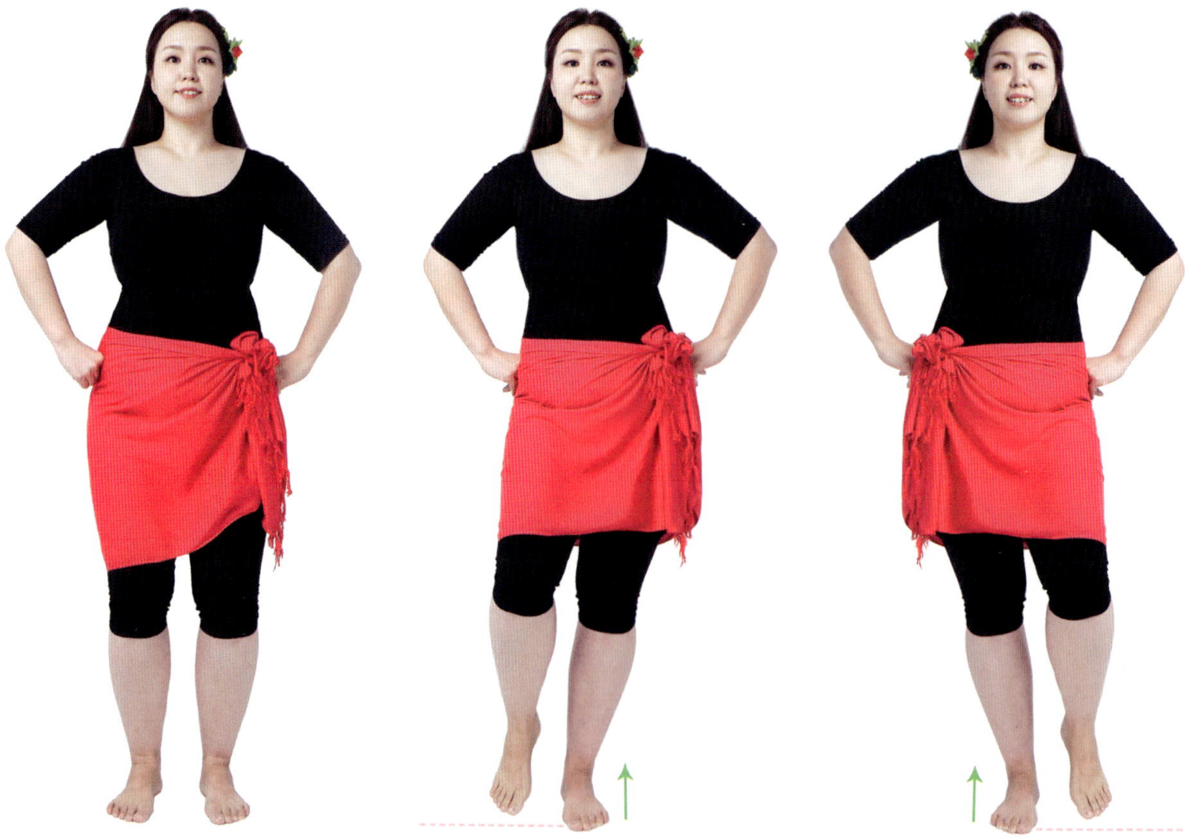

❶ ❷ ❸

발을 바닥에서 뗀다

▲ 기본자세

▲ 카오(발바닥전체 뛰는 카오)

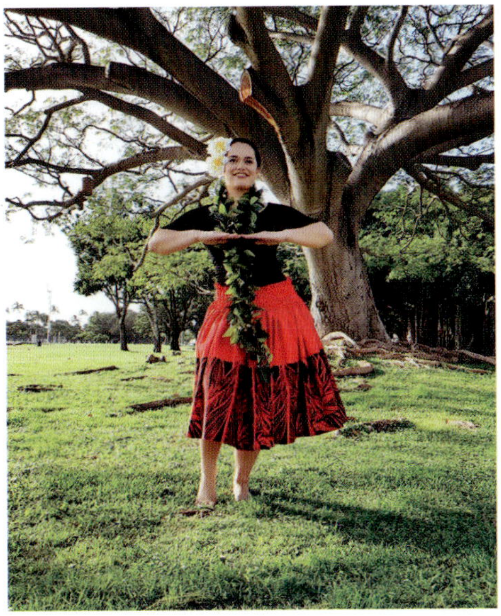

❶

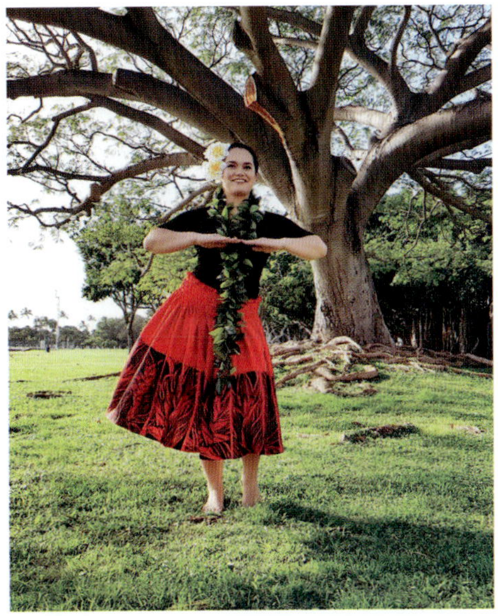

❷

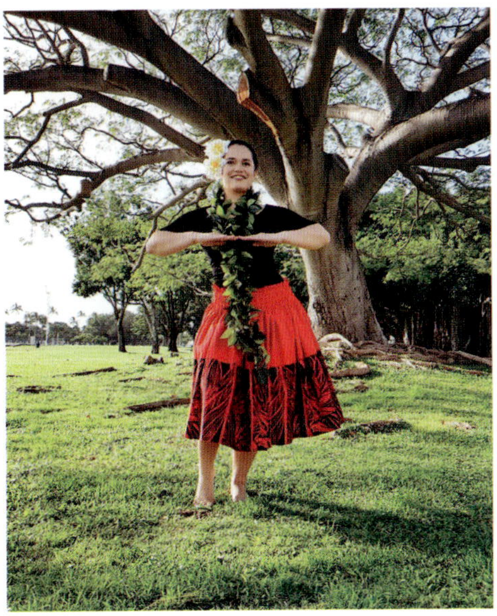

❸

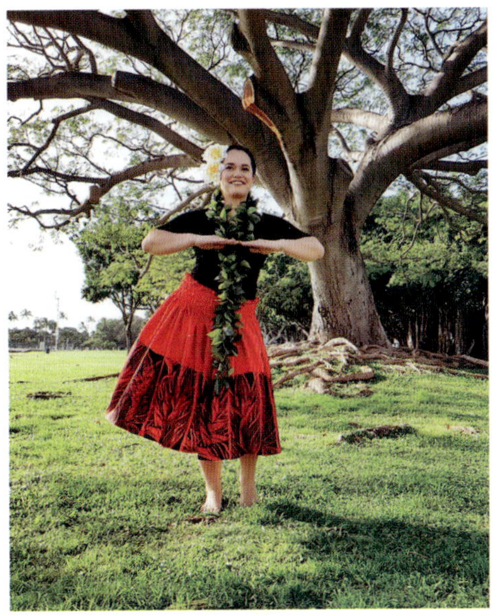

❹

▲ 파우 스커트를 입은 하와이 현지인이 추는 카오 스텝의 예

③ 카훌로(Kāholo)

아이하아 기본자세에서 카오와 같은 방법으로 무게 중심과 힙을 이동하며 4박자에 맞추어 이동하는 스텝이다.
할라우 훌라마다 각기 다른 카훌로 스텝의 동작들을 소개한다.

(1) 카훌로 스텝1 – 뒤꿈치 붙임

오른발을 오른쪽으로 어깨너비만큼 이동하며 왼쪽의 무게 중심과 힙을 오른쪽으로 이동하고 왼발을 오른발 옆에 놓는다.

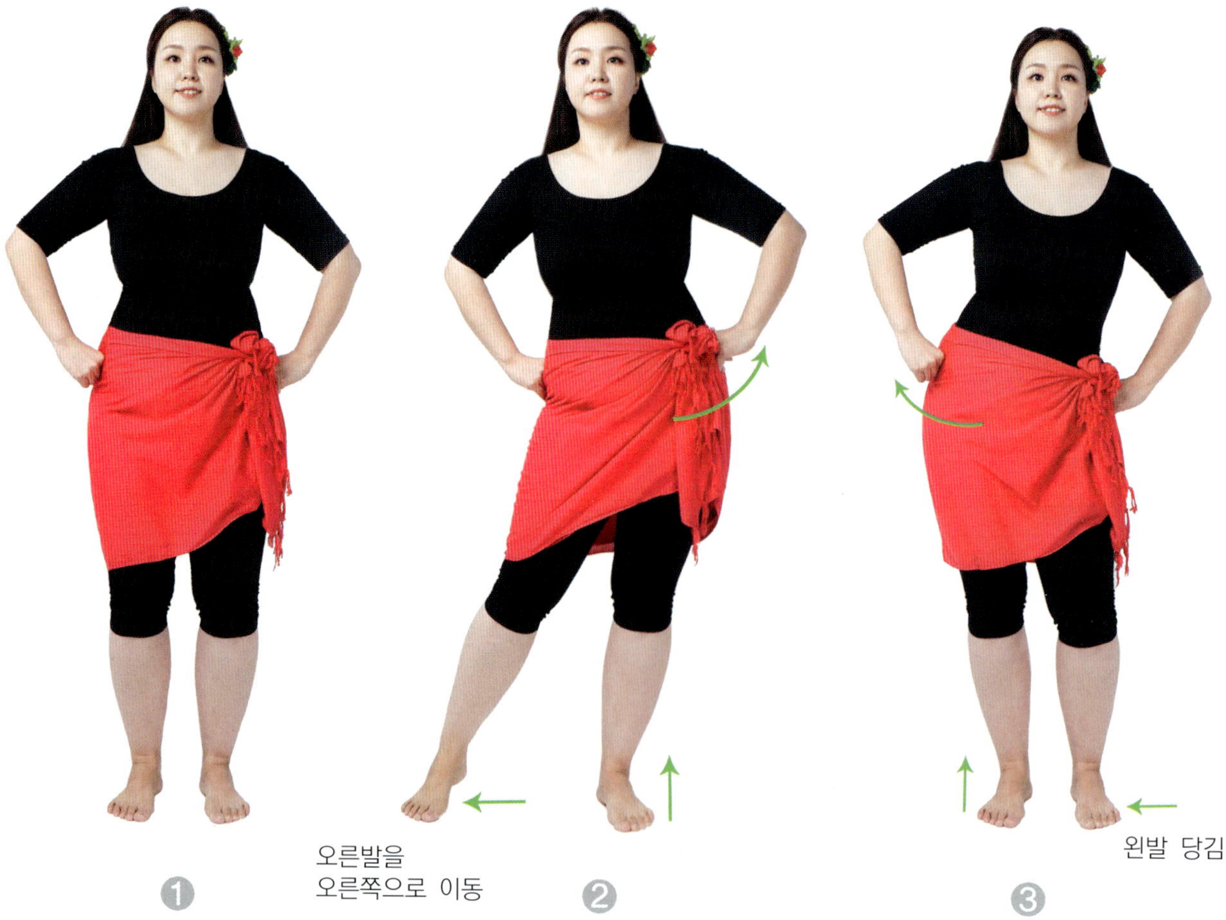

① ② ③

▲ 기본자세

같은 방향으로 1회 반복한다.
이때 마지막 4박에 발바닥 전체가 지면에 닿도록 한다.

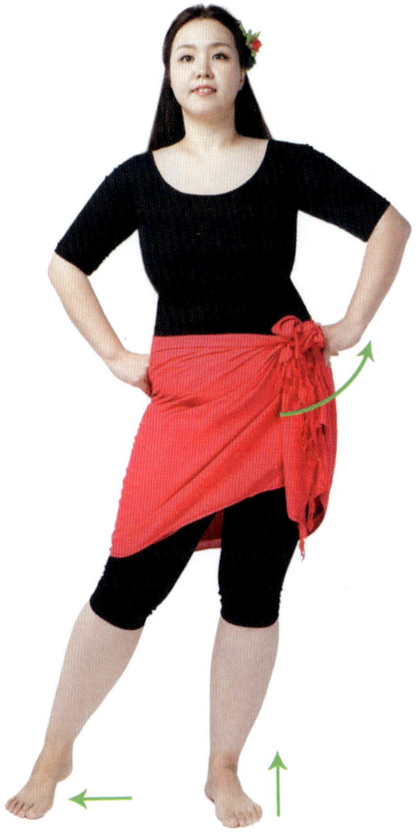

❹

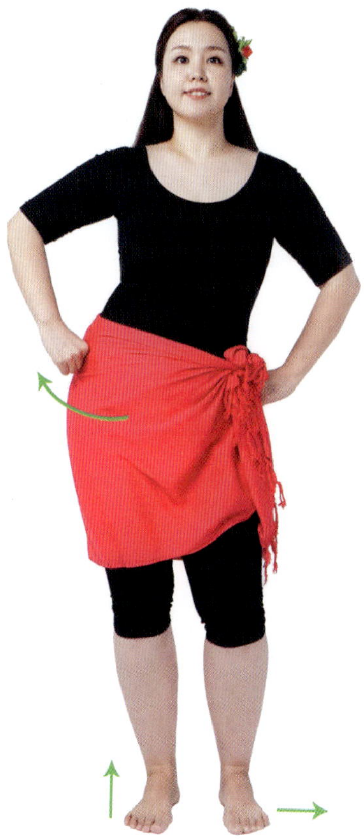

❺ 바닥에 뒤꿈치를 붙인다

반대 방향으로 반복한다.
카홀로를 뱀프(Vamp)라고도 한다.

(2) 카홀로 스텝2 – 뒤꿈치 들어올림

오른발을 오른쪽으로 이동하며 카홀로 스텝1과 같이 왼쪽에 무게 중심과 힙을 오른쪽으로 이동하고 왼발을 오른발 옆에 놓는다.

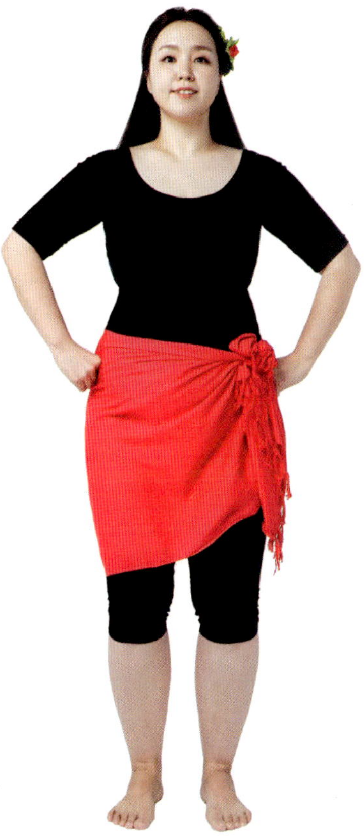

①

▲ 기본자세

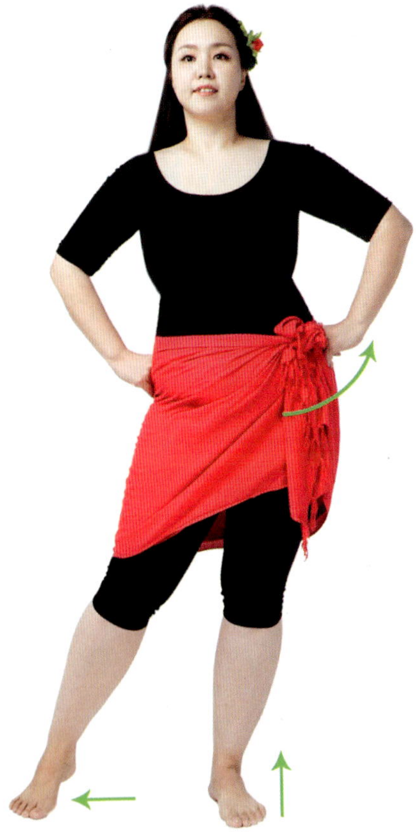

오른발을
오른쪽으로 이동

②

마지막 4박에 왼발 뒤꿈치를 들어올려 오른발 옆에 놓는다.

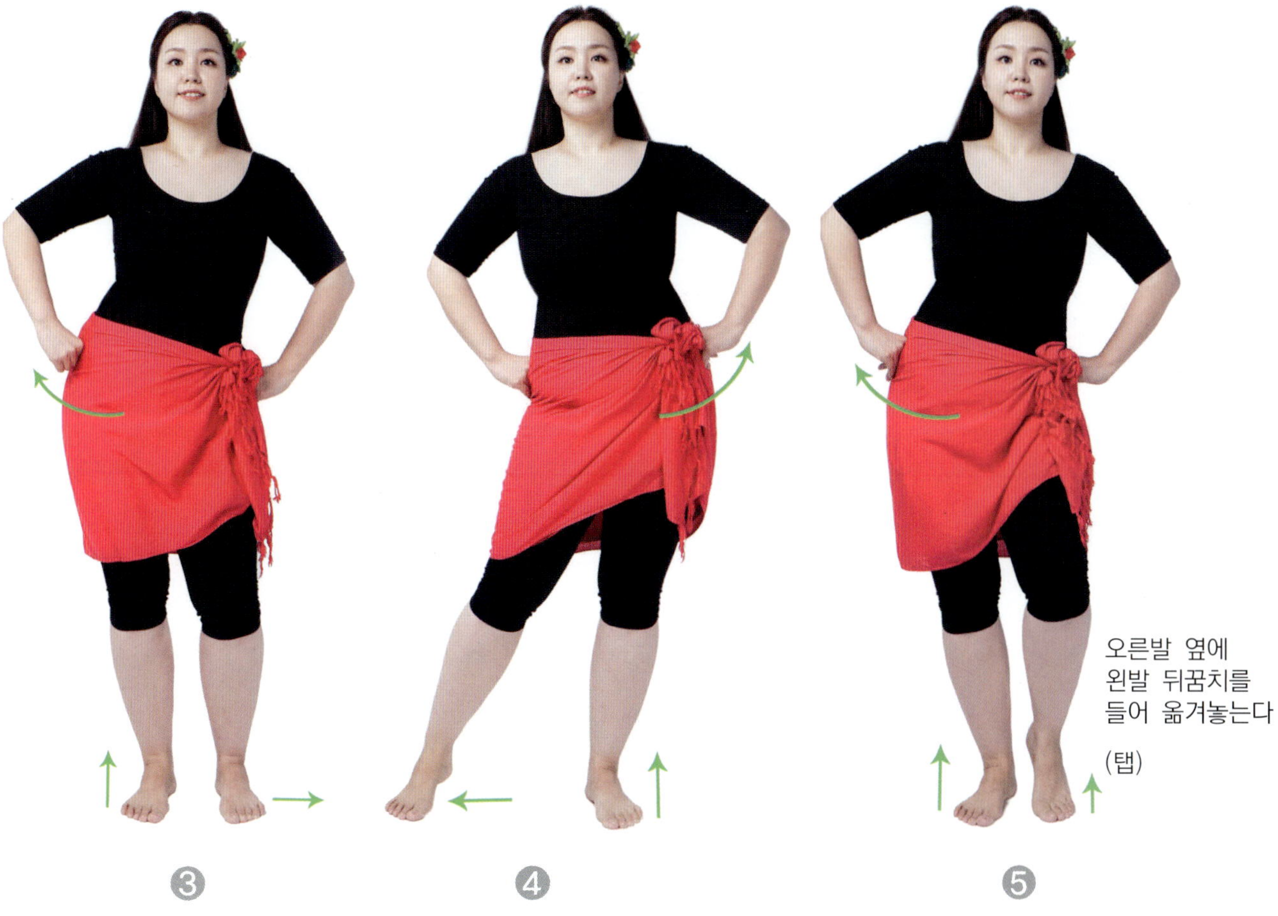
오른발 옆에
왼발 뒤꿈치를
들어 옮겨놓는다
(탭)
③
④
⑤

반대 방향으로 반복한다.

(3) 카홀로 스텝3 – 폭 넓게, 좁게

오른발을 오른쪽으로 이동할 때 다리 사이의 폭이 첫 박은 폭을 넓게, 셋째 박은 좁게 하여 폭이 차이 나도록 한다.

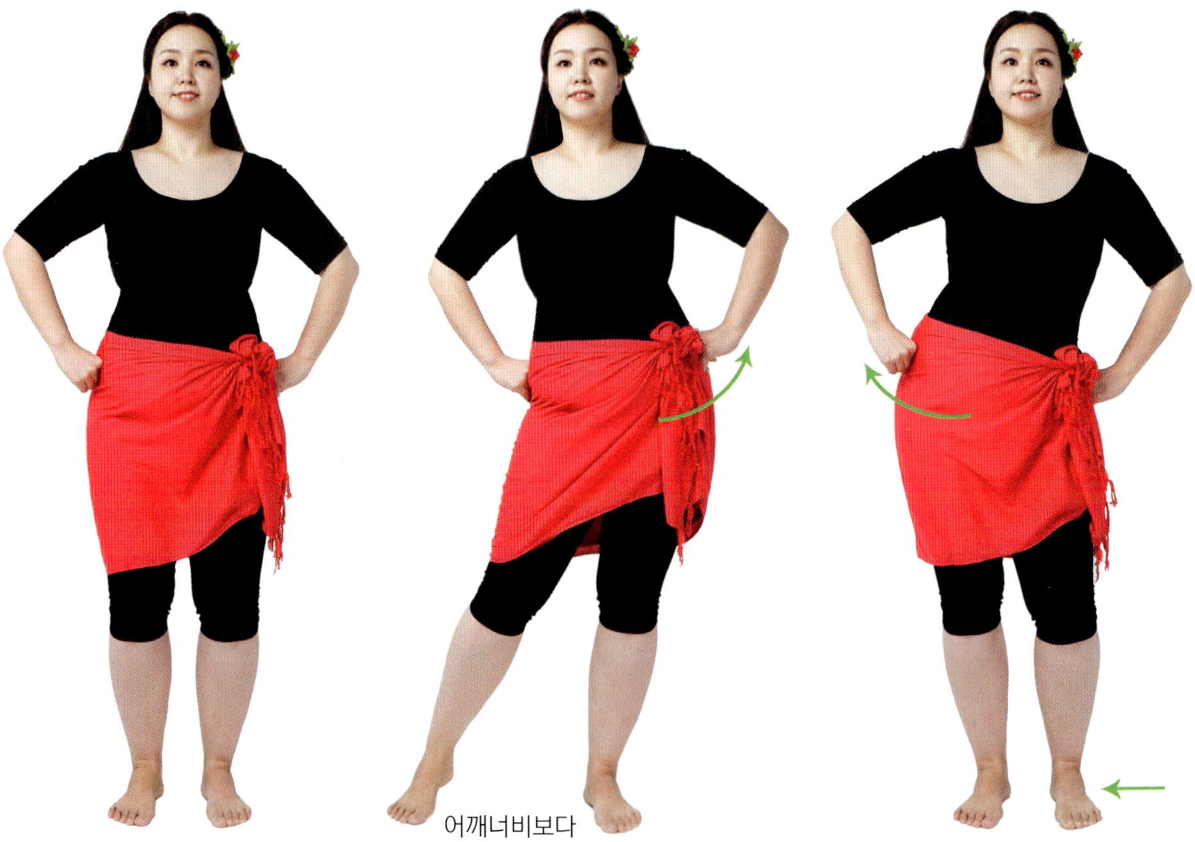

어깨너비보다 폭을 넓게

① ② ③

▲ 기본자세(아이하아)

▲ 카홀로

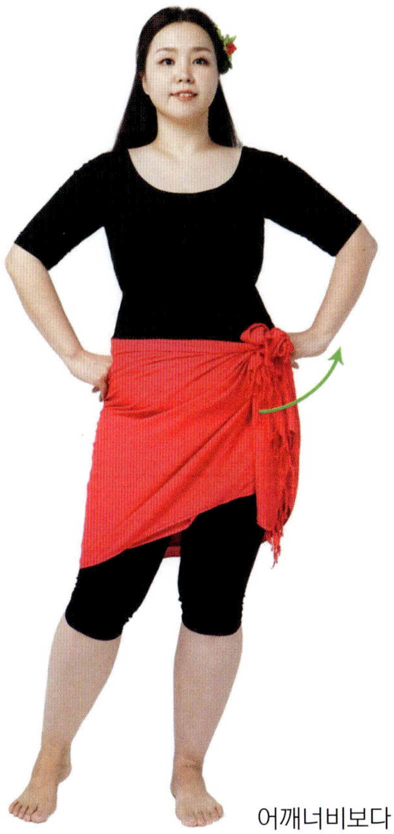
어깨너비보다 좁게

④

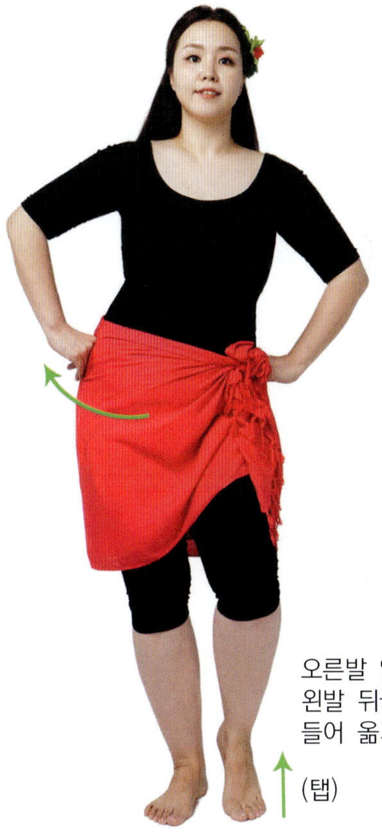
오른발 옆에
왼발 뒤꿈치를
들어 옮겨놓는다
(탭)

⑤

반대 방향으로 반복한다.

(4) 카홀로 스텝4

오른쪽으로 이동할 때 3박까지 이동 후, 4박에는 왼발을 이동시키지 않고 제자리에서 무게 중심과 힙만 오른쪽으로 이동시킨다.

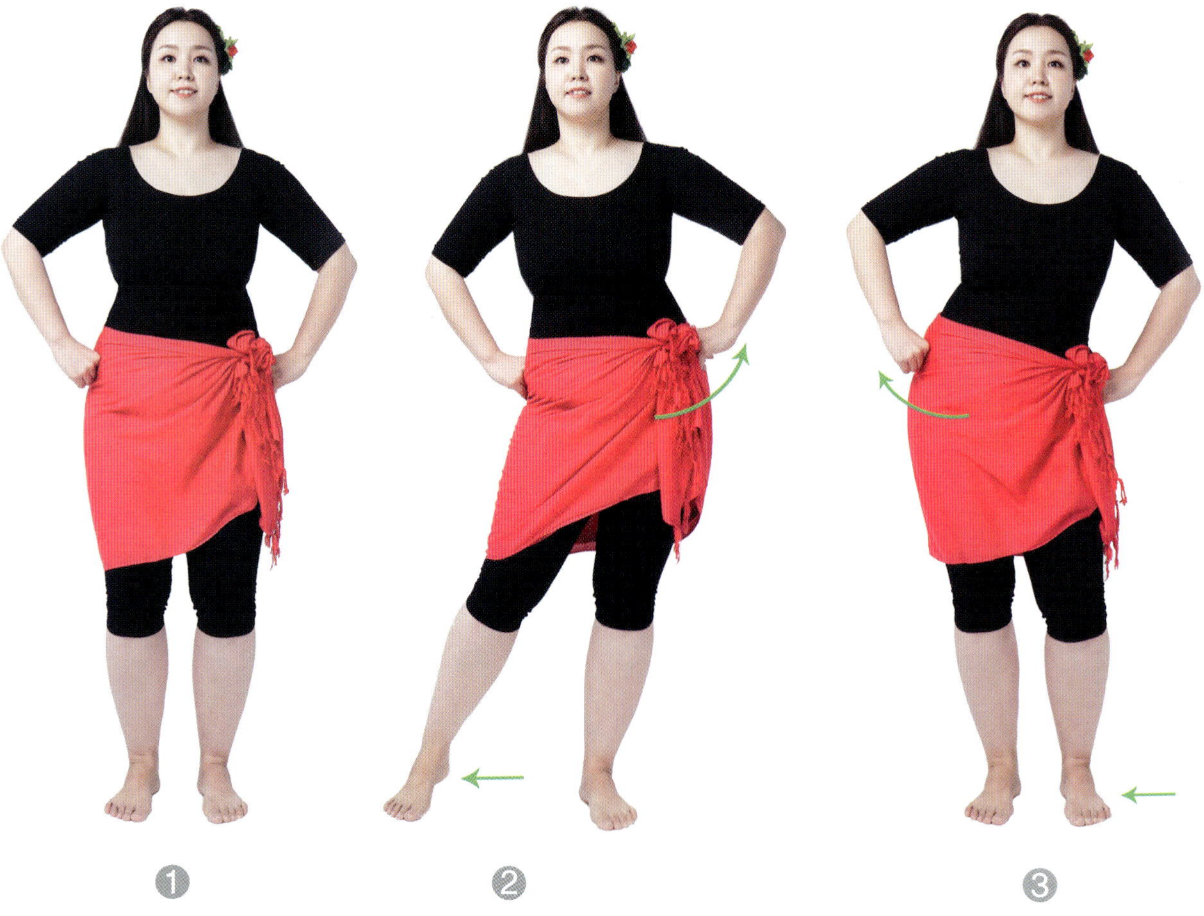

❶ ❷ ❸

▲ 아이하아 기본자세

▲ 카홀로

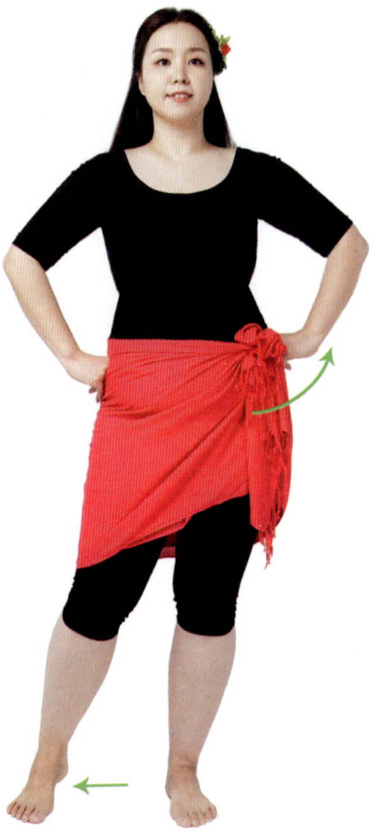

④

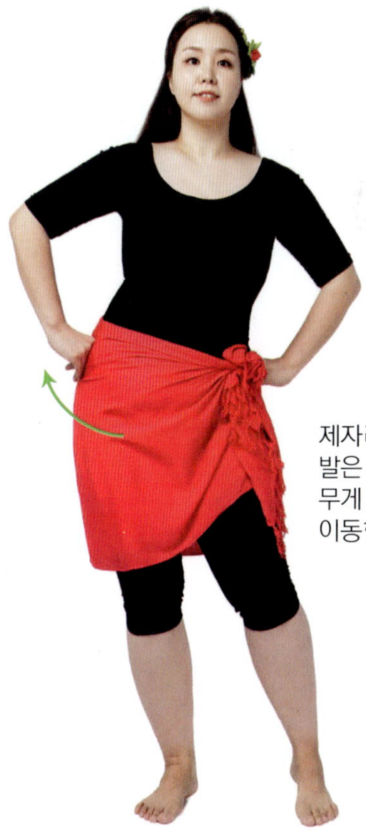

제자리에서
발은 이동하지 않고
무게 중심과 힙만
이동한다

⑤

반대 방향으로 반복한다.

④ 카홀로홀로(Kāholoholo)

카홀로를 같은 방향으로 이동하며 두 번 반복하는 스텝이다.

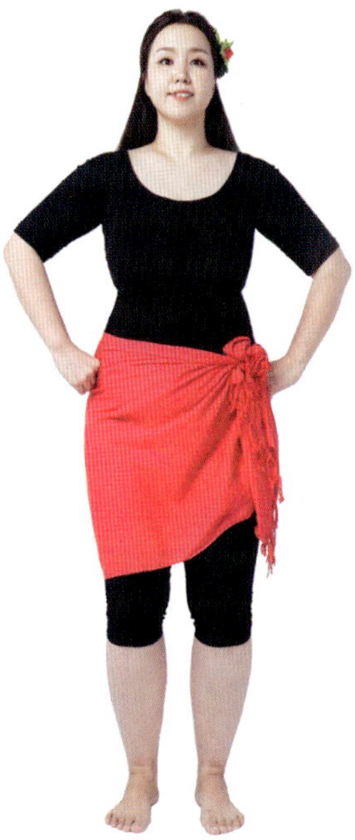

①

▲ 기본자세

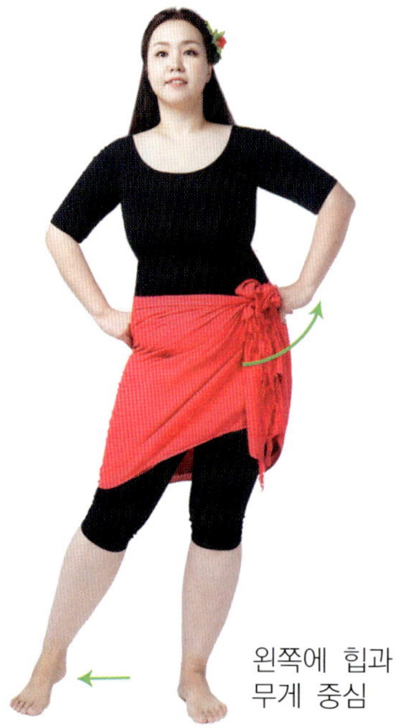

②

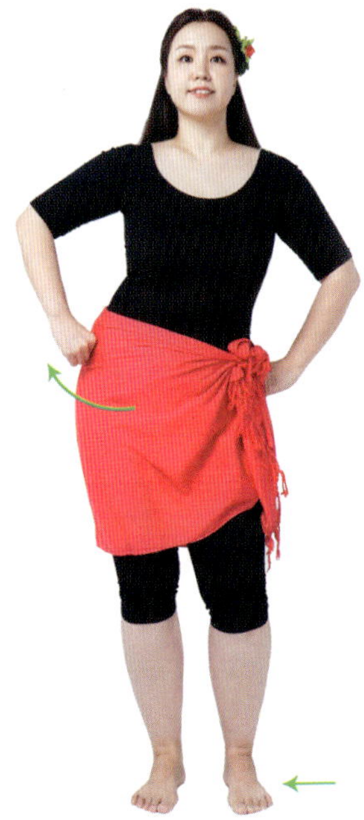

③

같은 방향으로 카홀로를 한 번 더 반복한다.

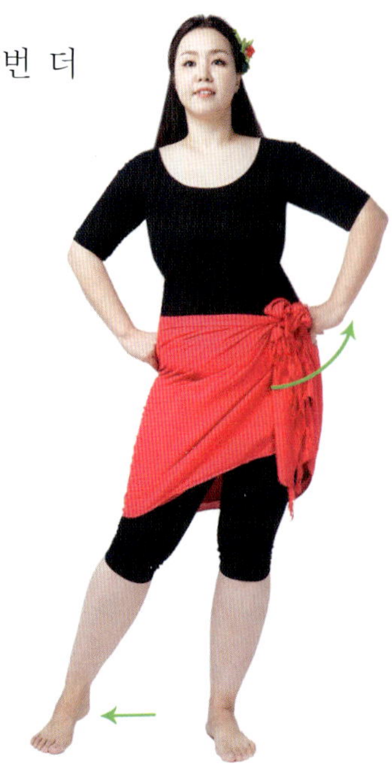

⑥

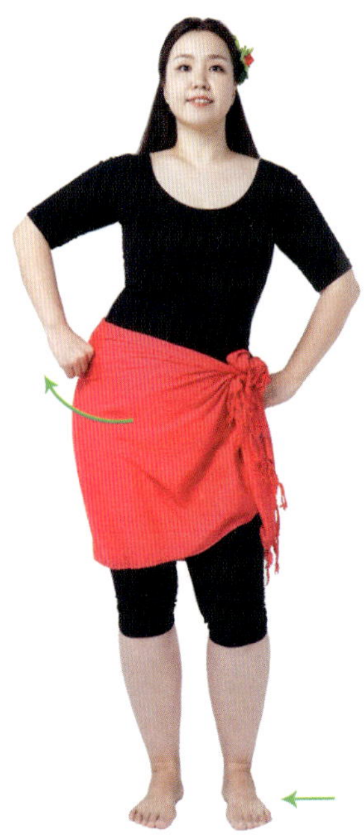

⑦

할라우에 따라 홀로홀로(Holoholo)라고도 한다.

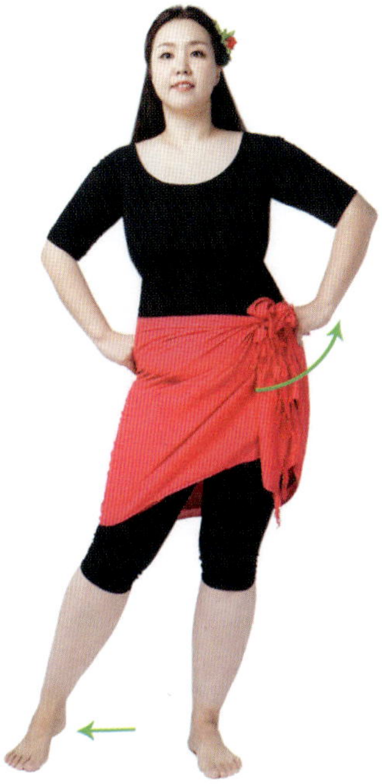

④

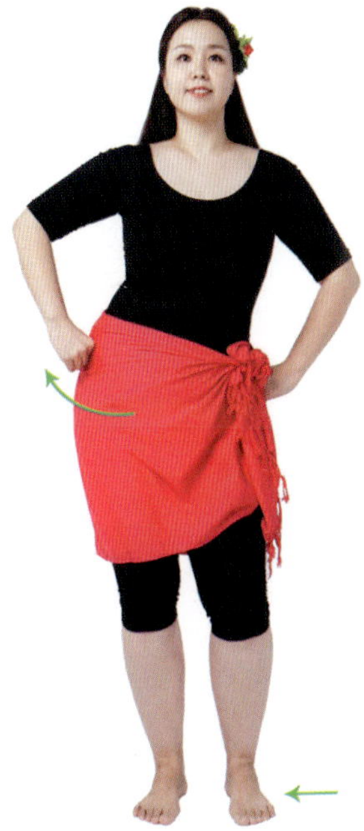

⑤

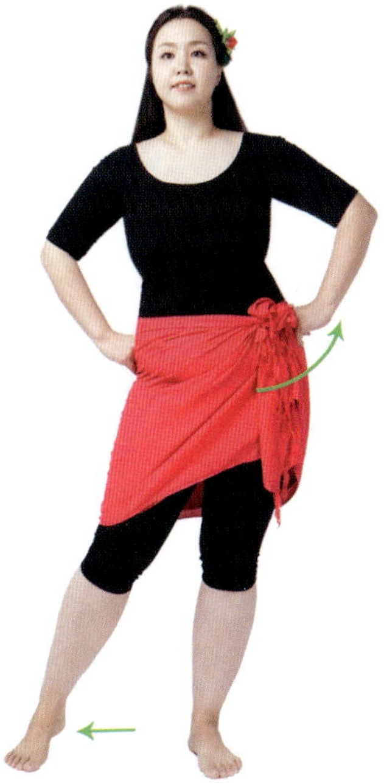

⑧

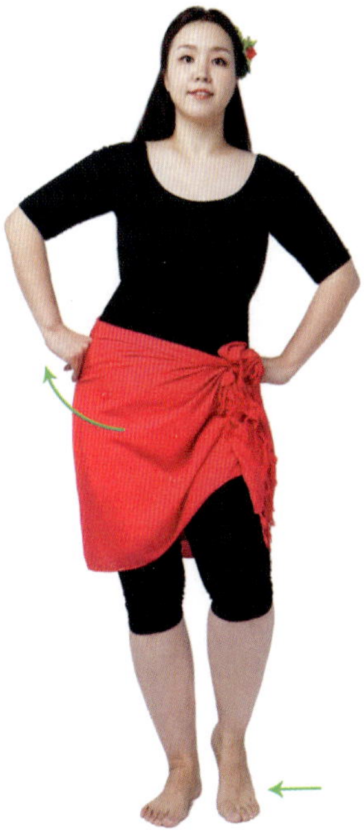

⑨

반대 방향으로 반복한다.

⑤ 헬라(Hela)

아이하아 자세에서 무게 중심과 힙을 왼쪽에 두고 오른발을 앞 사선으로 내밀었다가 제자리로 가져온다.

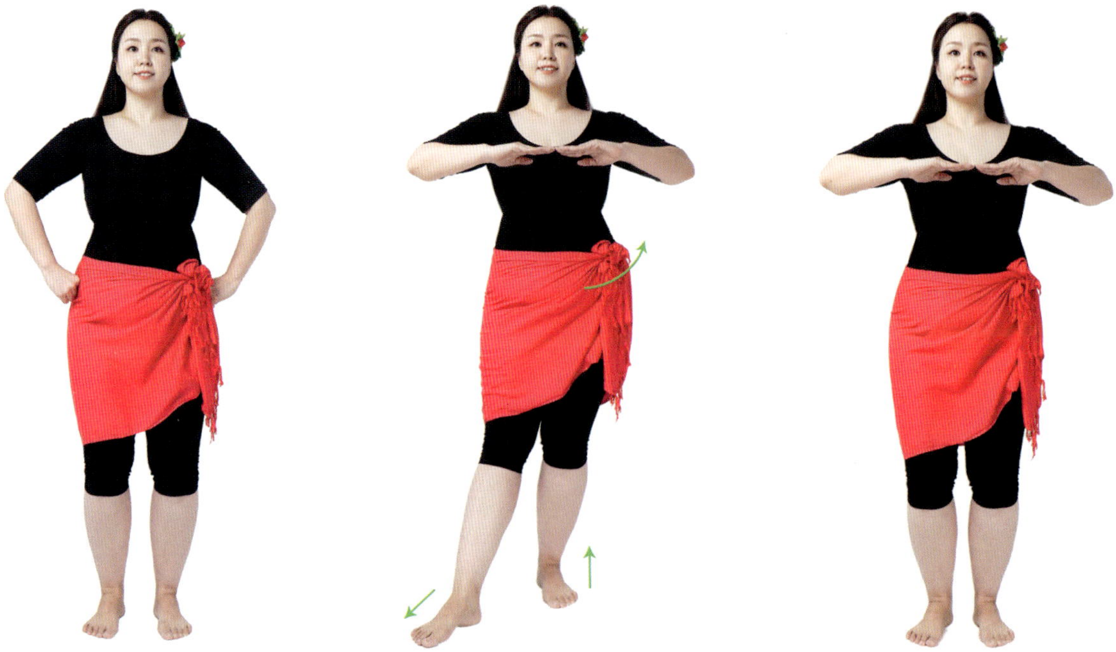

① ② ③

▲ 기본자세

내민 발바닥 전체가 지면에 닿는 동작과 뒤꿈치를 들어올린 동작이 있다.

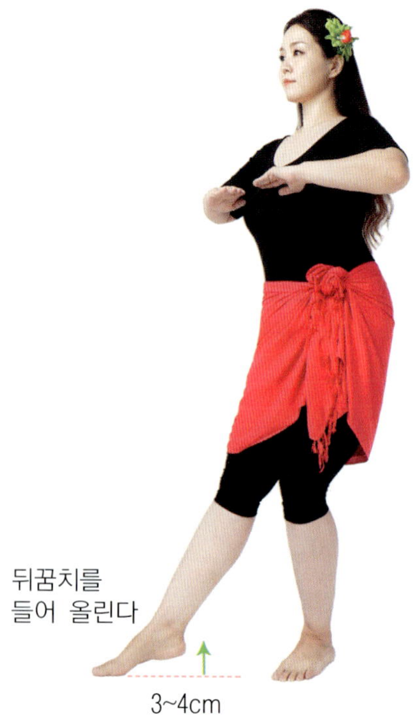

반대 방향으로 반복한다.
할라우에 따라 발 내민 사선의 각도가 다를 수도 있다.

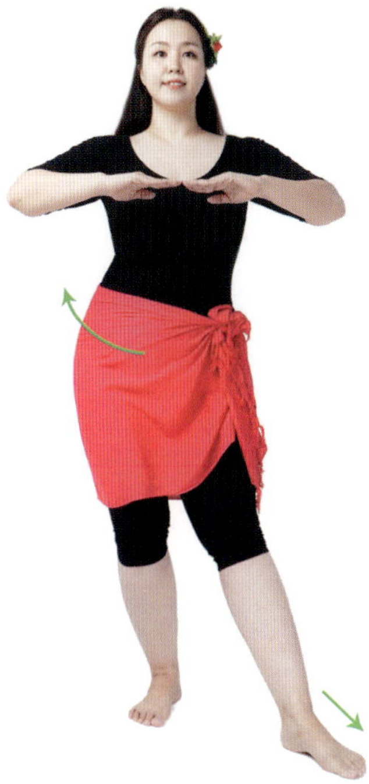

④

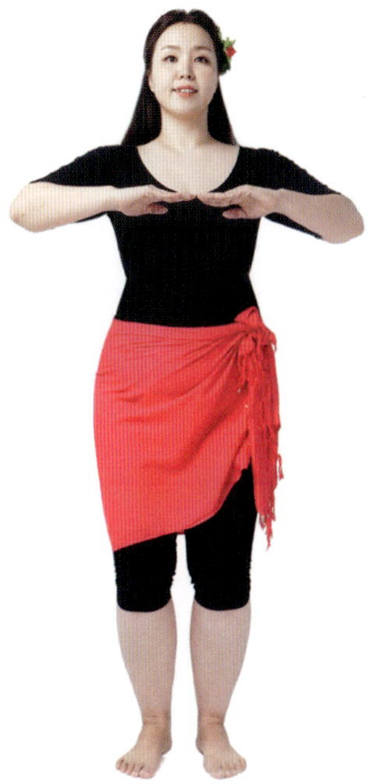

⑤

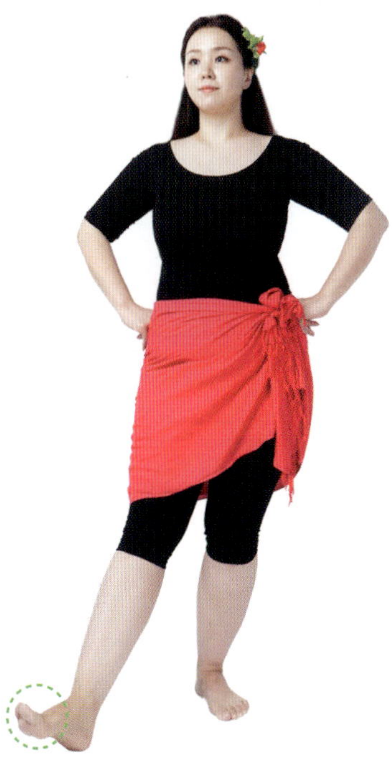

*주의할 점

헬라를 할 때 앞꿈치가 들리거나 몸의 자세가 업다운되지 않도록 아이하아(기본자세)를 유지해야 한다.

6 아미('Ami)

아이하아 기본자세에서 힙으로 원 모양을 그리면서 회전시킨다.

아미 아카우('Ami 'akau) - 아미 오른쪽 방향　　　아미 헤마('Ami hema) - 아미 왼쪽 방향

* 아미는 할라우에 따라 시작하는 방향이 오른쪽, 왼쪽 다를 수 있으며 하아(Ha'a)라고도 한다.

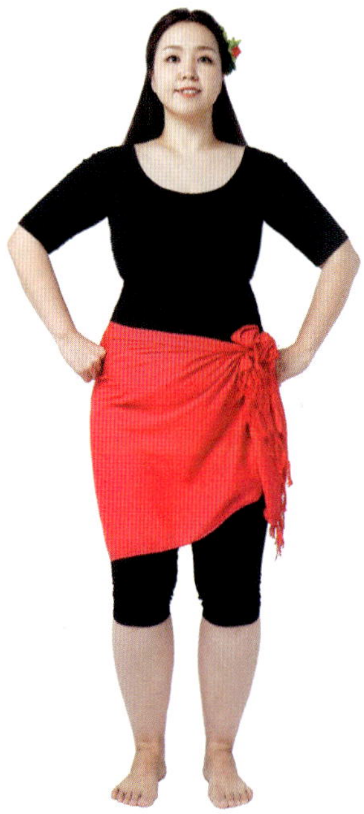

①

▲ 기본자세

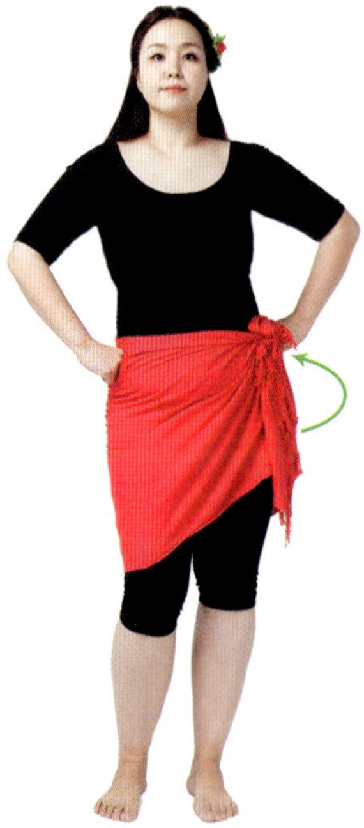

②

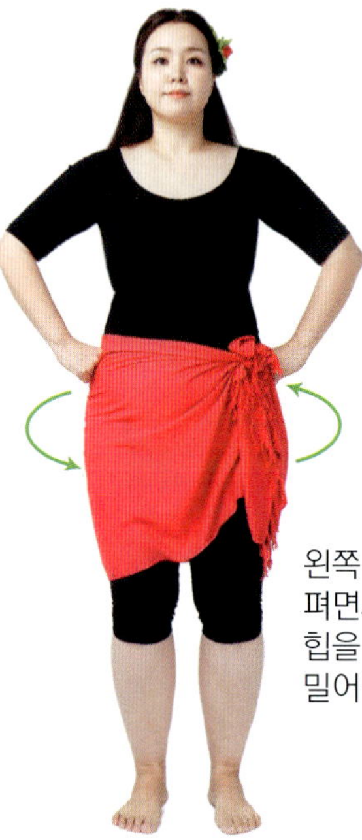

왼쪽 무릎을 펴면서 힙을 뒤로 밀어낸다

③

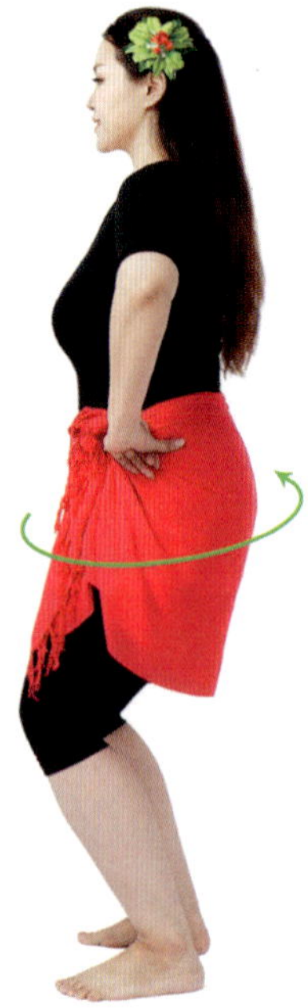

힙을 뒤로 빼서 오른쪽으로 움직인다

▲ ③번 옆모습

*주의할 점

척추를 곧게 세우고 어깨가 평행이 되도록 유지한다. 엉덩이를 앞이나 뒤로 과도하게 내밀어 허리에 무리가 가지 않도록 주의한다.

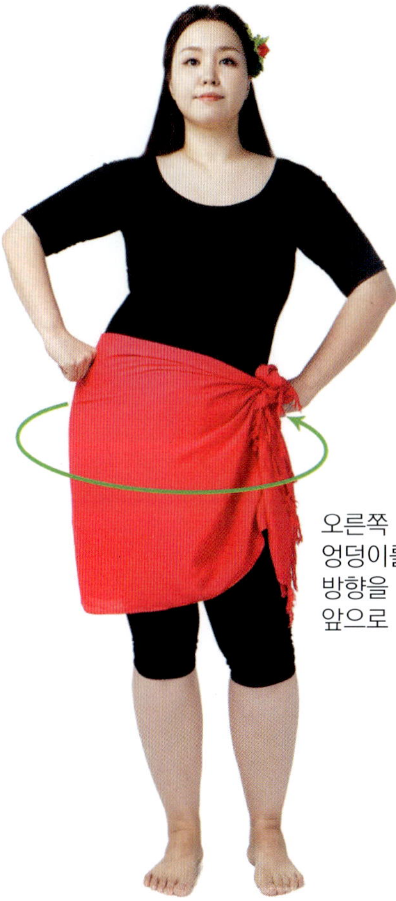

오른쪽 무릎을 펴면서
엉덩이를 오른쪽으로
방향을 회전하며
앞으로 밀어낸다

④

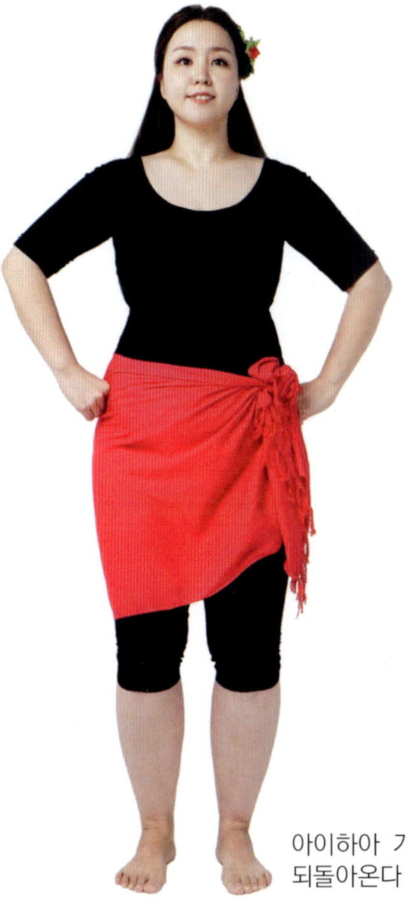

아이하아 기본자세로
되돌아온다

⑤

반대 방향으로 반복한다.

7 아미 온니우('Ami 'Ōniu)

무게 중심을 이동하며 힙을 누운 8자 모양(∞)으로 회전시킨다.
힙을 오른쪽 대각선으로 틀어 왼쪽에 무게 중심을 오른쪽으로 이동하며 힙을 오른쪽으로 원을 그리며 뒤로 밀어낸다.

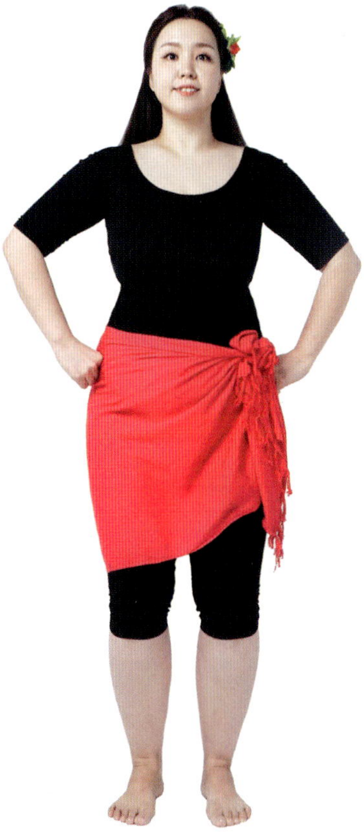

❶

▲ 아이하아 기본자세

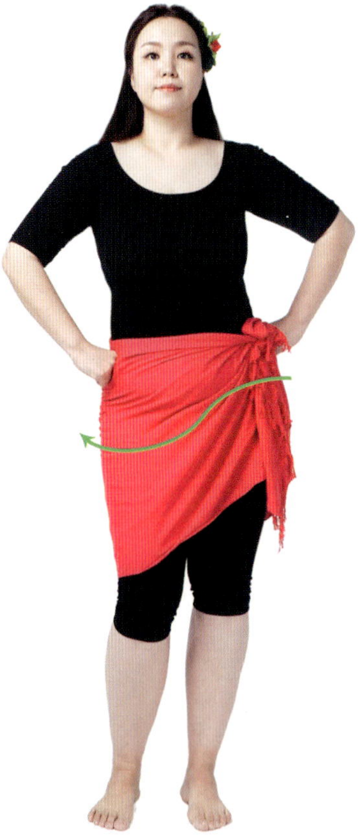

❷

▲ 45도 방향을 튼 자세

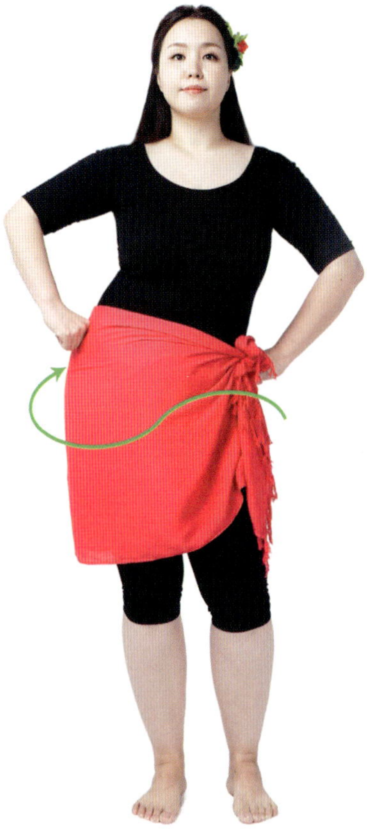

❸

방향을 바꾸어 힙을 왼쪽 대각선으로 틀어 힙을 왼쪽으로 원을 그리며 뒤로 밀어낸다.

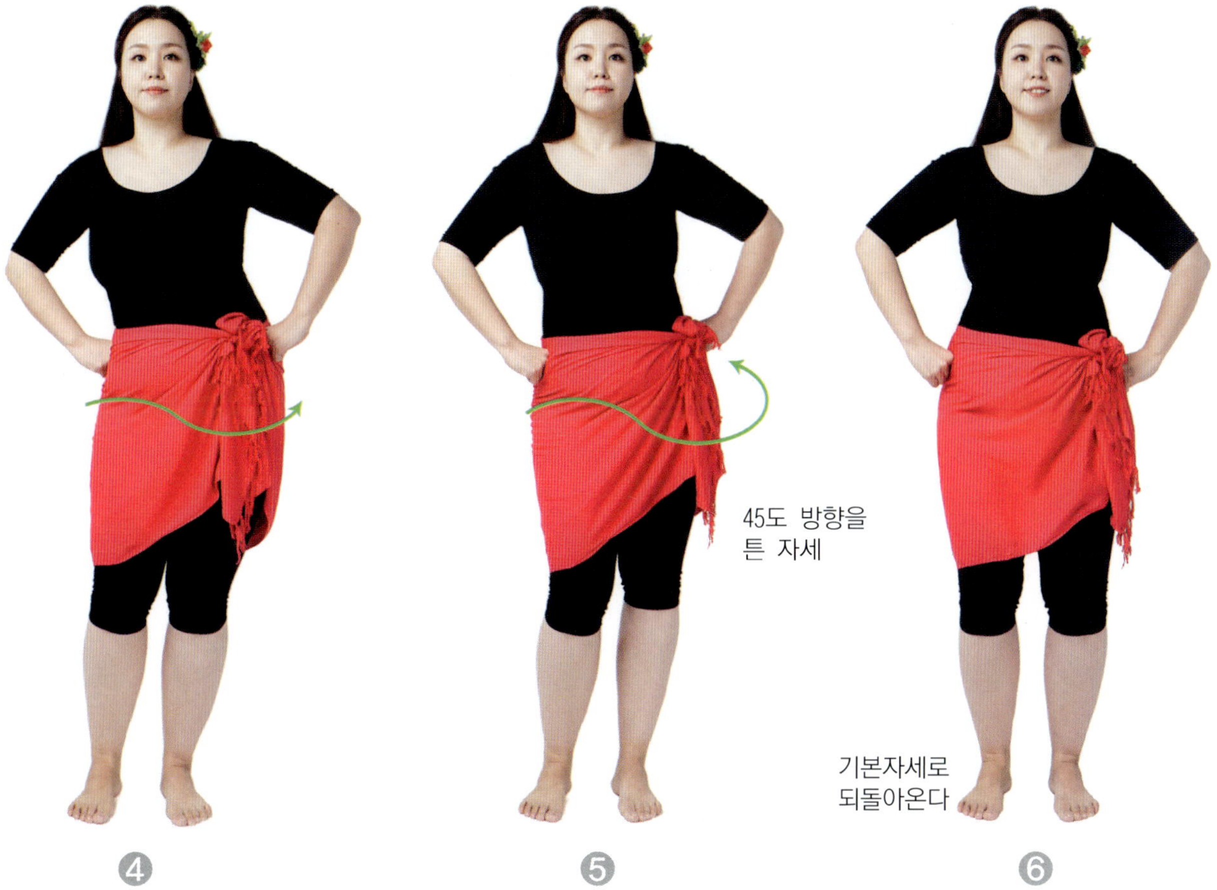
45도 방향을
튼 자세
기본자세로
되돌아온다
④
⑤
⑥

8 아미 쿠쿠('Ami kūkū)

아미와 비슷한 동작으로 작은 원을 그리며 빠르게 세 번 회전한다.

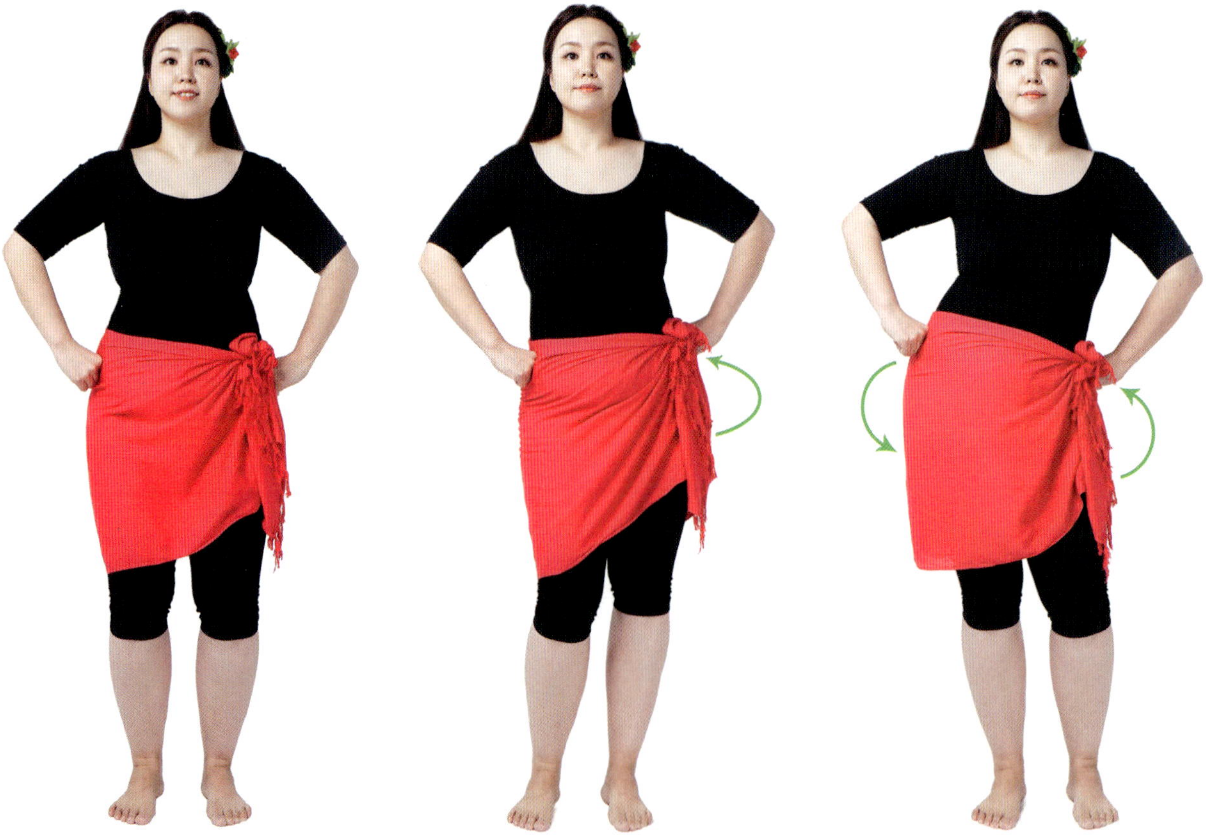

❶ ❷ ❸

▲ 아이하아 기본자세

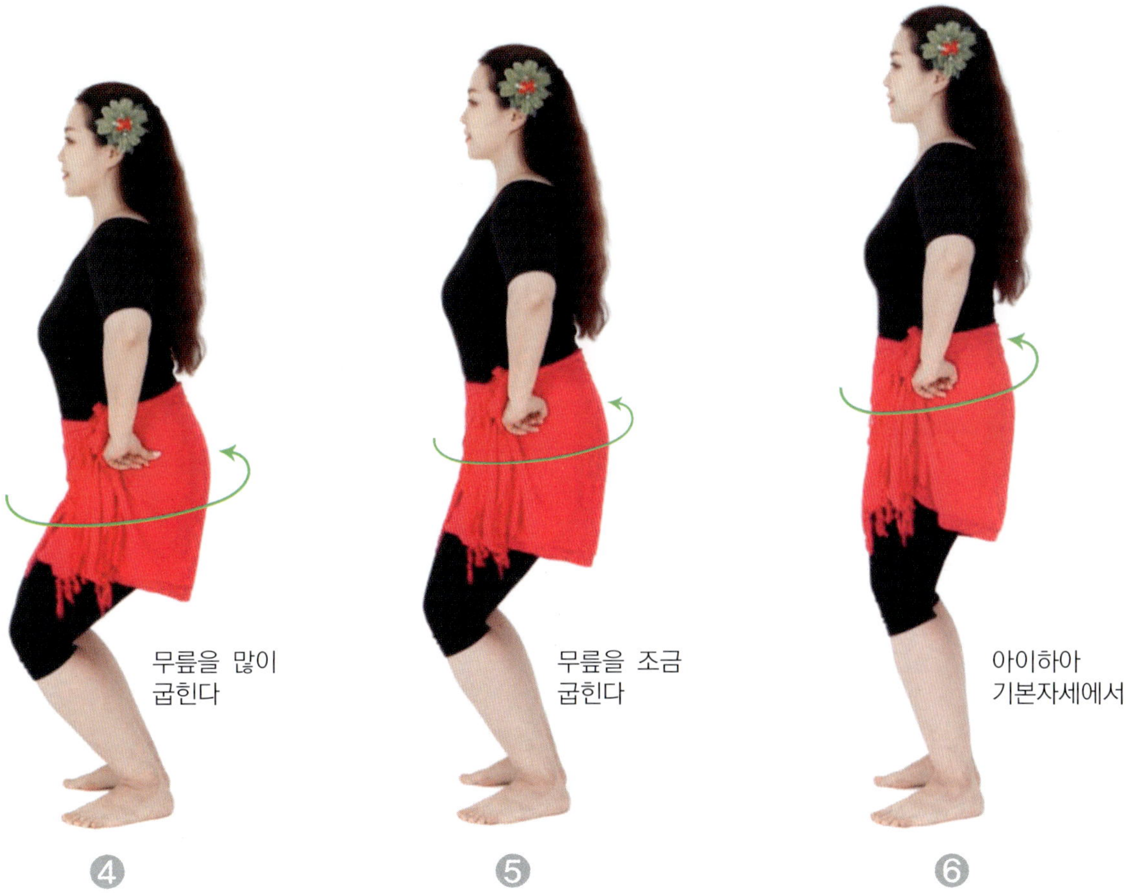
무릎을 많이
굽힌다
④
무릎을 조금
굽힌다
⑤
아이하아
기본자세에서
⑥

▲ 무릎을 굽혔다 일어나는 자세

* 할라우에 따라 같은 높이에서 세 번 돌리는 동작과 아래, 중앙, 위로 높이를 다르게 하여 세 번 돌리는 동작이 있다.

9 코아카(Koaka)

아이하아 기본자세에서 몸을 오른쪽 90도 방향으로 돌려 오른발을 오른쪽으로 내딛는다.
오른발에 무게 중심을 두고 왼발을 앞으로 돌린다.

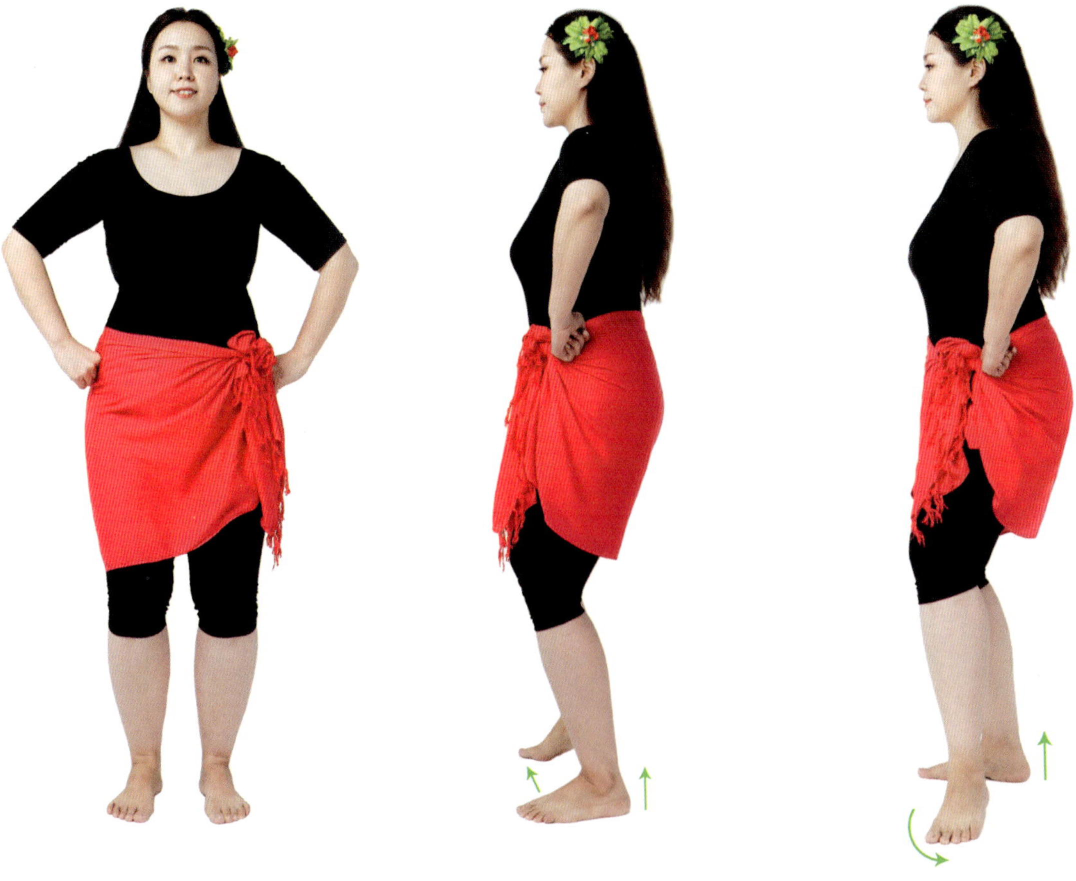

❶ ❷ ❸

▲ 아이하아 기본자세

왼발에 무게 중심을 두고 오른발을 왼발 앞으로 옮긴다.
반대 방향으로 몸을 돌려 왼발을 오른발 옆으로 가져간다.

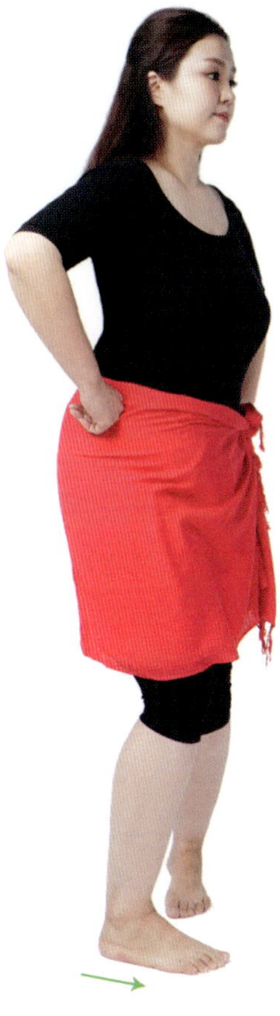

④

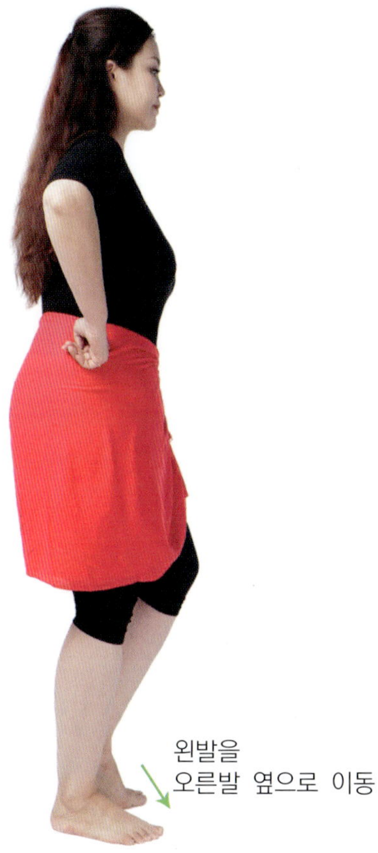

⑤

반대 방향으로 반복한다.

* 할라우에 따라 코아케(Koake), 카홀로 아오 아오(Kāholo 'Ao 'Ao)라고도 한다.

⑩ 렐레(lele)

뒤꿈치를 들어올리며 앞뒤로 걷거나 옆으로 걷는 동작이다.
다른 스텝과 함께 활용된다.

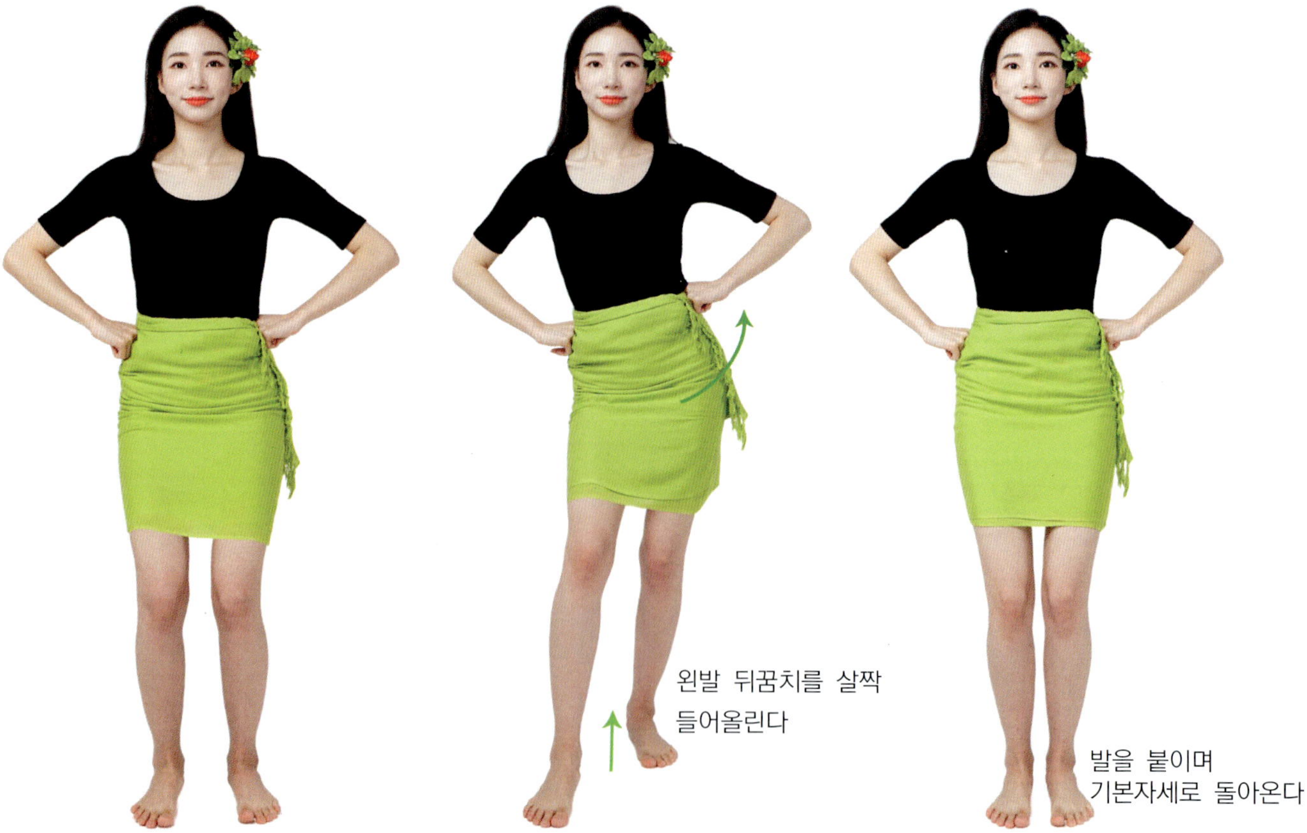
왼발 뒤꿈치를 살짝
들어올린다
발을 붙이며
기본자세로 돌아온다

① ② ③

▲ 기본자세

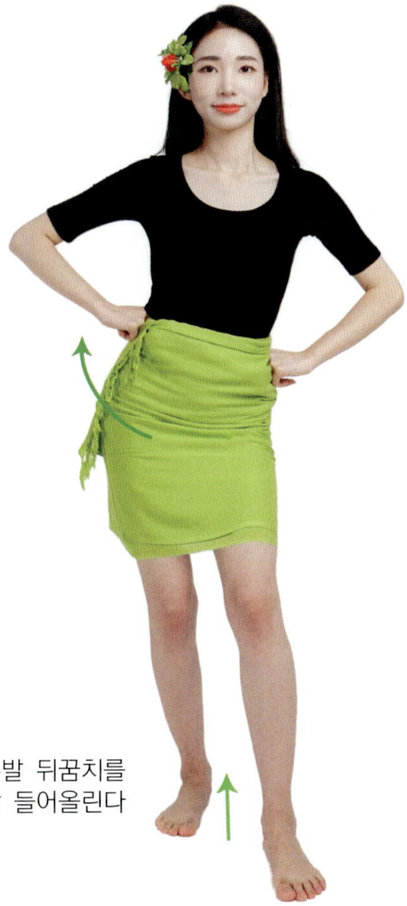

오른발 뒤꿈치를
살짝 들어올린다

④

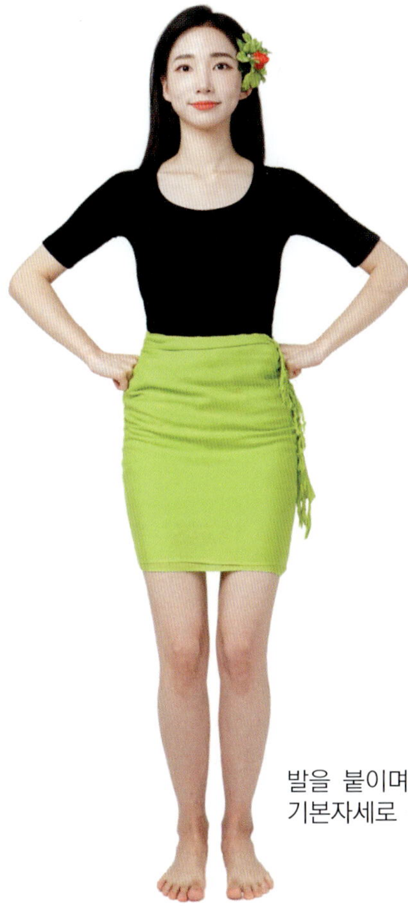

발을 붙이며
기본자세로 돌아온다

⑤

⓫ 우웨헤/우베헤(‘Uwehe)

아이하아 기본자세에서 무게 중심과 힙을 왼쪽에 두고 오른발을 살짝 들어올린다. 무게 중심을 중앙으로 이동시키며 무릎을 굽힌다.

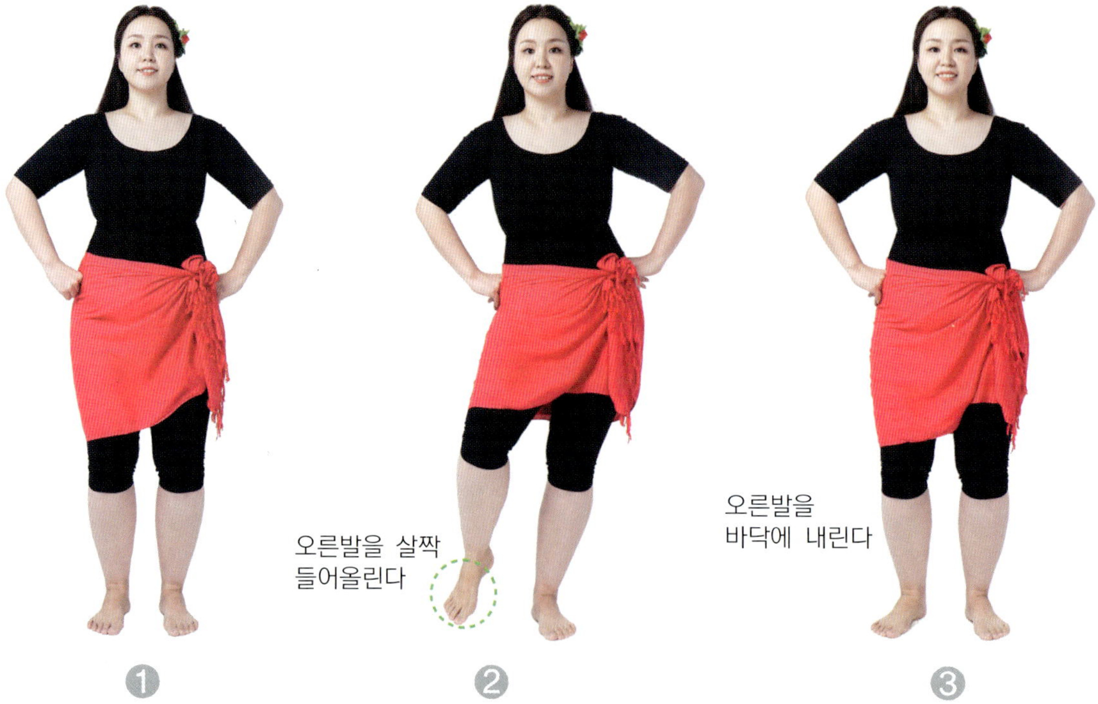

▲ 아이하아 기본자세

반대 방향으로 반복한다.
몸의 자세가 업다운되지 않도록 아이하아 자세를 유지한다.
할라우에 따라 우에헤(‘Uehe), 우베케(‘Uweke)라고도 한다.

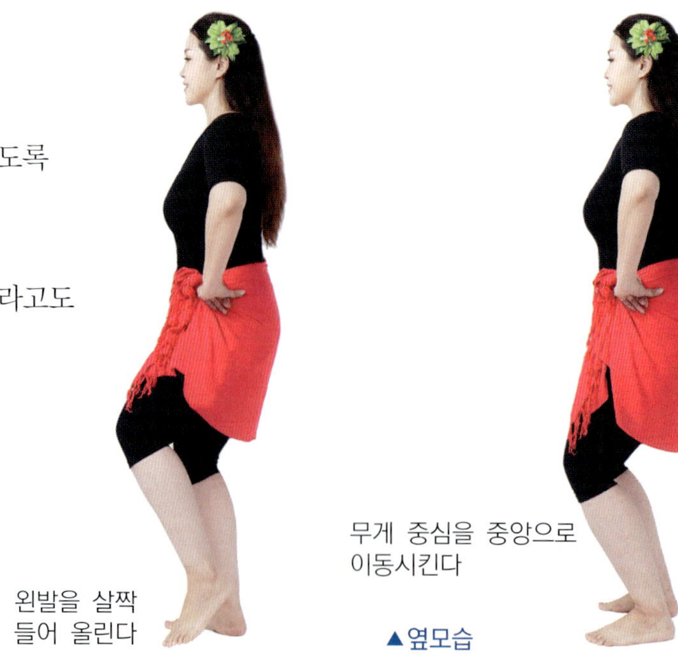

▲옆모습

양발 뒤꿈치를 4~5센티미터 들어올린다. 이때 무릎을 앞 또는 사선(45도)으로 재빠르게 내밀었다가 제자리로 돌아온다.

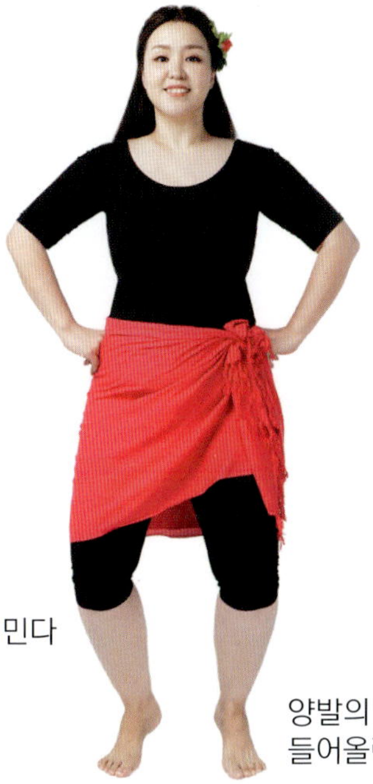

무릎을 내민다

양발의 뒤꿈치를
들어올린다

④

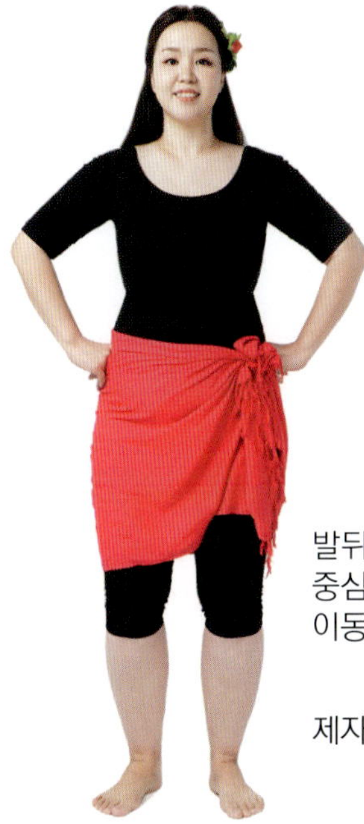

발뒤꿈치를 내리고
중심을 중앙으로
이동시킨다

제자리로 돌아온다

⑤

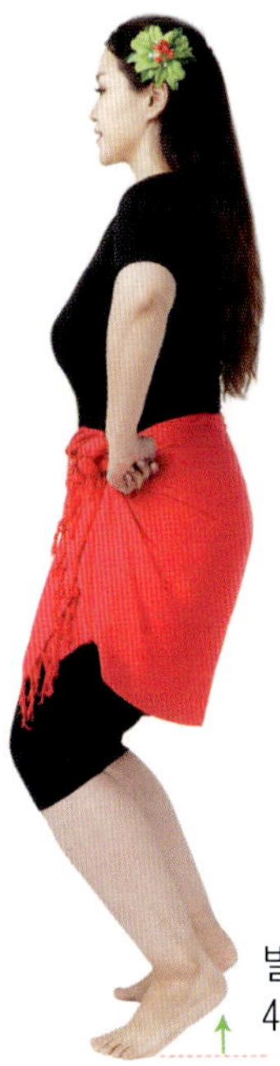

발뒤꿈치를
4~5cm 들어올린다

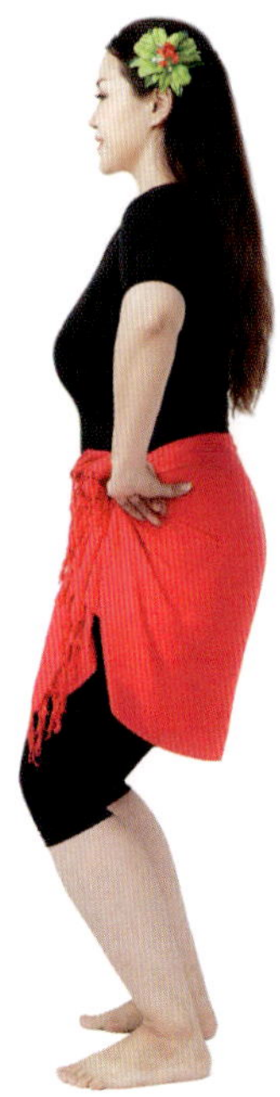

▲ 옆모습

⑫ 렐레 우웨헤/렐레 우베헤(Lele 'Uwehe)

렐레, 헬라, 우웨헤 스텝으로 이루어져 있다.
왼발 뒤꿈치를 들어올리며 무게 중심과 힙을 오른쪽으로 이동하면서 오른발을 오른쪽으로 한 걸음 옮긴다.
왼발을 45도 방향으로 내민다.

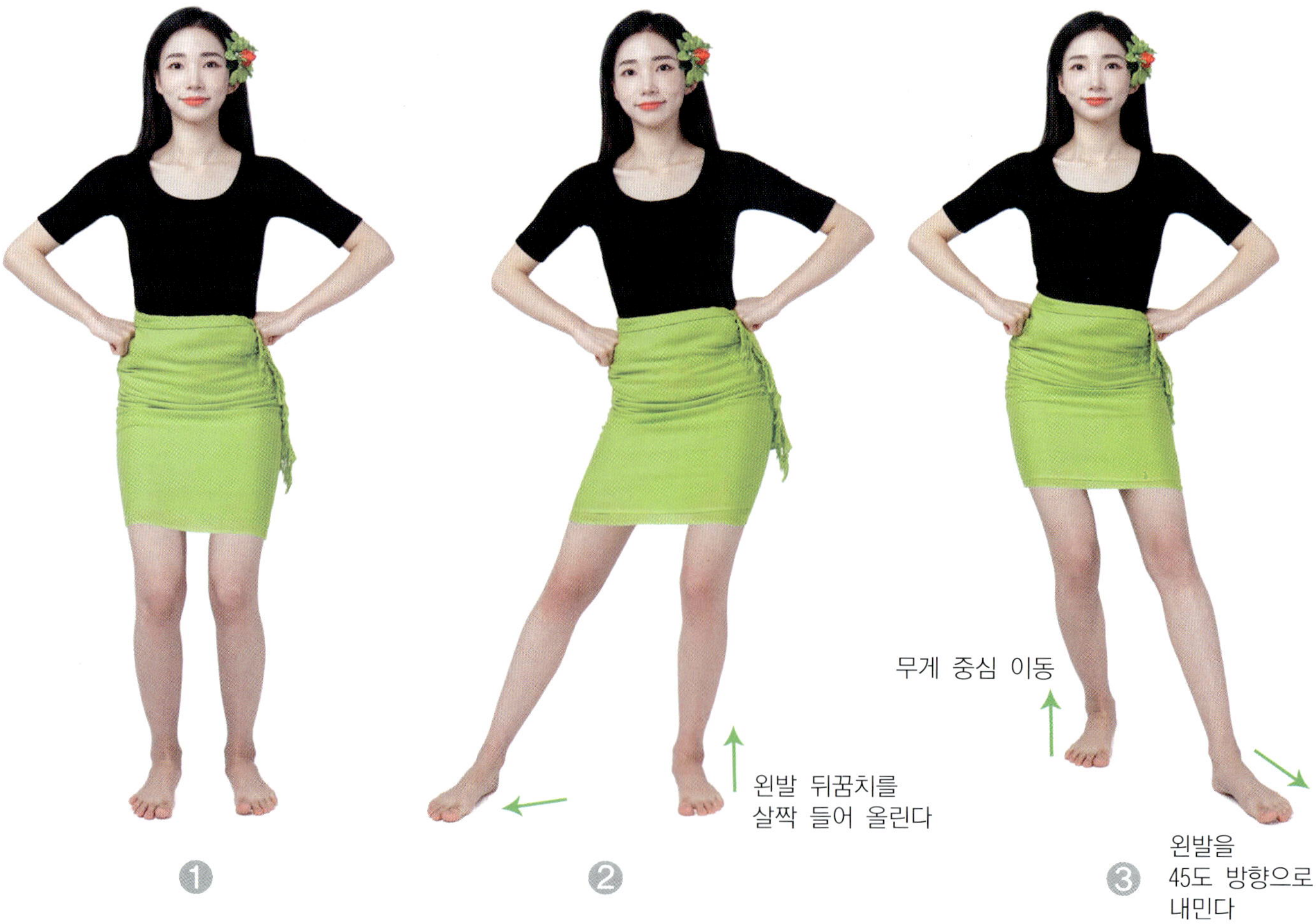

무게 중심 이동
왼발 뒤꿈치를
살짝 들어 올린다
왼발을
45도 방향으로
내민다
①
②
③

▲ 기본자세

왼발을 오른발 옆으로 가져온다. 우웨헤 동작을 한다.

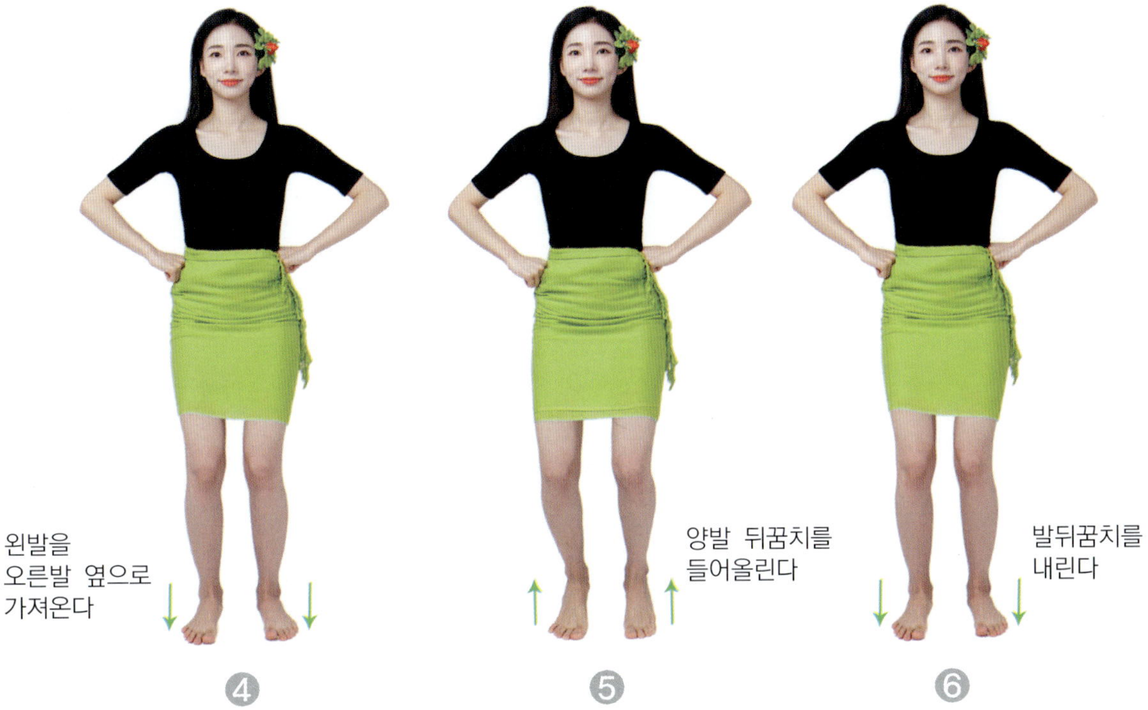
왼발을
오른발 옆으로
가져온다
양발 뒤꿈치를
들어올린다
발뒤꿈치를
내린다
4
5
6

반대 방향으로 반복한다.

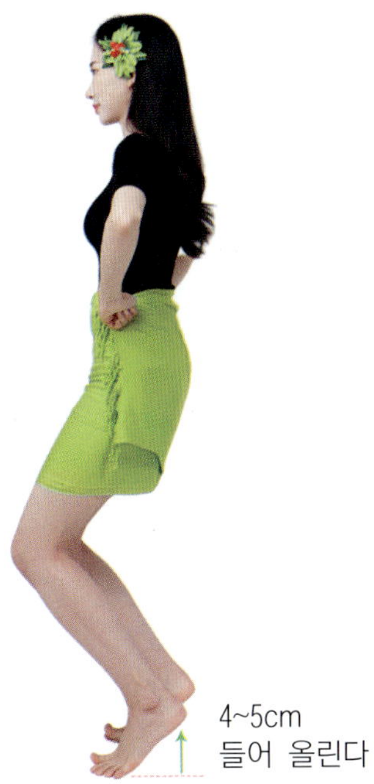
4~5cm
들어 올린다

▲ ⑤번 옆모습

⑬ 키이 우웨헤/키이 우베헤(Ki'i 'Uwehe)

아이하아 기본자세에서 무게 중심을 왼발에 두고 오른발을 3시 방향으로 내딛는다. 오른발을 1시 방향으로 옮긴다.

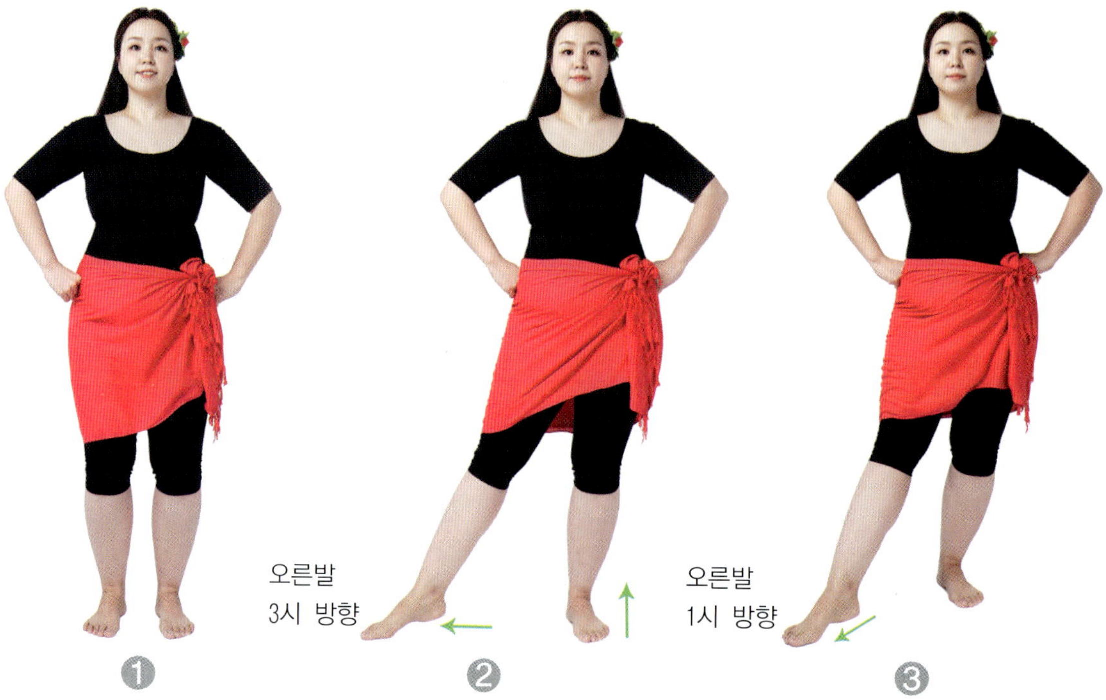

▲ 아이하아 기본자세

같은 방법으로
왼발을 9시 방향으로 내밀었다가
11시 방향으로 옮긴다.

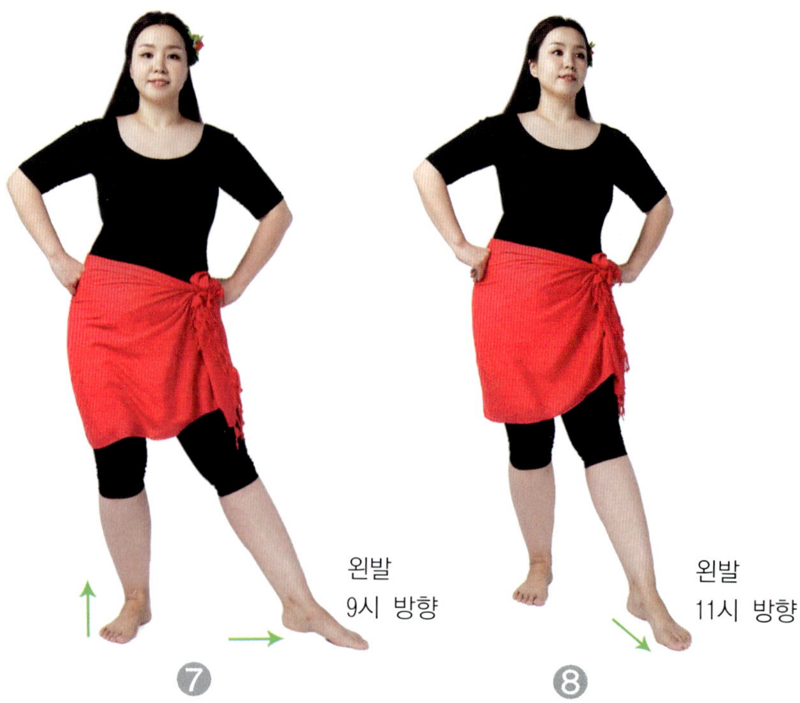

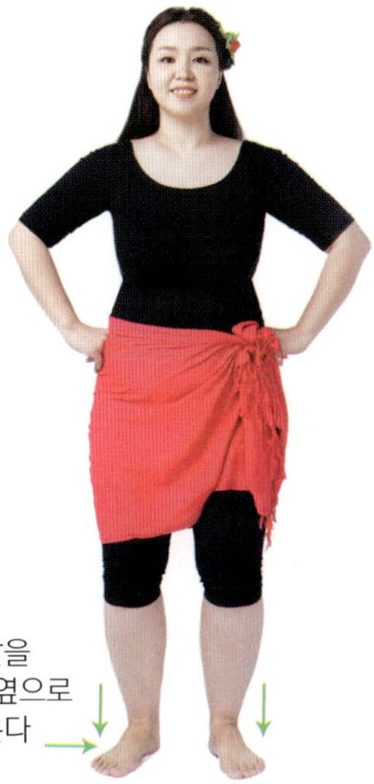

오른발을
왼발 옆으로
가져온다

④

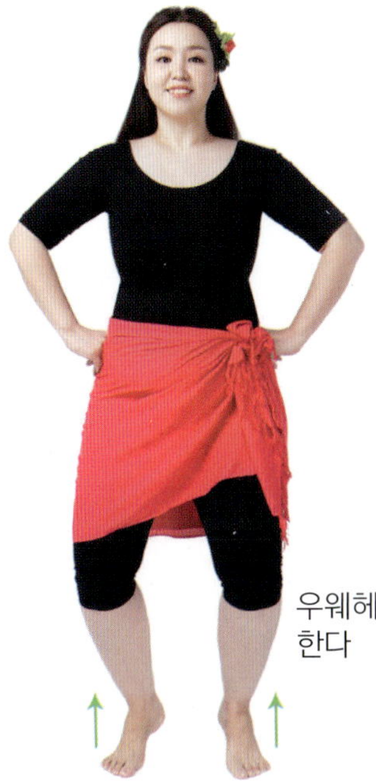

우웨헤 동작을
한다

⑤

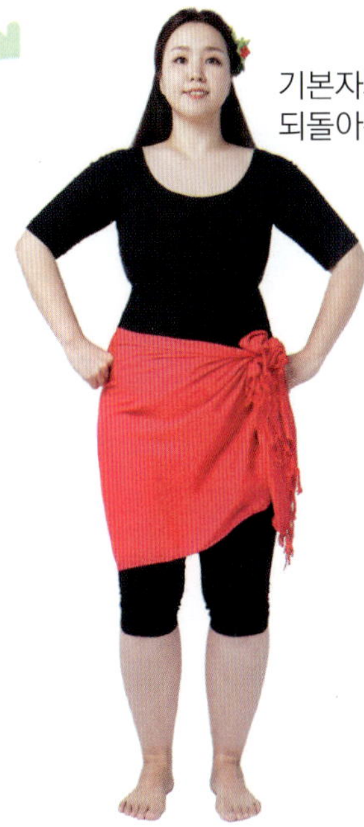

기본자세로
되돌아온다

⑥

▲ 기본자세

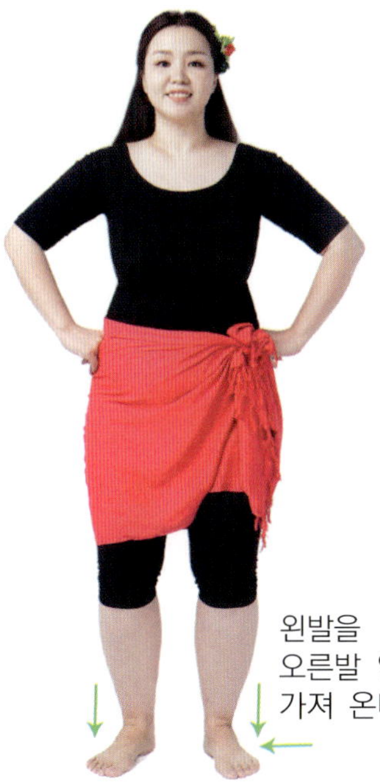

왼발을
오른발 옆으로
가져 온다

⑨

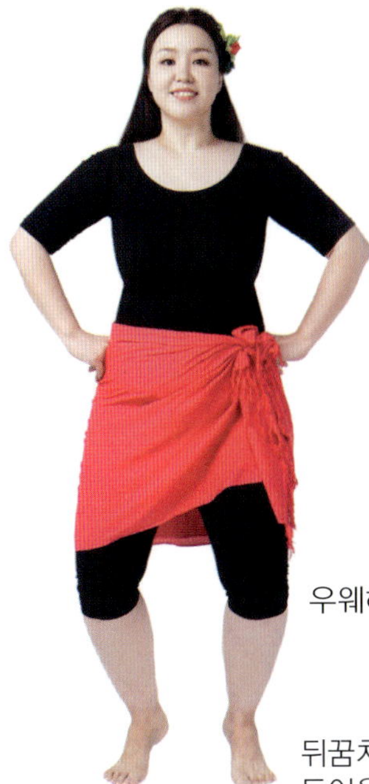

우웨헤 동작을 한다

뒤꿈치를 4~5cm
들어올린다

⑩

* 할라우에 따라 바바에 키이 우웨헤(Wāwae Ki'i 'Uwehe), 우웨헤 키이('Uwehe Ki'i), 키이 바바에(Ki'i Wāwae)라고도 한다.

⑭ 카벨루(kāwelu)

기본자세에서 왼쪽에 무게 중심을 싣고 오른발을 앞에 놓는다.
무게 중심을 오른쪽으로 이동하며 오른쪽 무릎을 오른쪽 방향으로 뻗는다.
앞으로 내디딘 오른발에 무게 중심이 집중되지 않도록 잘 조절해야 한다.

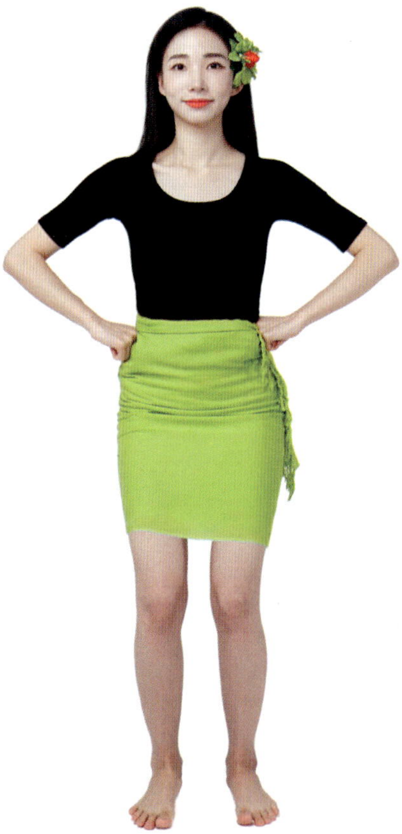

①

▲ 기본자세

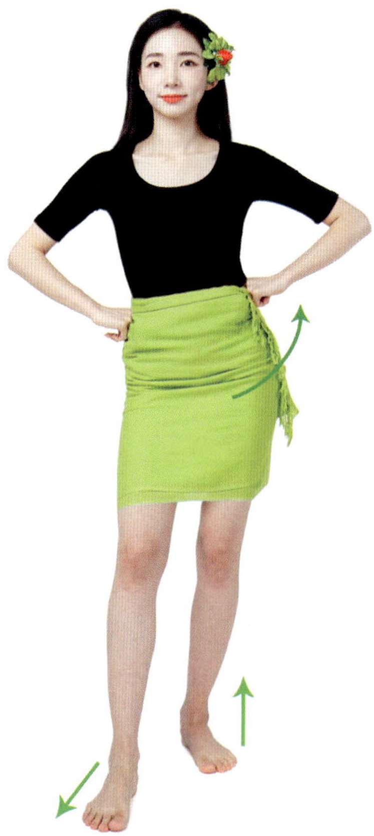

②

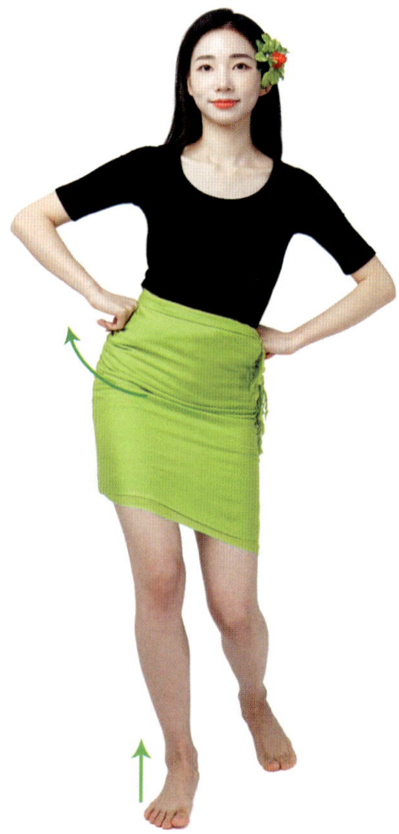

③

왼발에 무게 중심을 이동하면서 왼쪽 무릎을 왼쪽 방향으로 뻗는다.
오른발을 왼발 옆에 가져오는데, 오른발에 무게 중심을 싣고 힙만 이동하는 동작과
오른발 옆에 왼발로 탭 하는 동작이 있다.

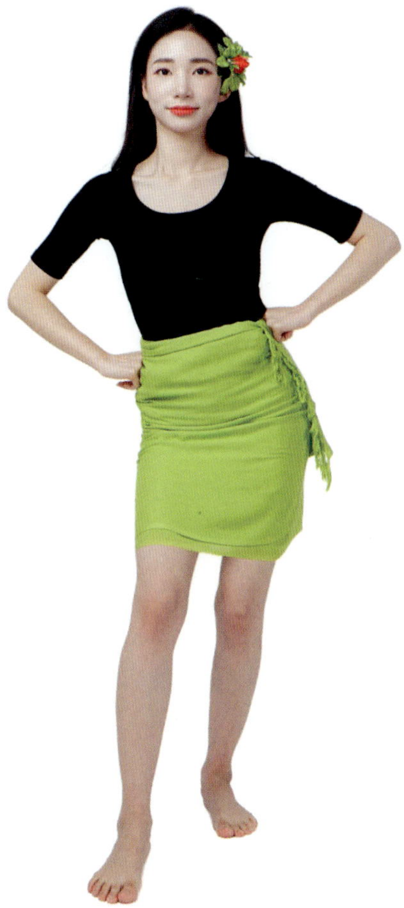

④

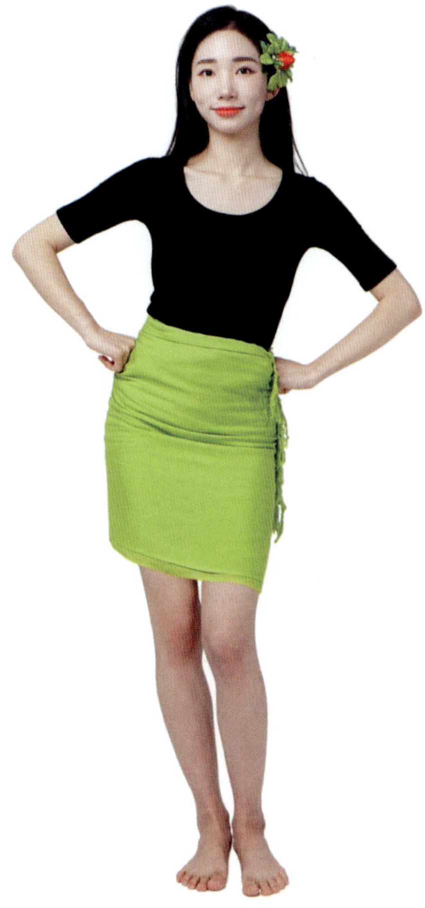

⑤

반대 방향으로 반복한다.

할라우에 따라 양쪽 발바닥이 지면에 모두 닿는 동작과 내딛은 발만 지면에 닿고
반대발 뒤꿈치를 살짝 드는 동작이 있다.
뒤쪽 방향(i hope)으로 내딛거나 더블 칼라카우아 스텝과 같이 앞(i mua)으로 뒤(i hope)로
번갈아가며 내딛는 동작도 있다.

* 할라우에 따라 카벨루 스텝은 칼라카우아(kalākaua) 스텝과 동일하게 불리기도 한다.

15 오('O)

아이하아 기본자세에서 45도 왼쪽으로 몸을 돌려 카벨루 스텝과 같은 방법으로 무게 중심을 좌우로 이동하며 한다.

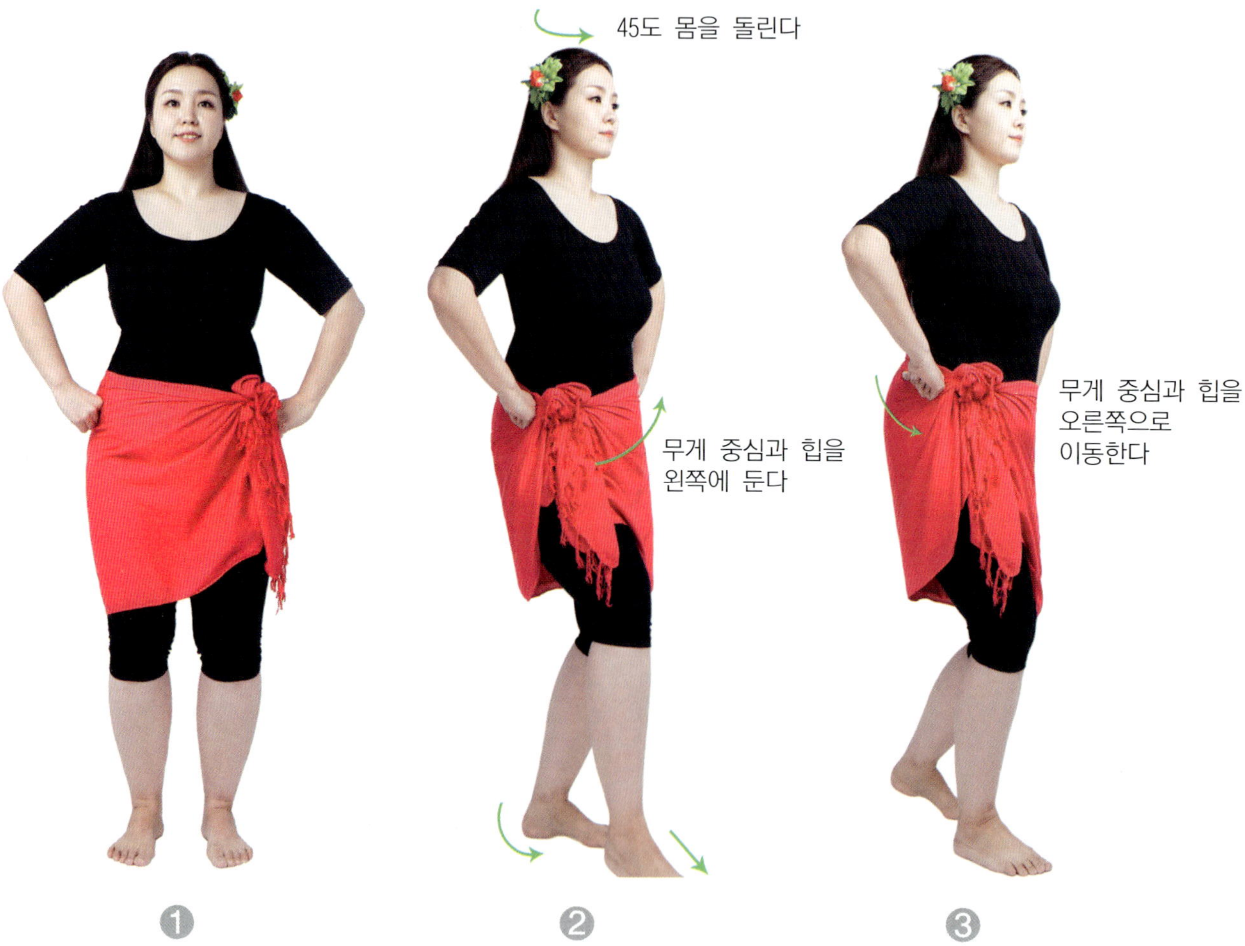
45도 몸을 돌린다
무게 중심과 힙을
왼쪽에 둔다
무게 중심과 힙을
오른쪽으로
이동한다
1
2
3

▲ 아이하아 기본자세

같은 방법으로 반대 방향으로 돌려서 한다.
할라우에 따라 오('O) 스텝을 45도 방향이 아닌 90도 방향으로 하기도 한다.

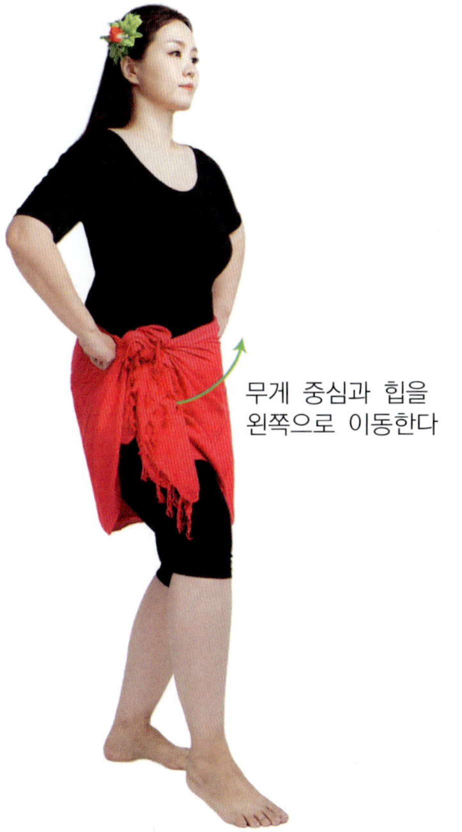
무게 중심과 힙을
왼쪽으로 이동한다

④

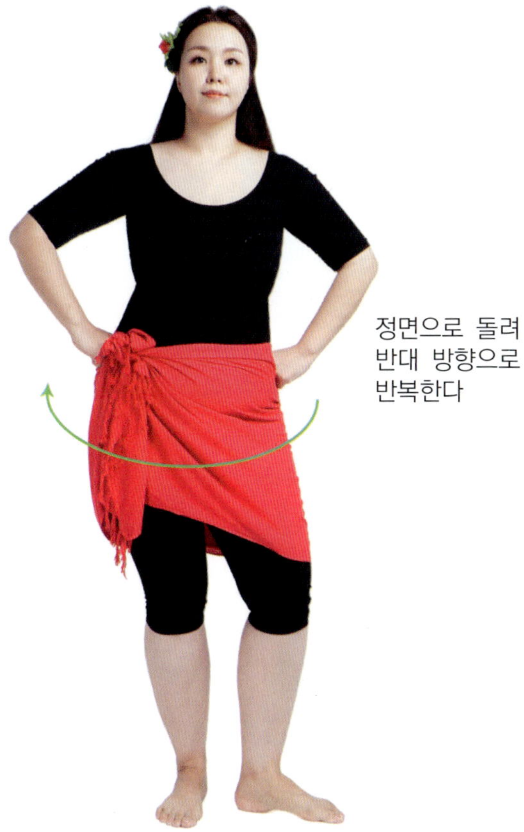
정면으로 돌려
반대 방향으로
반복한다

⑤

할라우에 따라 카벨루 사이드(kāwelu side)라 한다.

16 칼라카우아(kalākaua)

(1) 싱글 칼라카우아

칼라카우아는 싱글 칼라카우아(single kalākaua)와 더블 칼라카우아(double kalākaua) 두 가지 방법의 동작이 있다.
아이하아 기본자세에서 왼쪽 90도로 몸을 돌려 카벨루 스텝과 같은 방법으로 무게 중심을 좌우로 이동하며 한다.

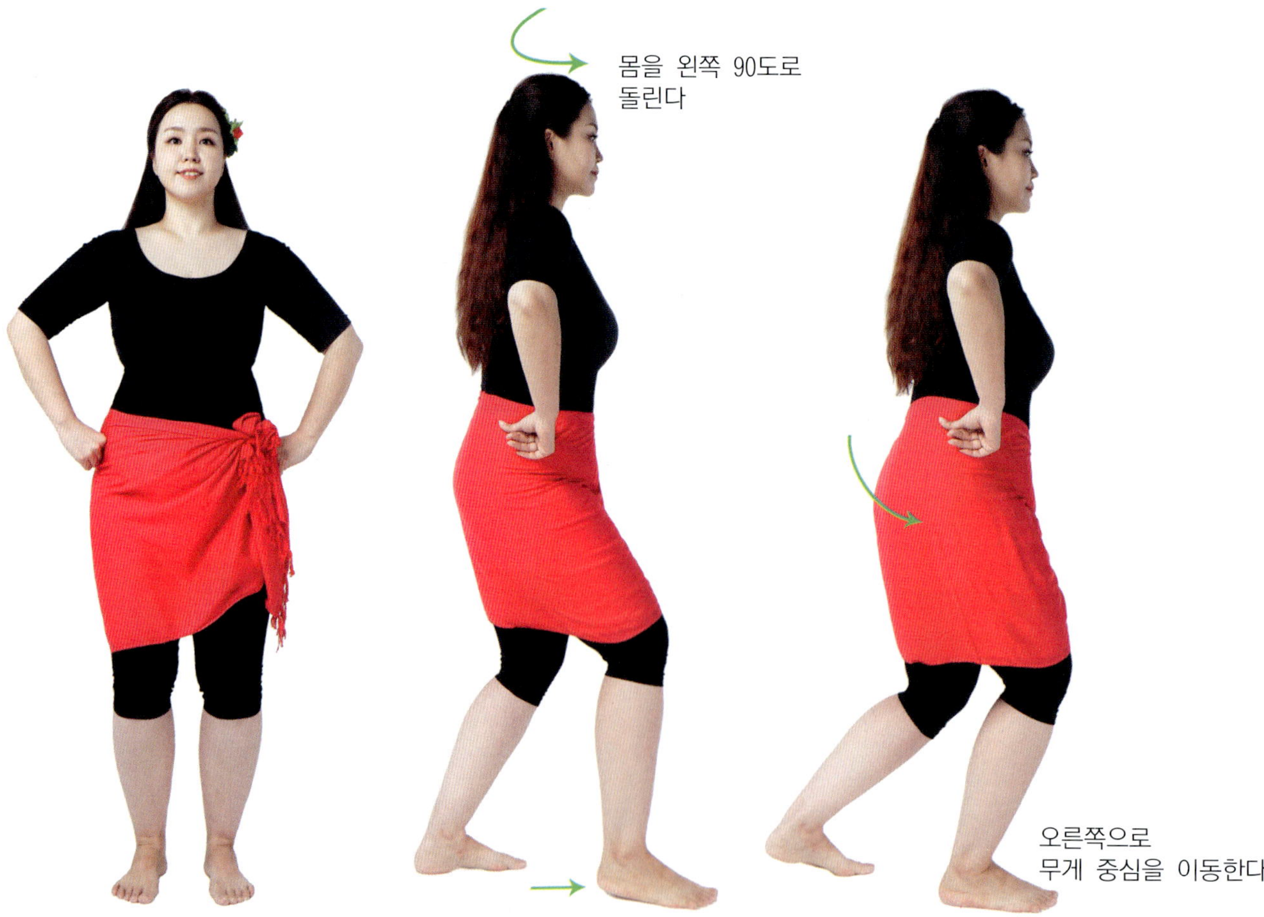
몸을 왼쪽 90도로
돌린다
오른쪽으로
무게 중심을 이동한다

❶ ▲ 기본자세

❷ 오른발을 앞에 두고
무게 중심을
왼쪽에 둔다

❸

할라우에 따라 칼라카우아 스텝은 카벨루 스텝과 동일하게 불리기도 한다.

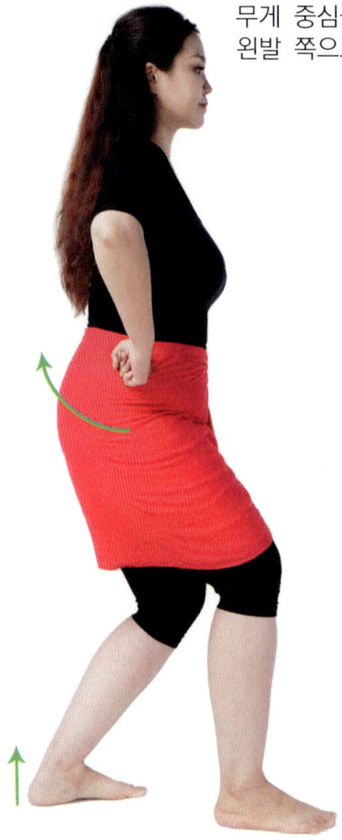

무게 중심을 다시
왼발 쪽으로 이동

❹

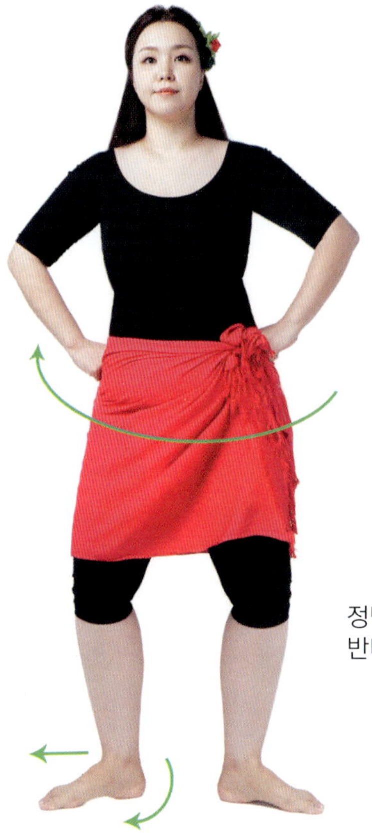

정면으로 돌며
반대방향으로 한다

❺

(2) 더블 칼라카우아

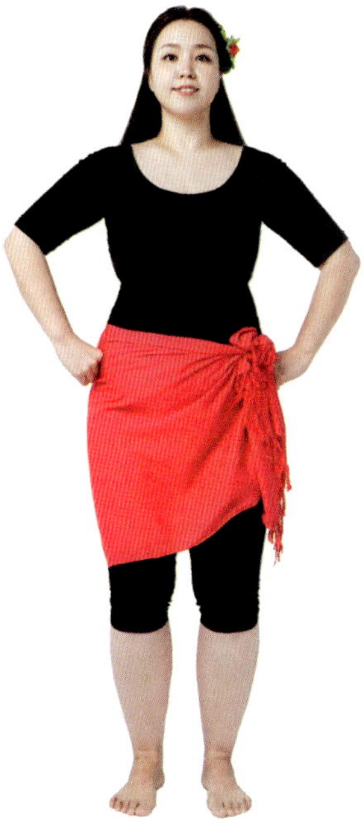

❶

▲ 아이하아 기본자세

몸을 왼쪽 90도로 돌린다

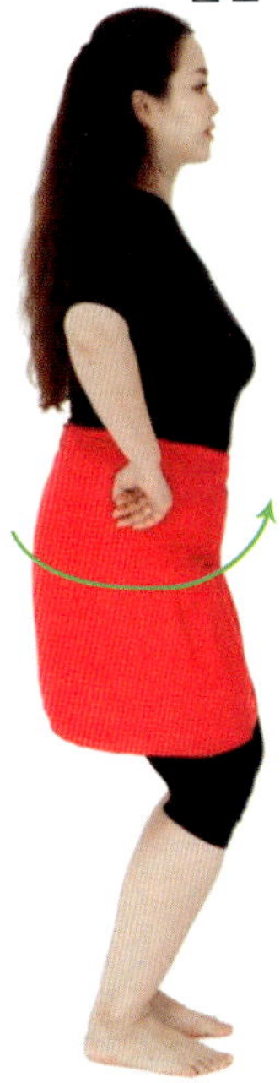

❷

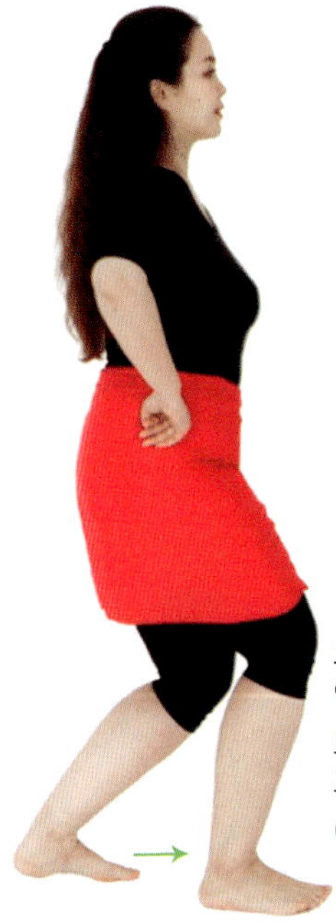

오른발을 앞으로 디디고 오른쪽으로 무게 중심을 이동한다

❸

디딘 발을 유지하며 왼쪽으로 무게 중심을 이동한다

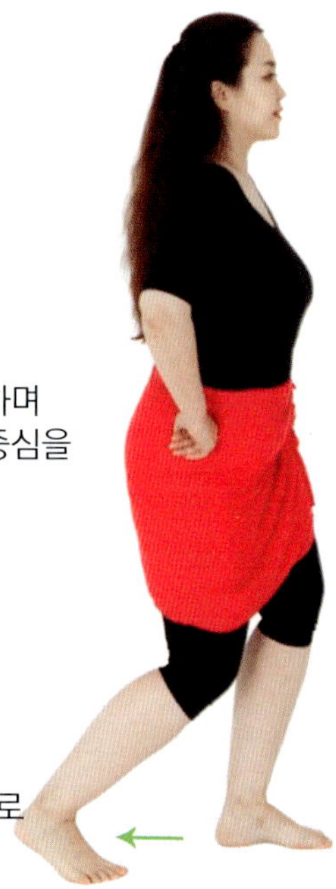

오른발 뒤로

❻

오른발을 앞으로 이동하며 무게 중심을 ❸❹번과 같이 이동한다

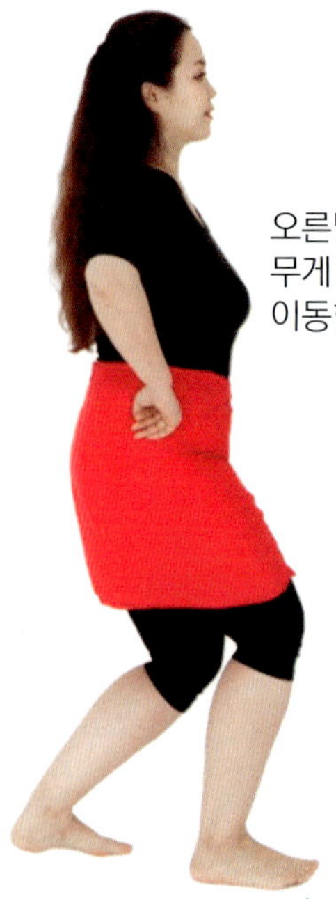

❼

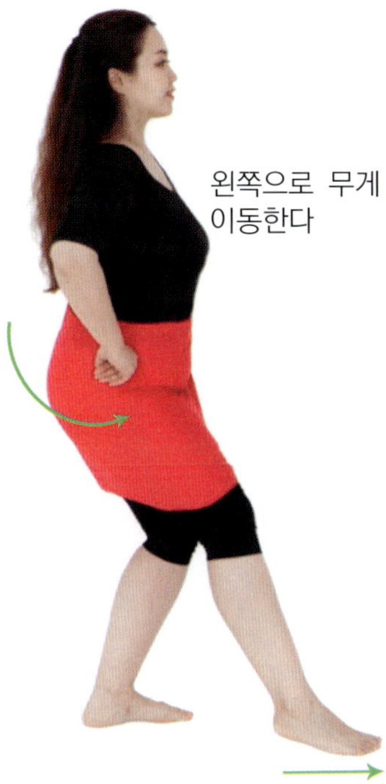

왼쪽으로 무게 중심을
이동한다

❹

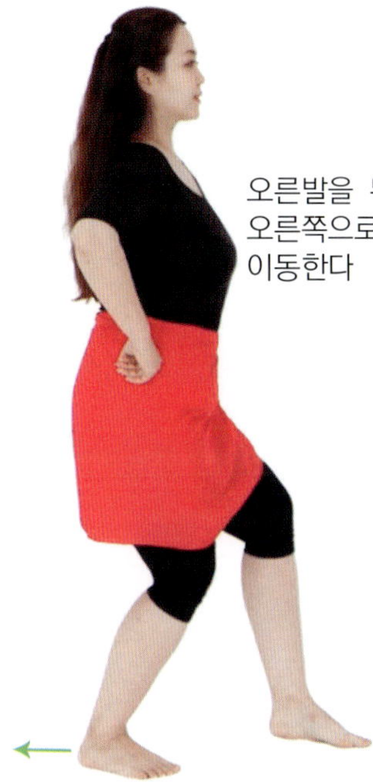

오른발을 뒤로 디디며
오른쪽으로 무게 중심을
이동한다

❺

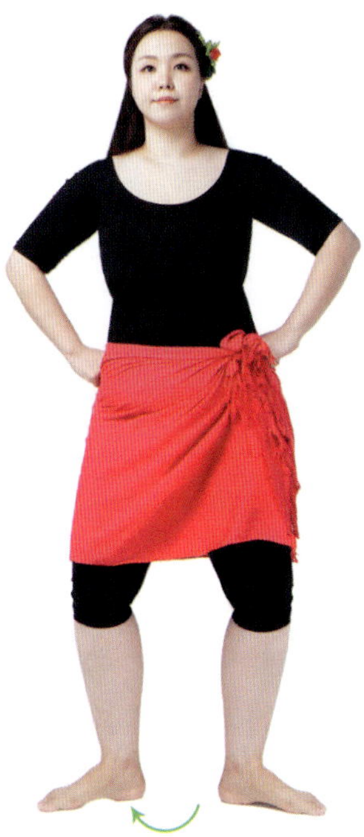

정면으로 돌며 반대 방향으로 한다.

❽

17 쿠이(ku'i)

오른발을 오른쪽으로 가면서 쿵쾅 소리를 내며 왼발 뒤꿈치를 오른발 무릎 가까이를 차는 듯한 동작을 네 번 반복한다.

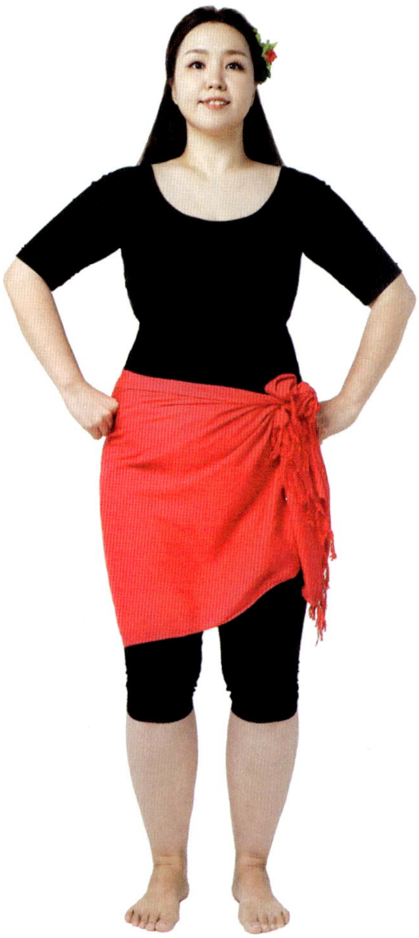

①

▲ 아이하아 기본자세

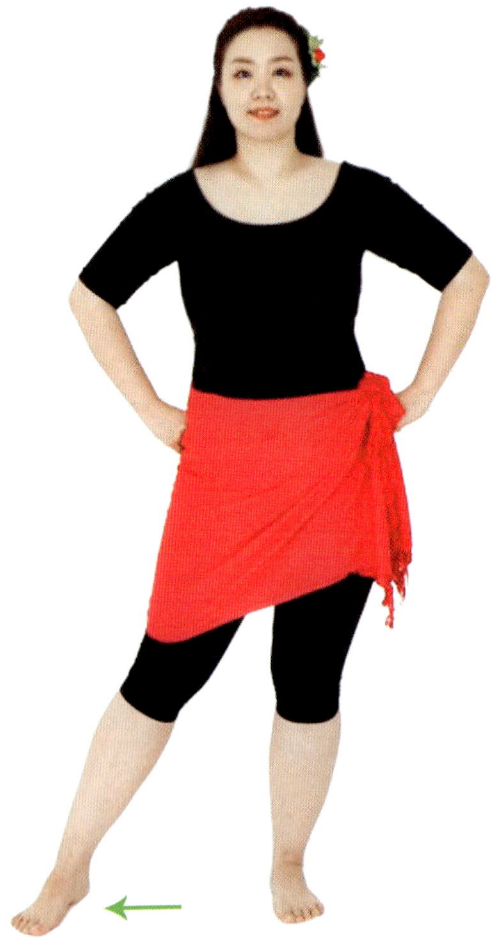

오른발을 오른쪽으로 이동하며

②

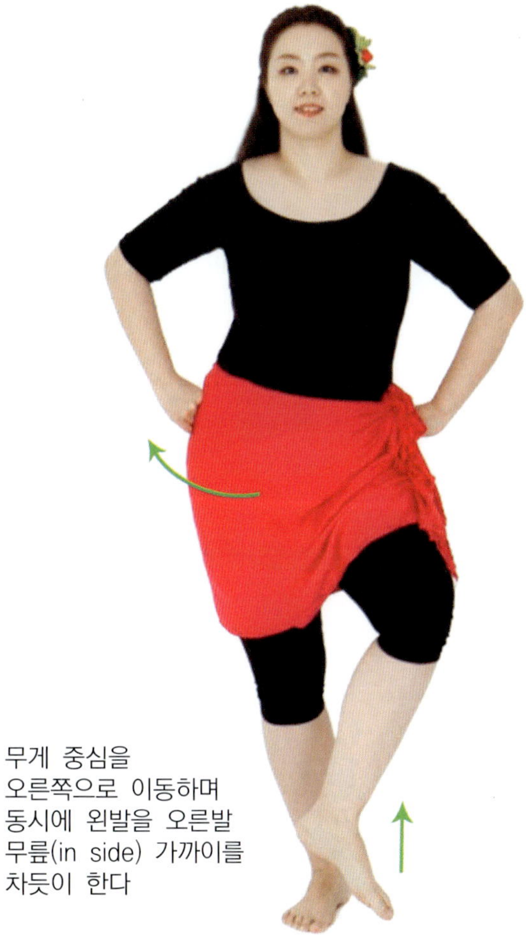

무게 중심을
오른쪽으로 이동하며
동시에 왼발을 오른발
무릎(in side) 가까이를
차듯이 한다

③

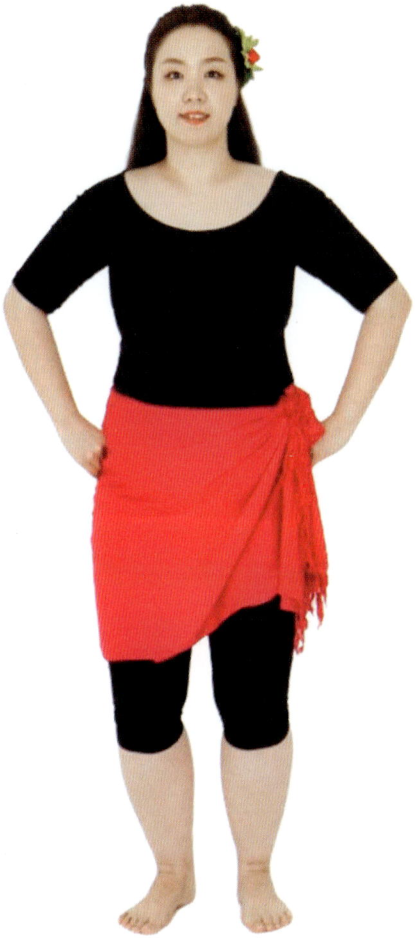

④

반대 방향도 같은 방법으로 한다.
오른발을 오른쪽으로 가면서 '쿵쾅' 소리를 내며 왼발을 왼쪽 밖(out side)으로 차는 듯한 쿠이 스텝도 있다.

18 카홀로 후키(Kāholo Huki)

아이하아 기본자세에서 몸을 오른쪽 90도로 돌려 오른발을 오른쪽으로 내딛는다. 오른발에 무게 중심을 두고 왼발을 앞으로 돌린다.

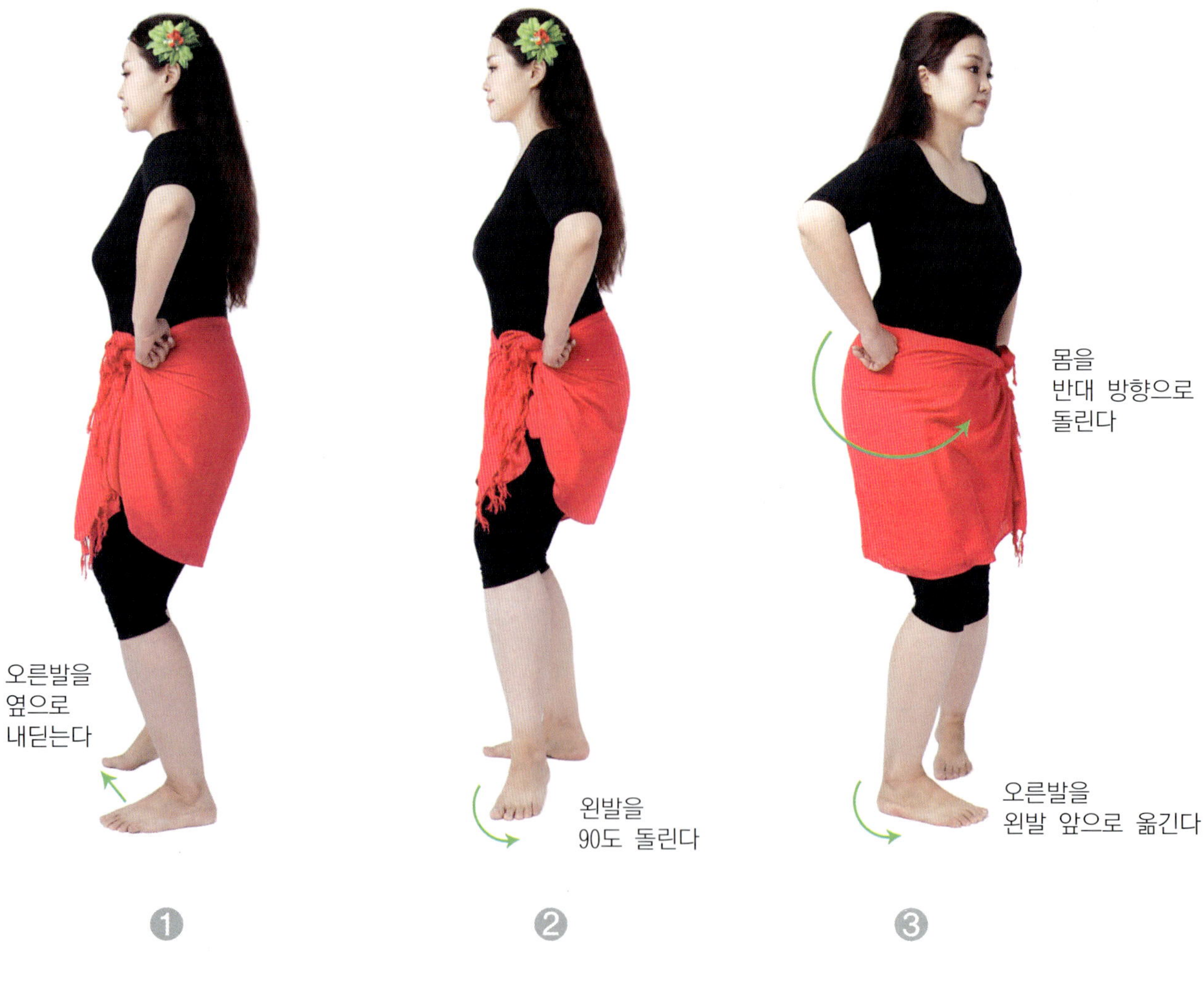
오른발을
옆으로
내딛는다
왼발을
90도 돌린다
몸을
반대 방향으로
돌린다
오른발을
왼발 앞으로 옮긴다
❶
❷
❸

오른발을 왼발 앞으로 이동하며 왼발을 들어 올린다. 반대 방향도 같은 방법으로 한다.

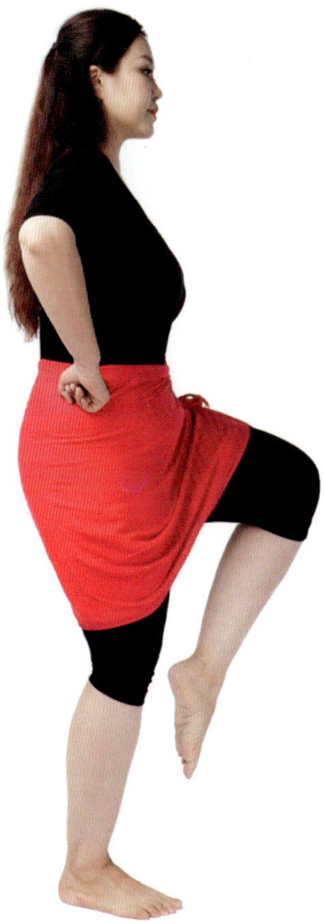

④

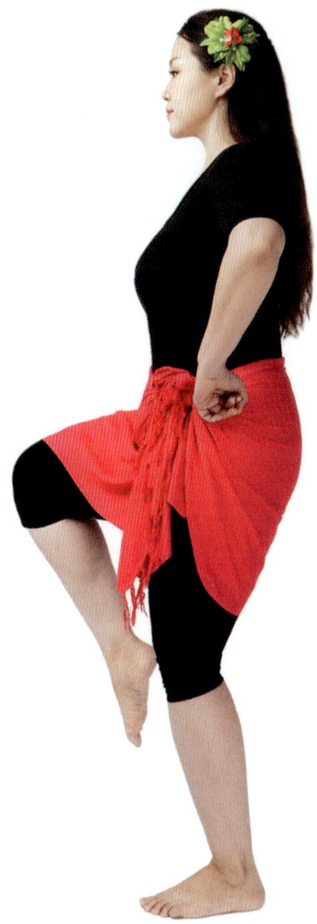

▲ ❶❷❸번 후 ❹번의 반대 방향

들어올리는 다리 높이는 할라우나 작품에 따라 다를 수 있다.

⑲ 네에 이 무아/이 호페(Ne'e i mua/i hope)

네에 이 무아는 기본자세에서 오른발을 사선 앞으로 뻗고 왼발을 당겨 붙이고 왼발을 사선 앞으로 뻗고 오른발을 당긴다.

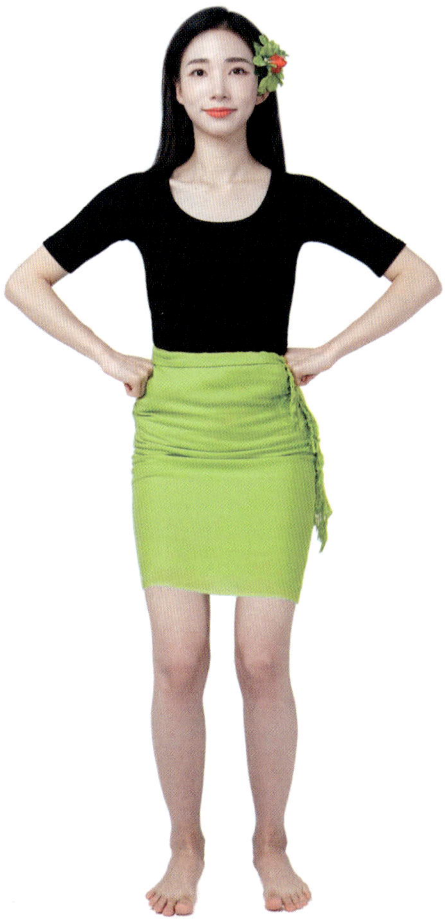

①

▲ 아이하아 기본자세

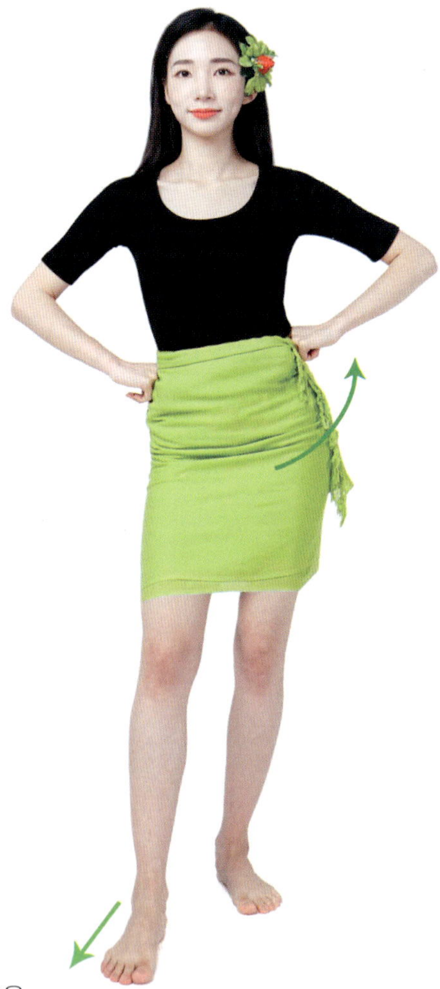

②

네에 이 호페는 기본자세에서 오른발을 사선 뒤로 뻗고 왼발을 붙이고 왼발을 사선 뒤로 뻗고 오른발을 붙인다.

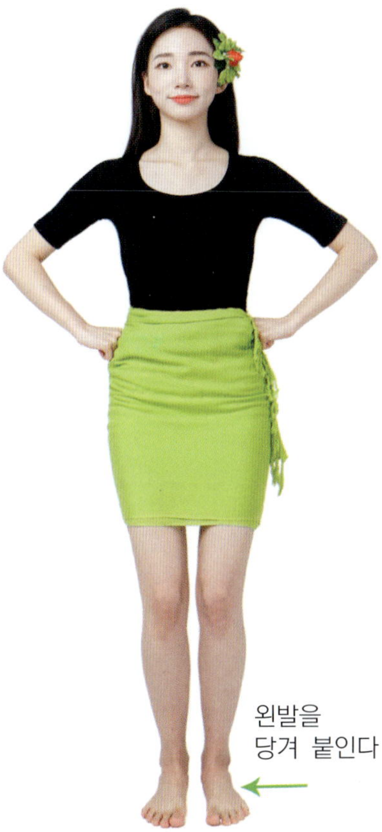
왼발을
당겨 붙인다

③

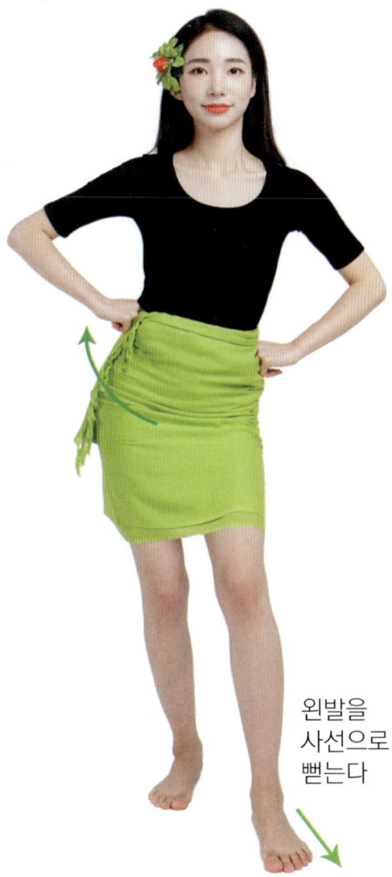
왼발을
사선으로
뻗는다

④

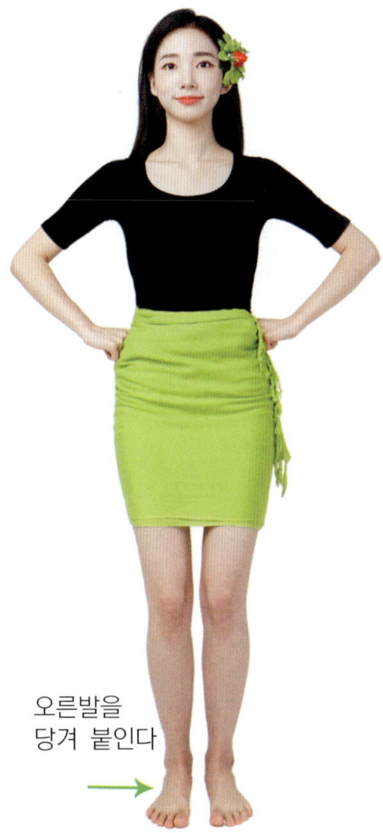
오른발을
당겨 붙인다

⑤

20 카홀로 이 무아/이 호페(Kāholo i mua/i hope)

카홀로 이 무아는 카홀로 스텝 4박자에 맞춰 앞으로 이동한다.

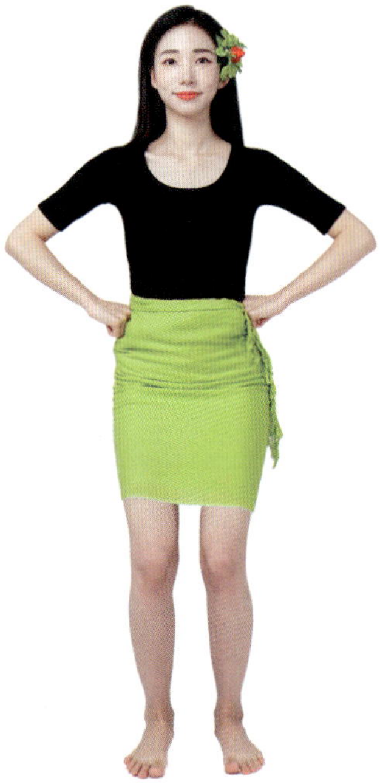

1

오른발을 앞으로
내딛는다

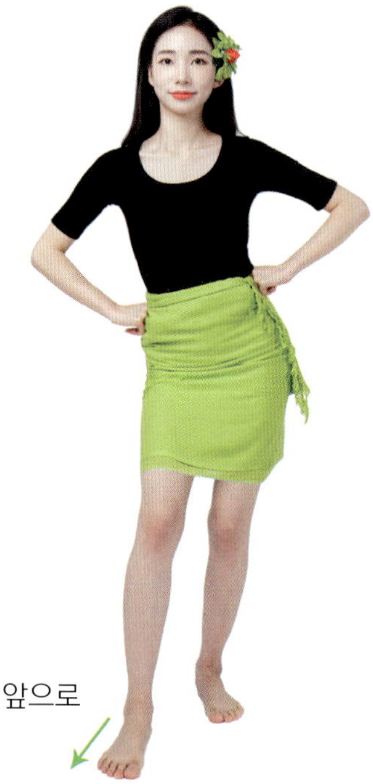

2

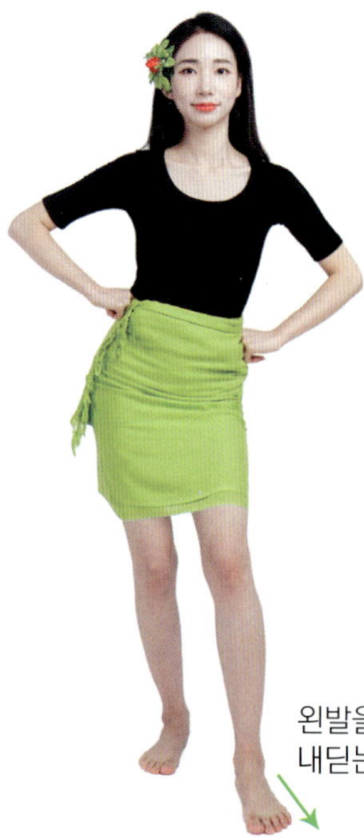

왼발을 앞으로
내딛는다

6

오른발을
당겨 붙인다

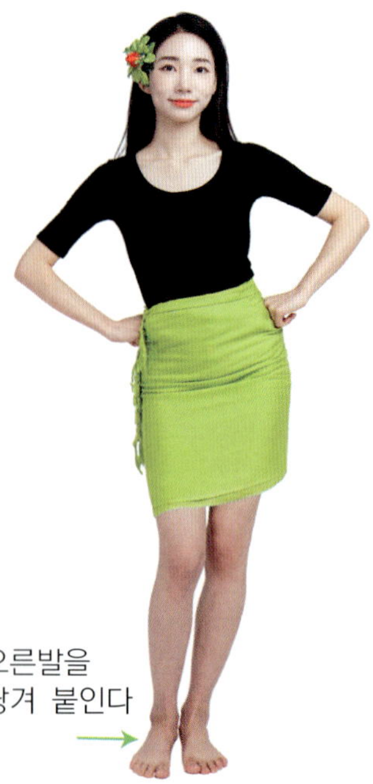

7

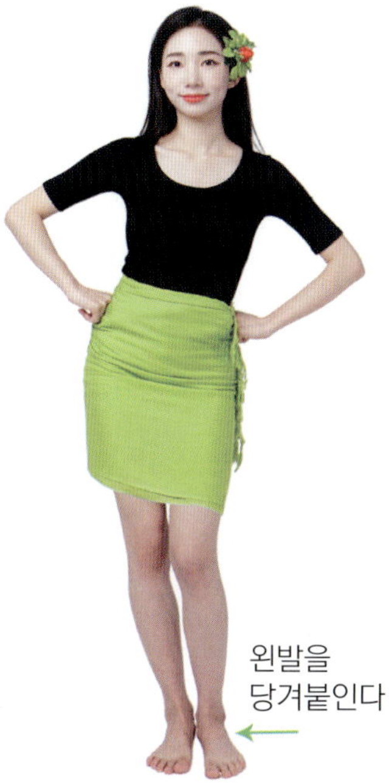
왼발을
당겨붙인다

③

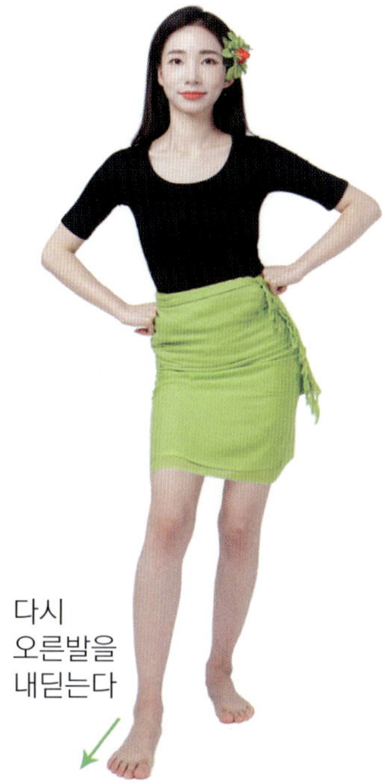
다시
오른발을
내딛는다

④

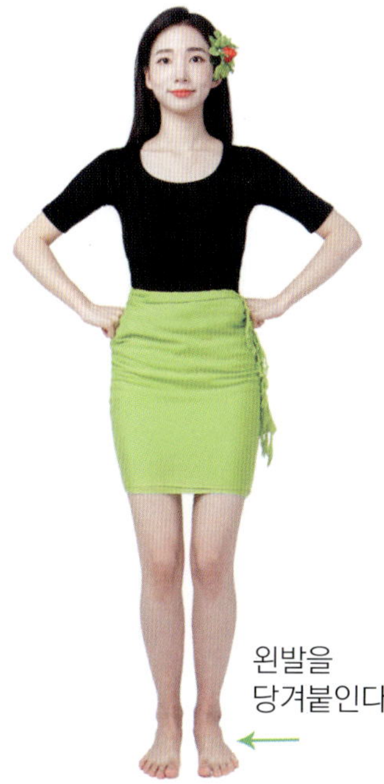
왼발을
당겨붙인다

⑤

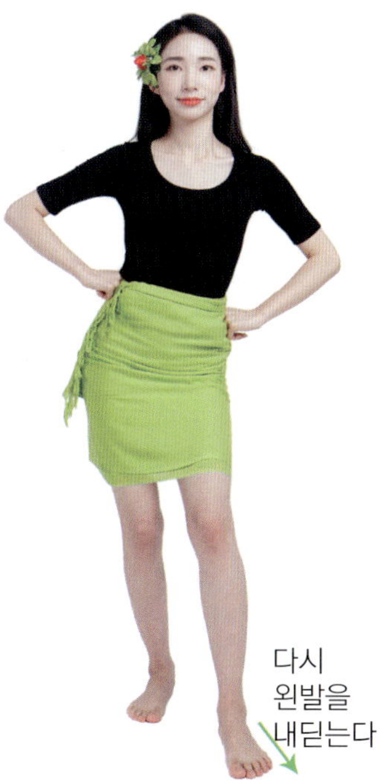
다시
왼발을
내딛는다

⑧

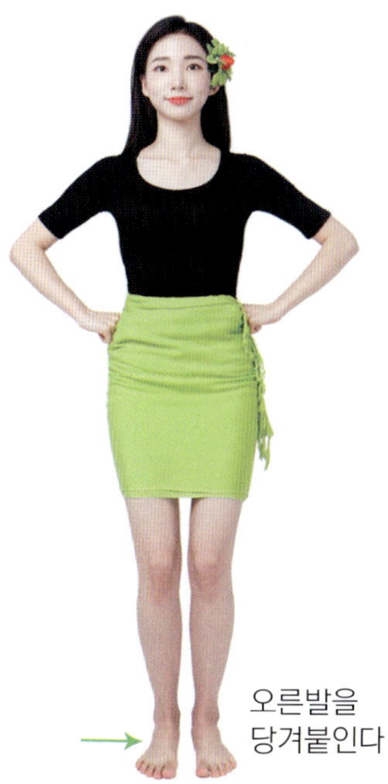
오른발을
당겨붙인다

⑨

카홀로 이 호페는 카홀로 스텝 4박자에 맞춰 뒤로 이동한다.

2

핸드모션

Hand motion

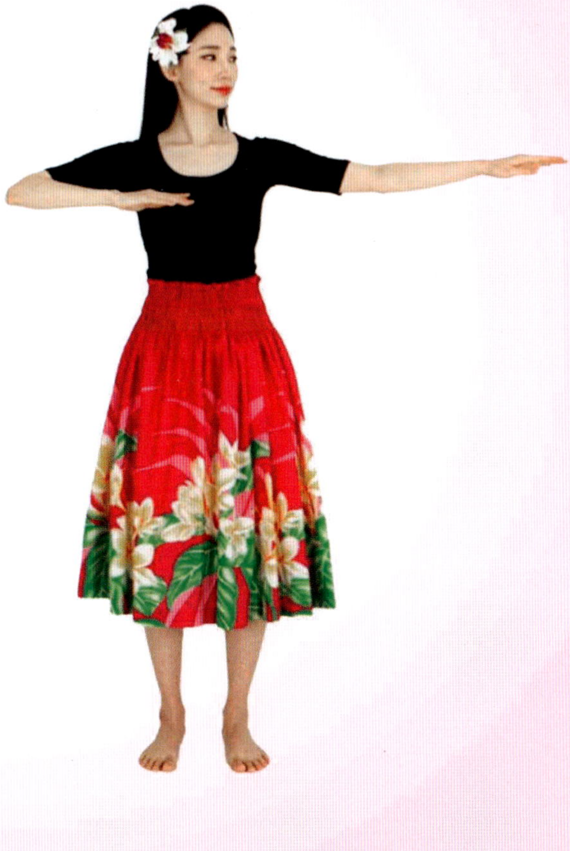

1 기본 핸드모션과 팔 위치 명칭

(1) 우마우마(Umauma)

핸드모션의 기본동작은 어깨 힘을 빼고 손바닥을 아래로 향하여 양손을 가슴에 모아 바닥과 평행이 되게 하는 것이다. 이때 가슴과 손 사이는 주먹 하나가 들어갈 만큼 띄운다.

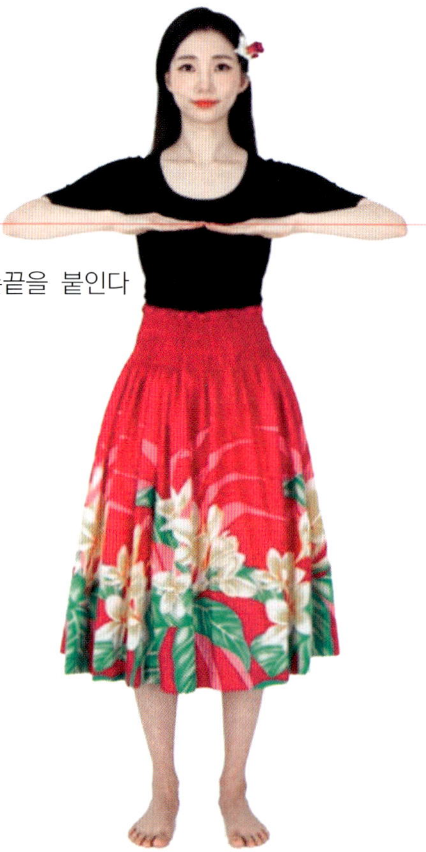
손끝을 붙인다

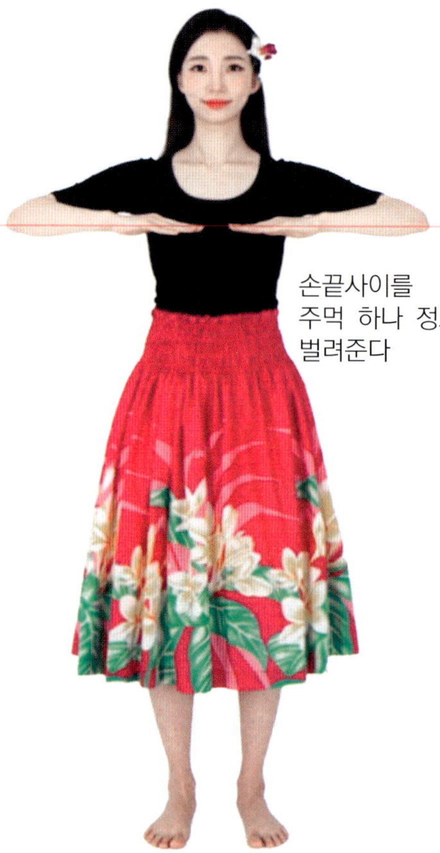
팔의 위치
손끝사이를
주먹 하나 정도
벌려준다

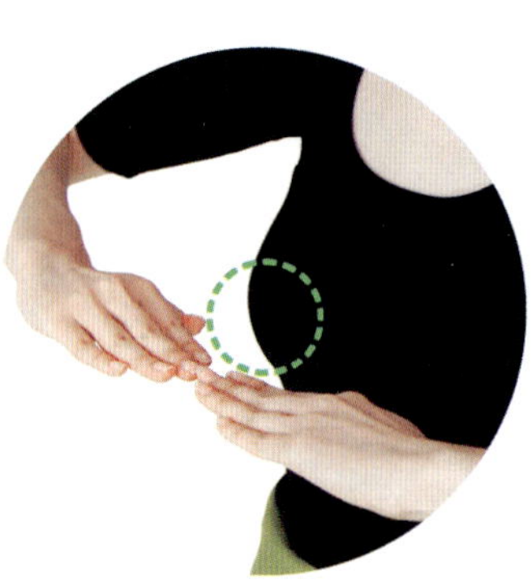
가슴과 손 사이는
주먹 하나만큼
띄운다

▲ 손끝 붙임

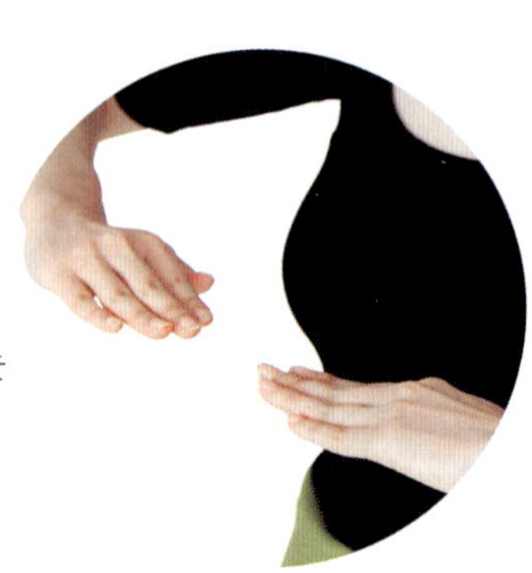

▲ 손끝사이 벌림

* 주의할 점
양손 끝과 팔꿈치가 올라가거나 내려가지 않도록 주의한다.

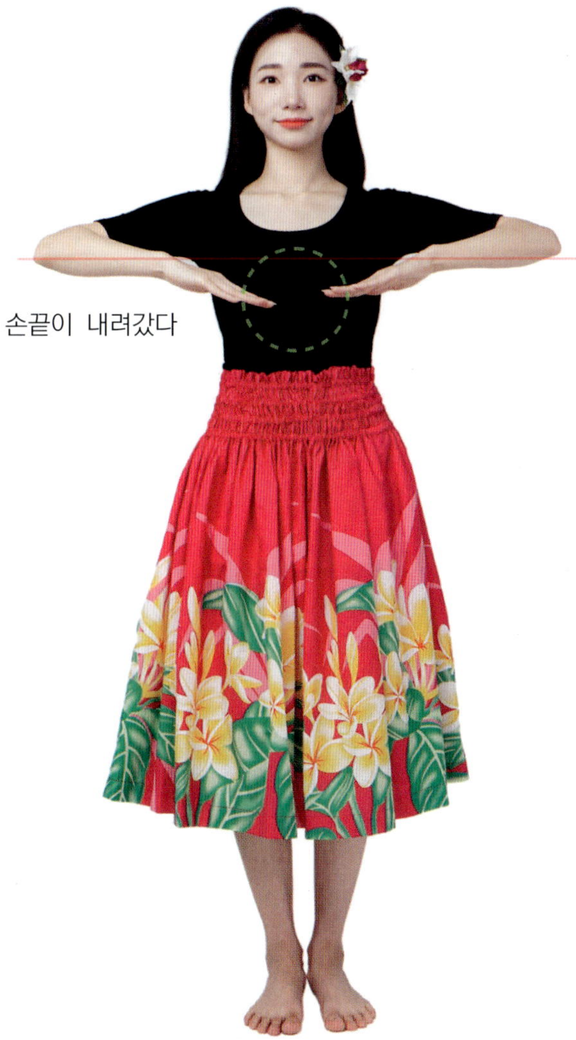

▲ 팔꿈치를 들어올린 모션

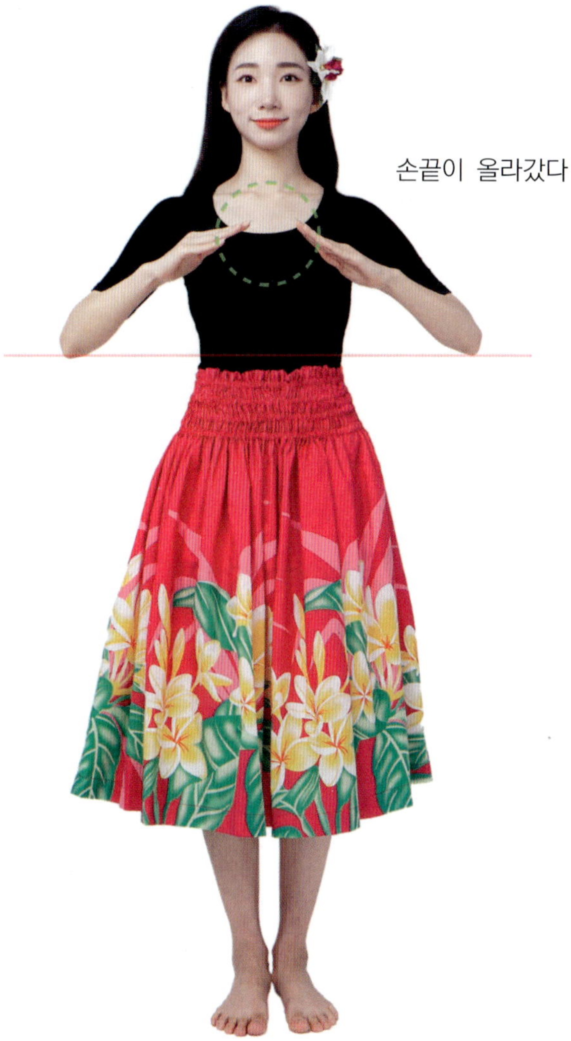

▲ 팔꿈치를 내린 모션

(2) 아카우('Akau)

왼팔 팔꿈치를 구부려 가슴 앞에 놓고 손바닥은 아래로 향하도록 하고 오른팔은 오른쪽으로 뻗는다. 이때 양손은 바닥과 평행해야 하며 왼손은 가슴 중앙을 넘지 않도록 주의한다.
카훌로 스텝의 오른쪽 방향 기본 핸드모션이다.

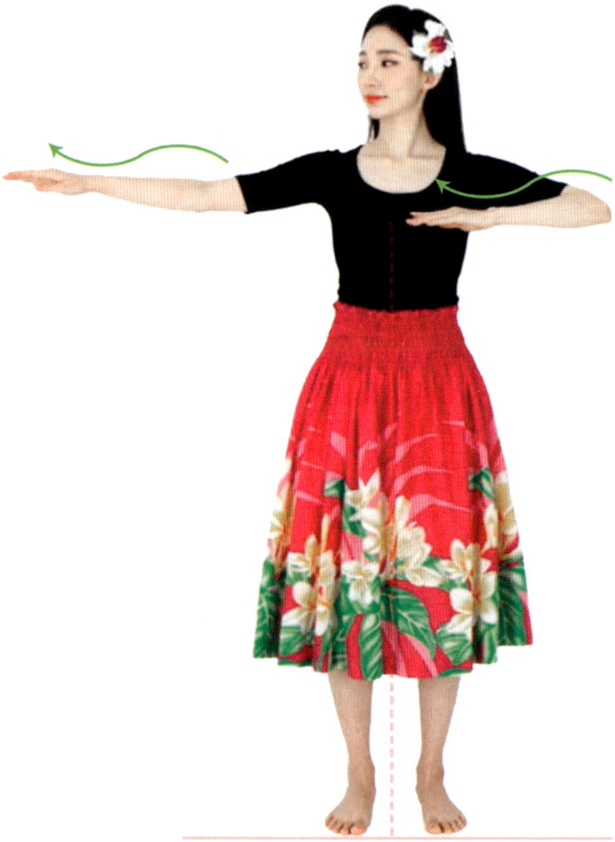

*아카우 웨이브
손목을 위아래로 움직여서 손끝까지 부드럽게 웨이브하는 동작이다.

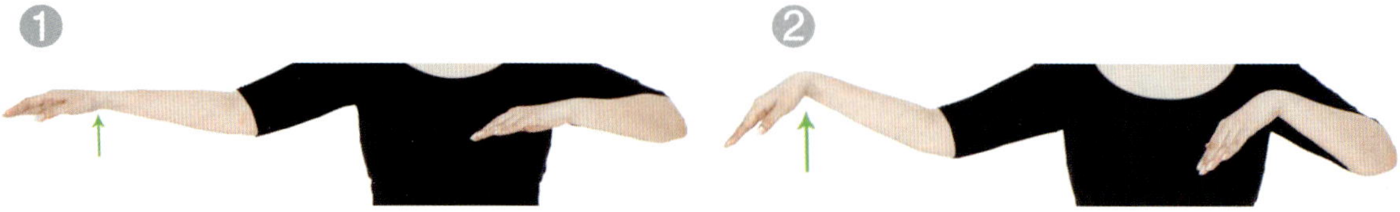

▲ 팔 위치

(3) 헤마(Hema)

오른팔 팔꿈치를 구부려 가슴 앞에 놓고 손바닥은 아래로 향하도록 하고 왼팔은 왼쪽으로 뻗는다. 이때 양손은 바닥과 평행해야 하며 오른손은 가슴 중앙을 넘지 않도록 주의한다. 카홀로 스텝의 왼쪽 방향 기본 핸드모션이다.

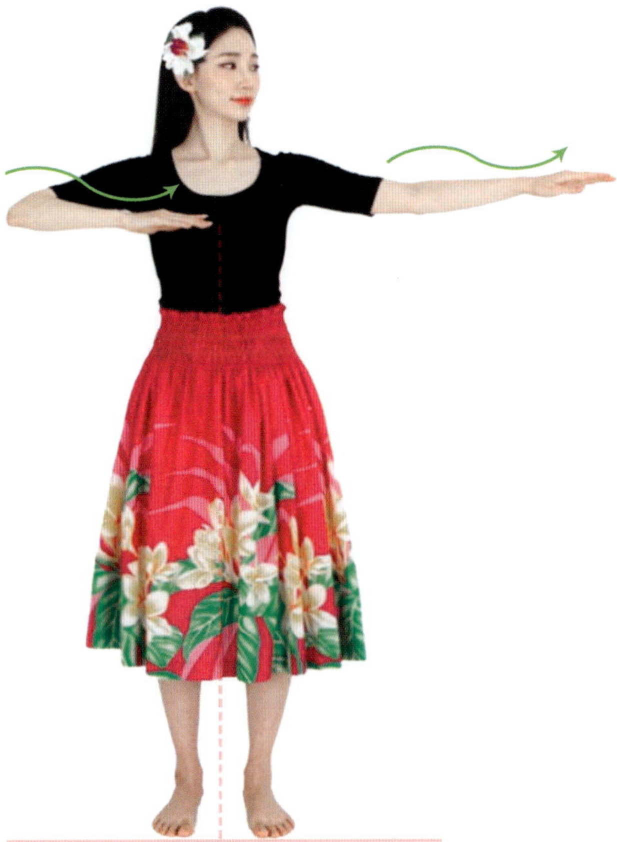

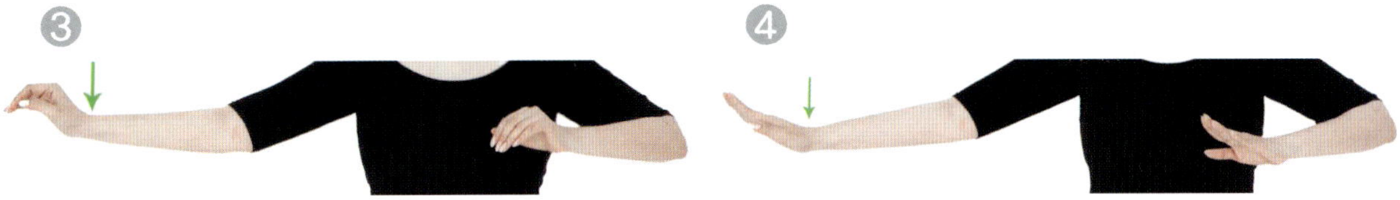

▲ 팔 위치

(4) 아쿠아(Akua)

어깨와 팔꿈치의 힘을 빼고 양손을 위로 향하여 펼친다.

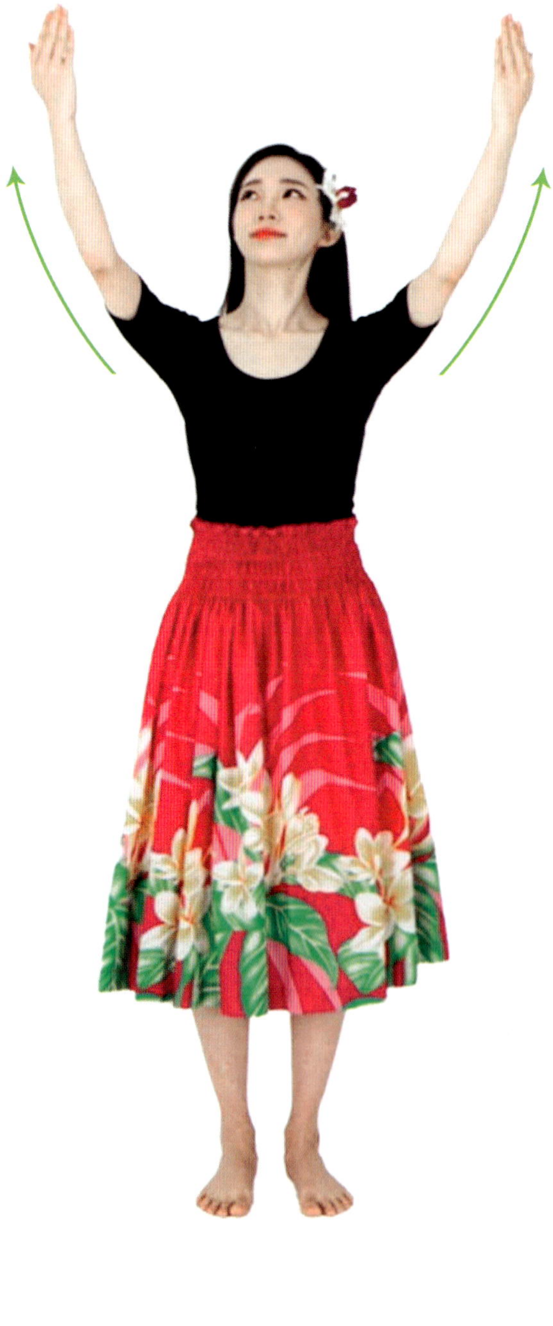

(5) 알로(Alo)

손바닥을 펴서 아래로 향하도록 하여 양팔을 정면으로 뻗어 모은다. 어깨와 팔꿈치에 힘이 들어가지 않도록 주의한다.

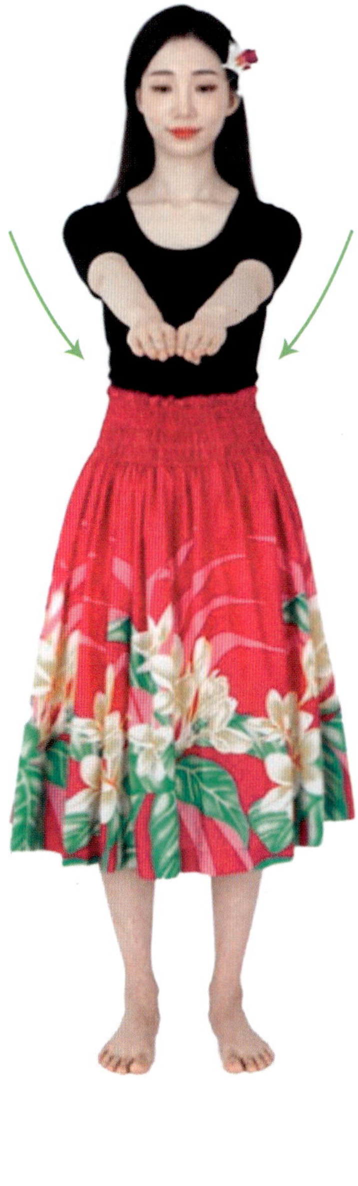

2 하와이어 핸드모션

(1) 꽃(Pua)

손바닥을 아래로 비스듬히 향하여 양손을 오른쪽에 놓는다.
같은 높이를 유지하며 손바닥을 돌려 손끝이 위로 곧게 모아 꽃봉오리를 표현한다.

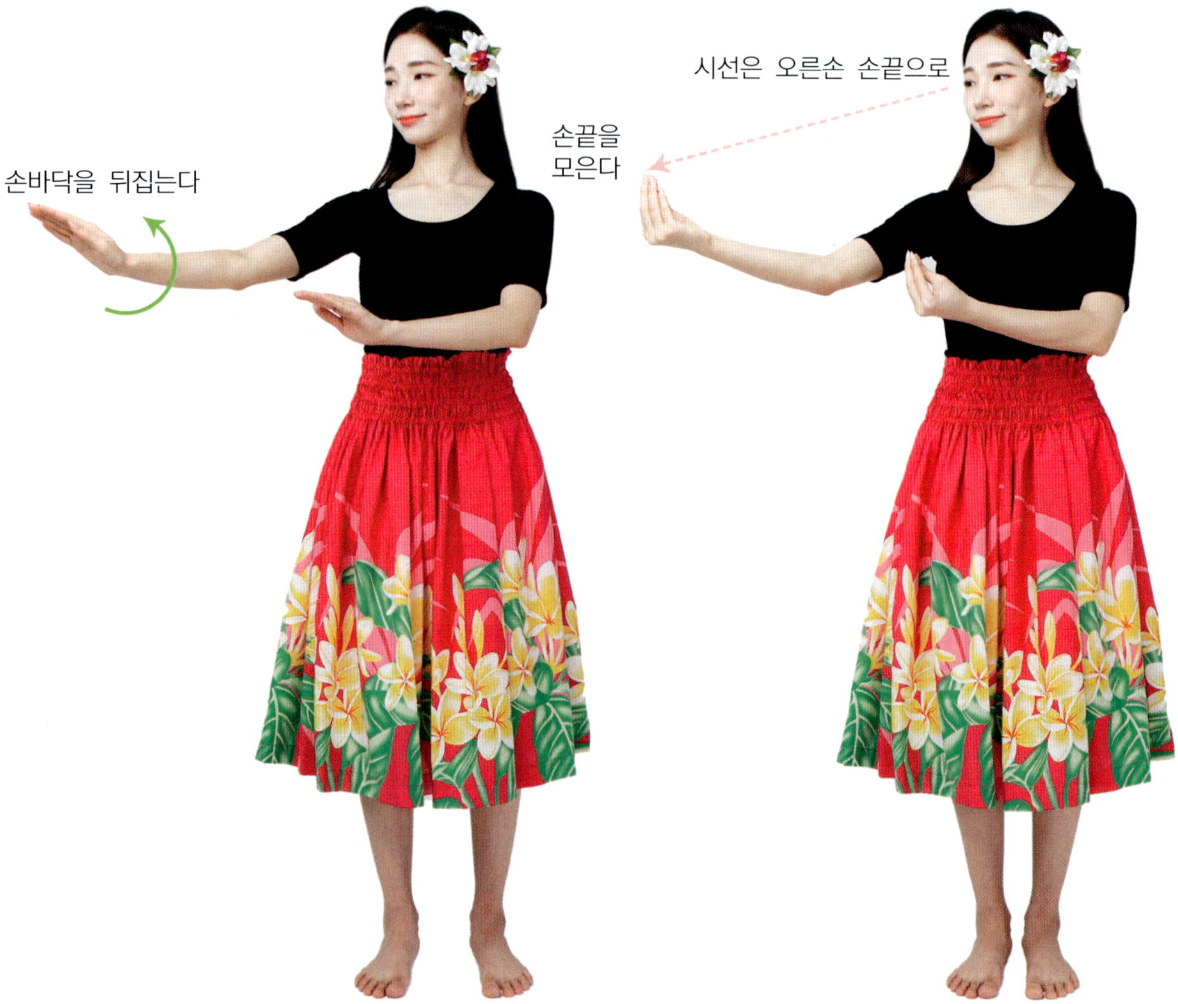
손바닥을 뒤집는다
손끝을
모은다
시선은 오른손 손끝으로

(2) **나무**(Lāʻau)

왼손 손바닥을 아래로 향해 가슴 앞에 놓고
수직으로 세운 오른손 팔꿈치를
왼손 손등 위에 올린다.

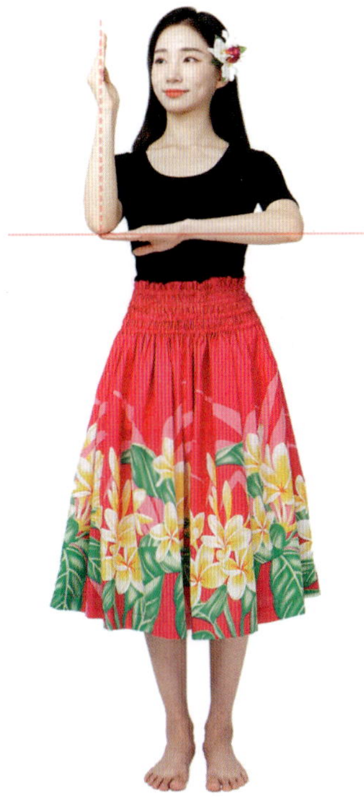

❶

손을 좌우로 부드럽게 흔들며 바람에 흔들리는
나무를 표현한다.

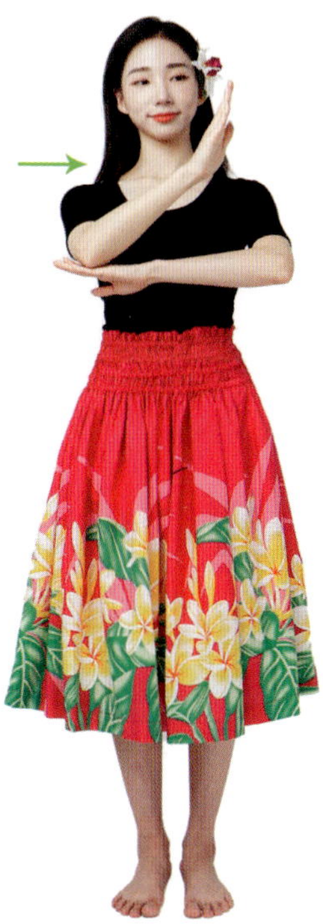

❷

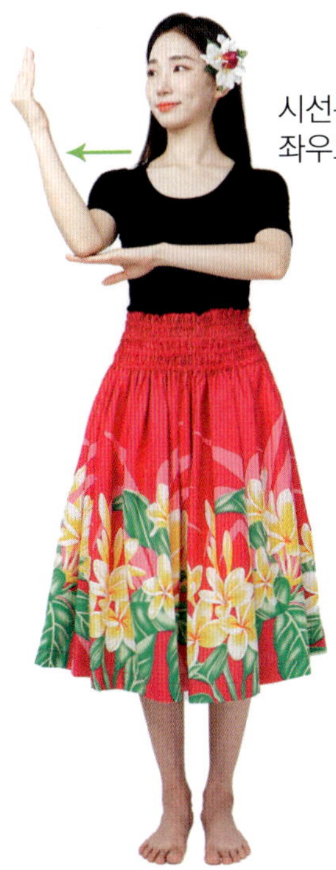

시선은 손끝을 따라
좌우로 움직인다

❸

(3) 바람(Makani)

한쪽 팔을 높은 위치에 사선으로 뻗고 다른 한 팔은 머리 위에 원을 그리며 바람이 부는 듯이 움직인다.

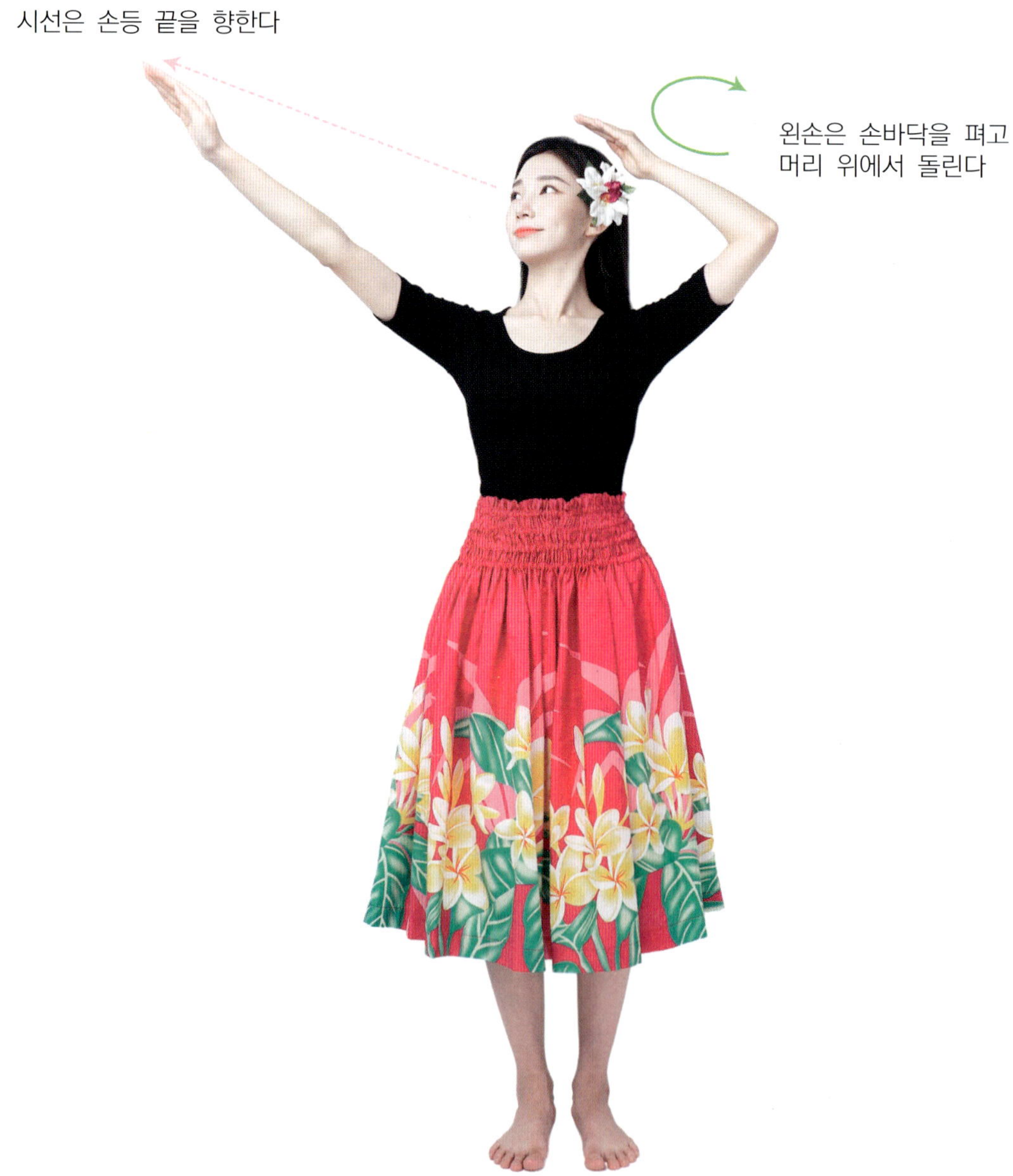
시선은 손등 끝을 향한다
왼손은 손바닥을 펴고
머리 위에서 돌린다

(4) 구름(ʻŌpua)

머리보다 높게 양손을 오른쪽 사선으로 올리고 오른손을 위로 왼손을 아래에 놓는다.
팔의 높이를 유지하며 중앙으로 이동하면서 손을 돌리며 위치를 반대로 바꿔준다.
왼쪽 사선으로 이동하며 손의 위치를 반대로 바꿔주며 하늘에 떠 있는 구름을 표현한다.
몸의 상체를 오른쪽에서 중앙으로 이어서 왼쪽으로 틀어준다.

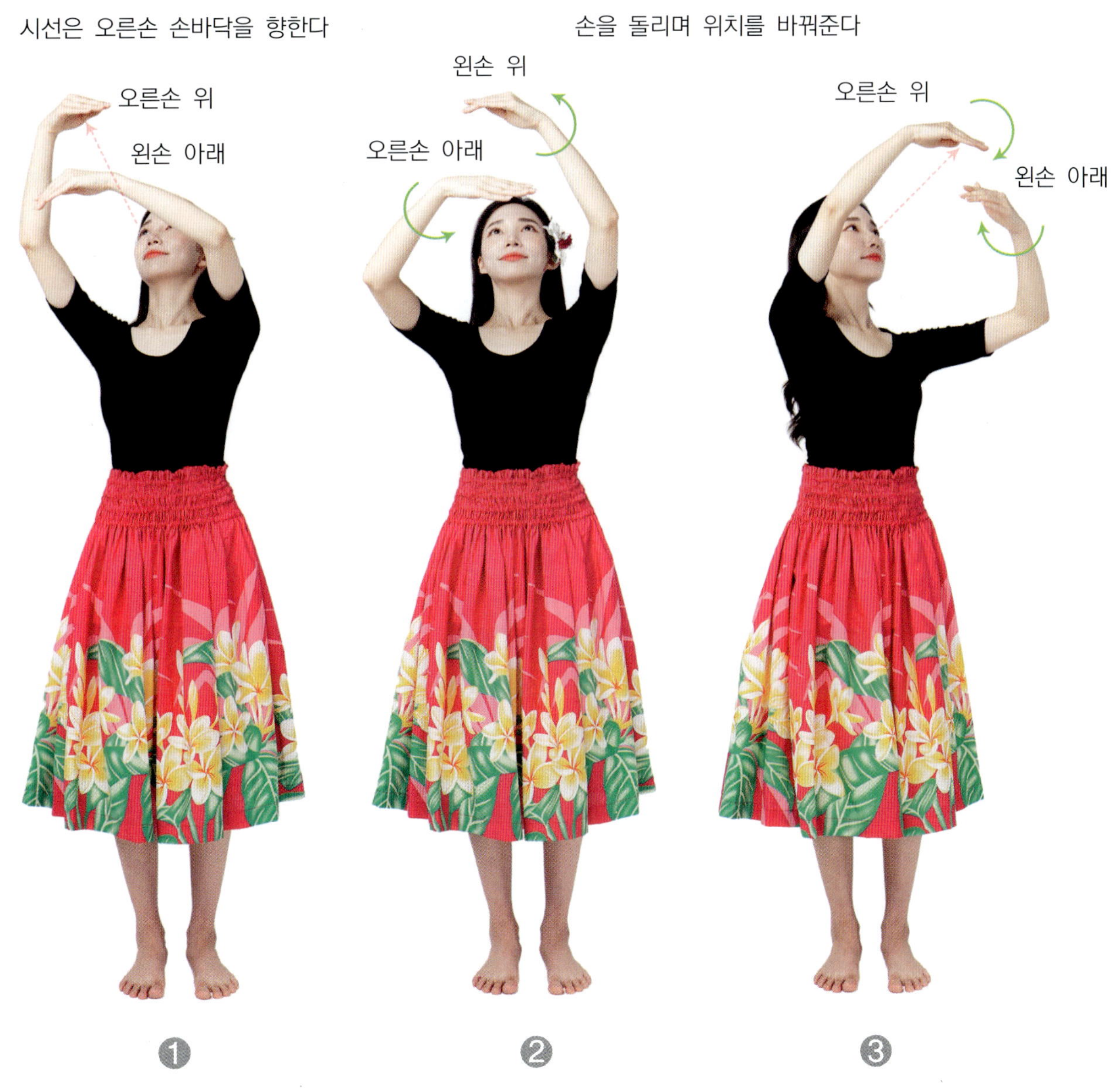

(5) **바다**(Kai), **파도**(Nalu)

양팔과 양손을 위 아래로 부드럽게 흔들며 물결이 찰랑찰랑 움직이는 모습을 표현한다.
팔의 간격과 높이를 유지하며 중앙으로 이동하면서 손을 위아래로 부드럽게 반대로 바꿔준다.

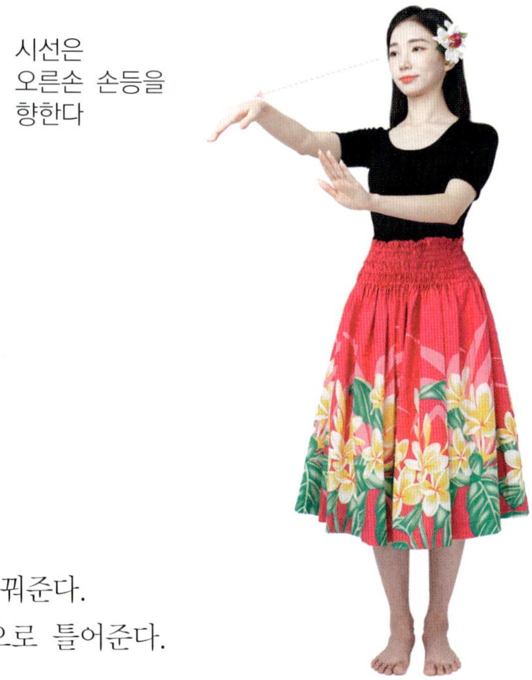

손을 굽혔다 펴기를 반복하며 위아래 위치를 바꿔준다.
몸의 상체를 오른쪽에서 중앙으로 이어서 왼쪽으로 틀어준다.

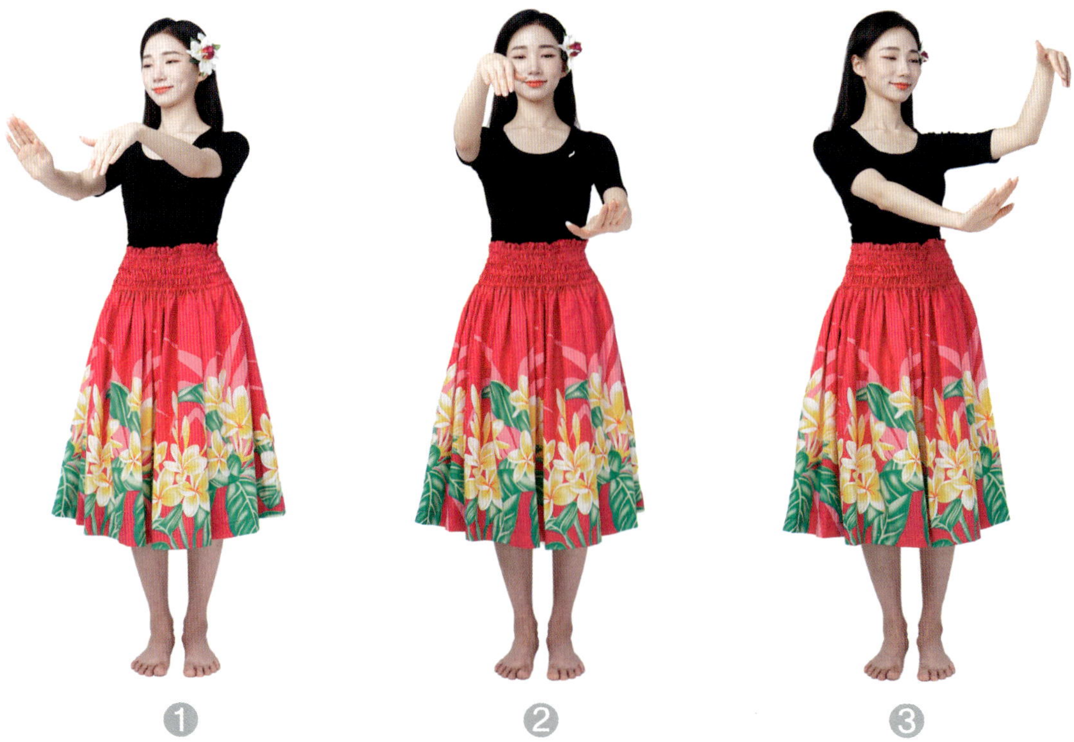

(6) 비(Ua), 안개(Noe)

양팔을 위로 높이 올려 손바닥을 앞으로 향하도록 하여 어깨너비로 벌린다.

양팔의 폭과 양손바닥의 방향을 일정하게 유지하며 손가락을 앞뒤로 잘게 흔들며 가슴 아래까지 내린다.
부드럽게 내리는 비와 안개를 표현한다.

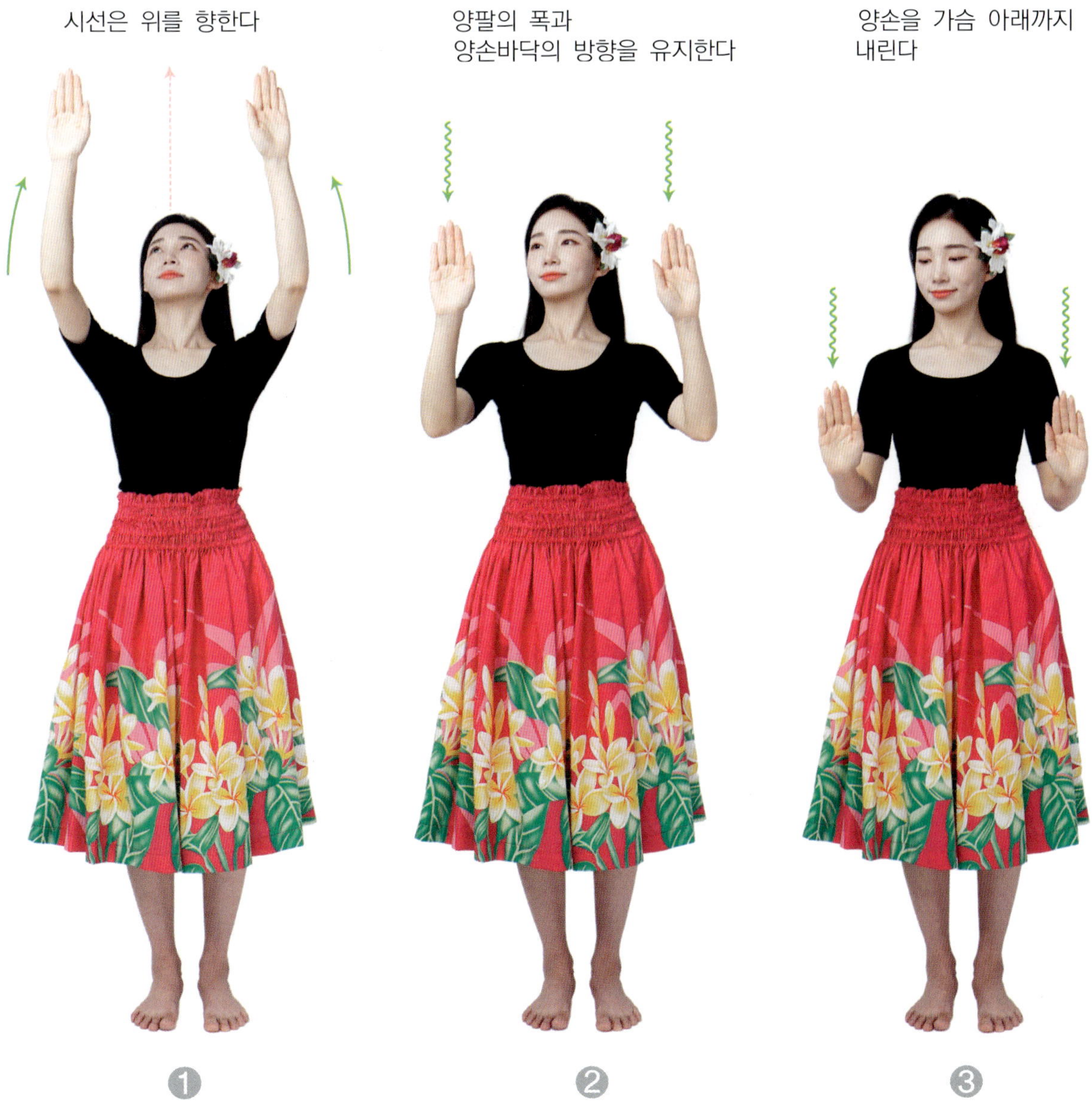
시선은 위를 향한다
양팔의 폭과
양손바닥의 방향을 유지한다
양손을 가슴 아래까지
내린다
1
2
3

* 비, 안개 다른 표현

양팔의 폭과 양손바닥의 방향을 유지하며 손가락을 앞뒤로 잘게 흔들며 S자 모양을 그리며 가슴 아래까지 내린다.

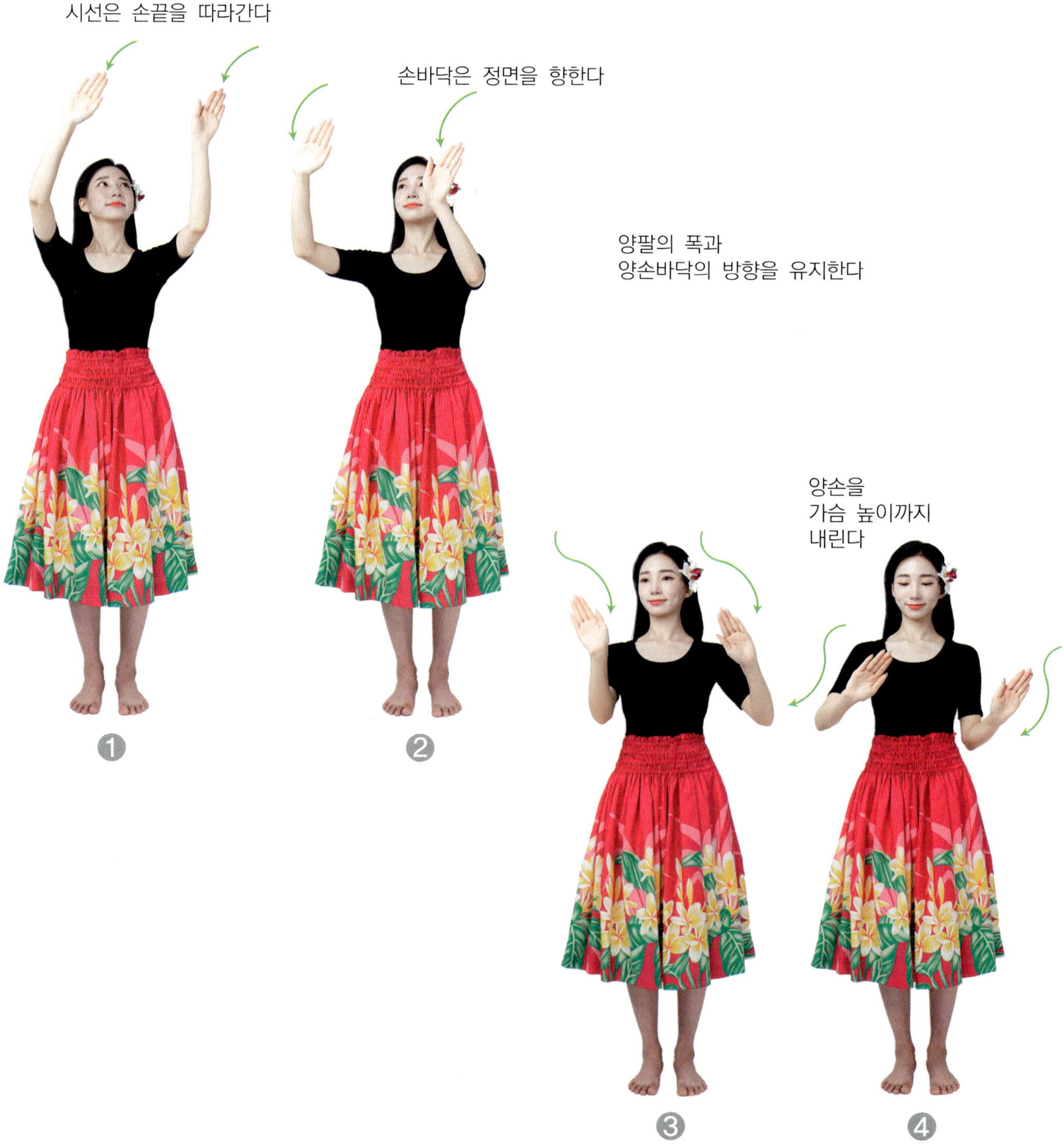
시선은 손끝을 따라간다
손바닥은 정면을 향한다
양팔의 폭과
양손바닥의 방향을 유지한다
양손을
가슴 높이까지
내린다
1
2
3
4

(7) 땅, 대지('Āina)

오른팔을 위로 들어올리고 왼팔은 앞으로 뻗는다.
같은 높이를 유지하며 양손의 손바닥을 반대로 돌린다.
손 방향을 유지하며 왼팔을 왼쪽 방향으로 이동시킨다.

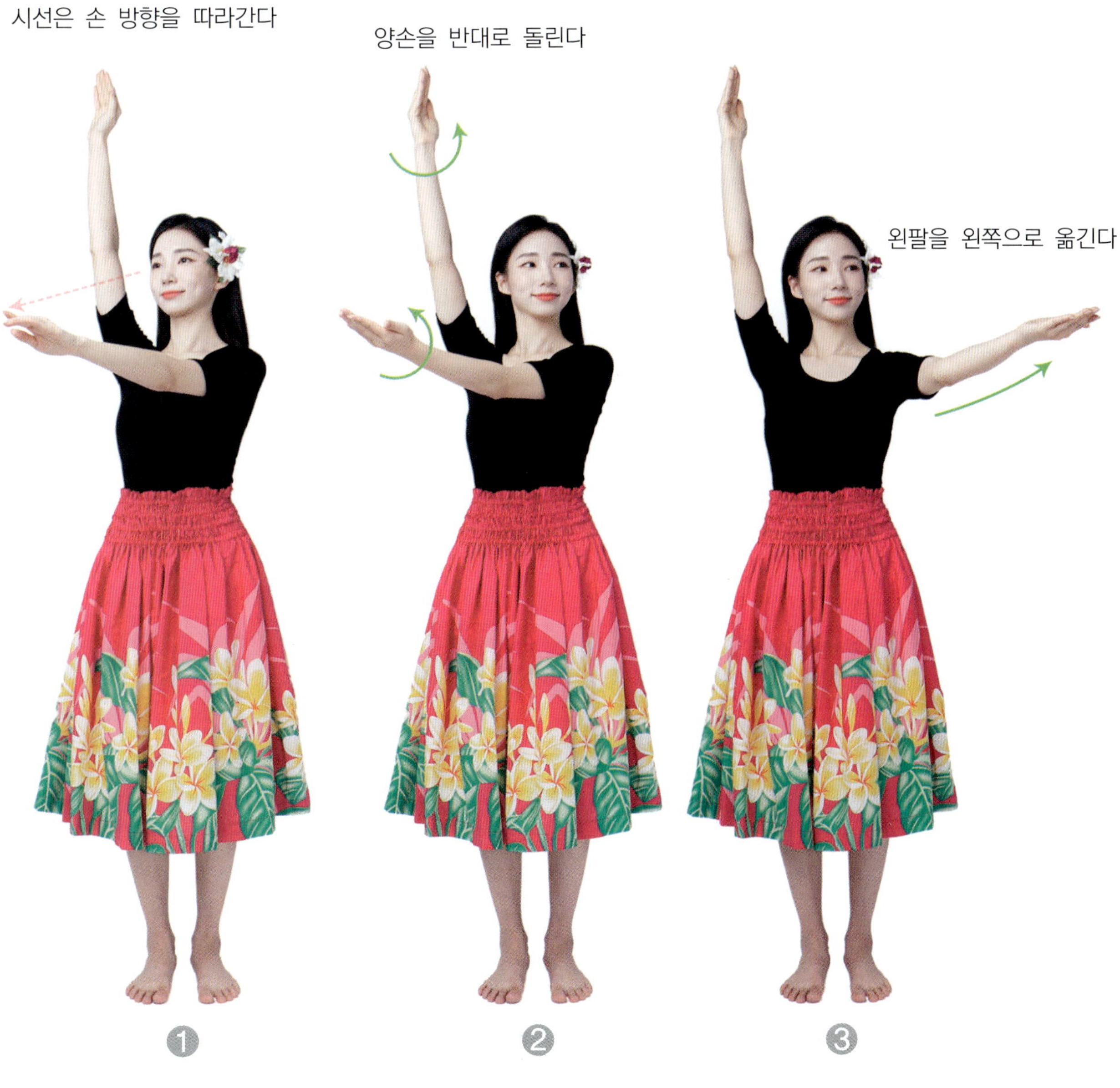
시선은 손 방향을 따라간다
양손을 반대로 돌린다
왼팔을 왼쪽으로 옮긴다
1
2
3

* 땅, 대지(ʻĀina) 다른 표현 ①

양손을 오른쪽 아래 사선으로 모아준다.
이때 손바닥은 아래로 향하여 바닥과 평행이 되도록 한다.
왼손을 왼쪽 방향으로 펼친다.

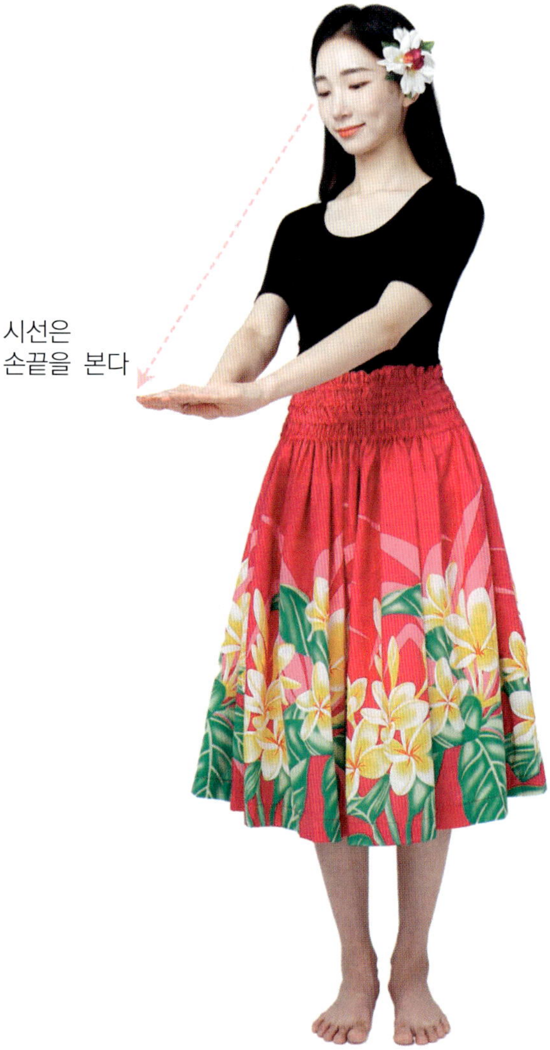
시선은
손끝을 본다

❶

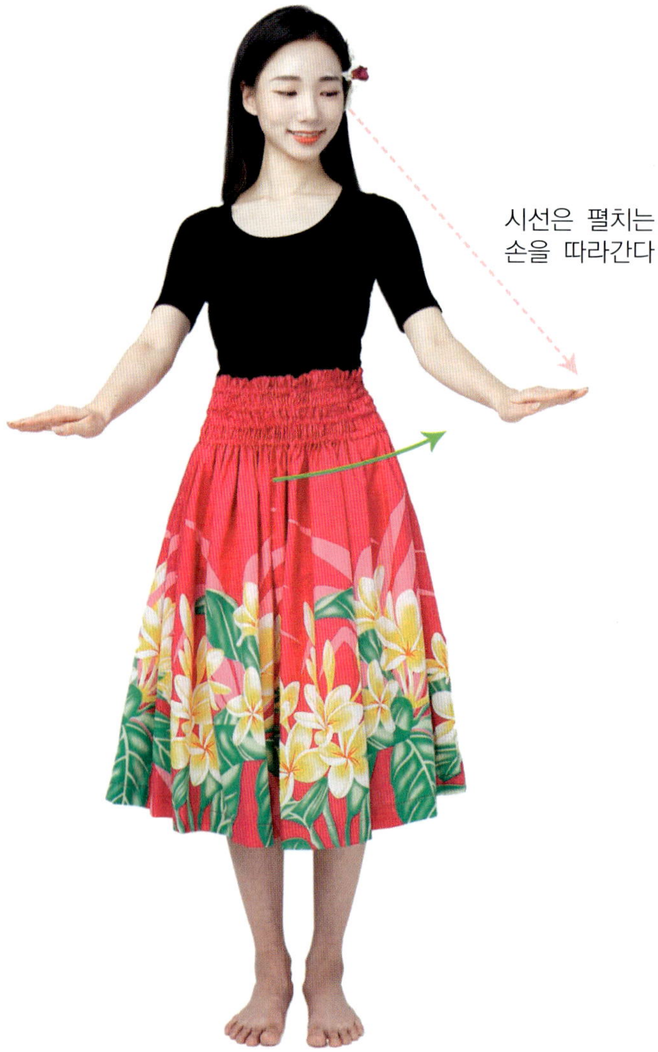
시선은 펼치는
손을 따라간다

❷

* 땅, 대지('Āina) 다른 표현 ②

양손을 중앙 아래로 모아준다.
이때 손바닥은 아래로 향하여 바닥과 평행이 되도록 한다.
양손을 양쪽 방향으로 펼친다.

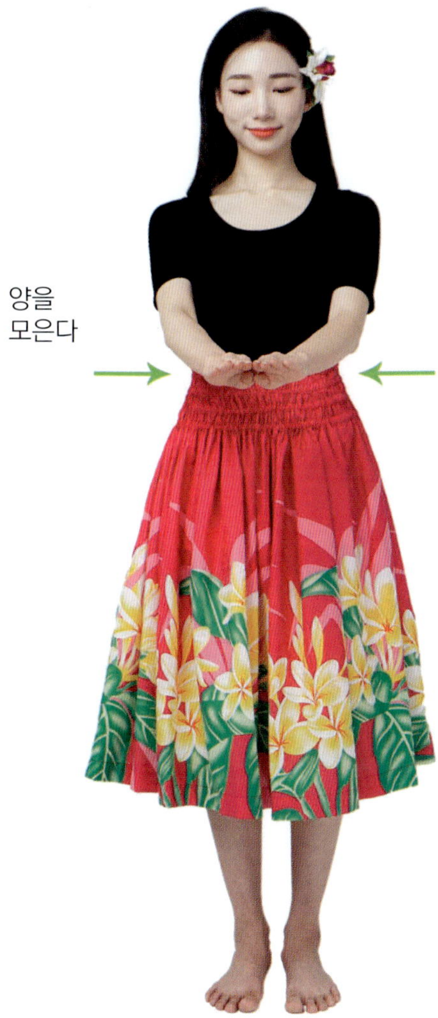
양을
모은다

❶

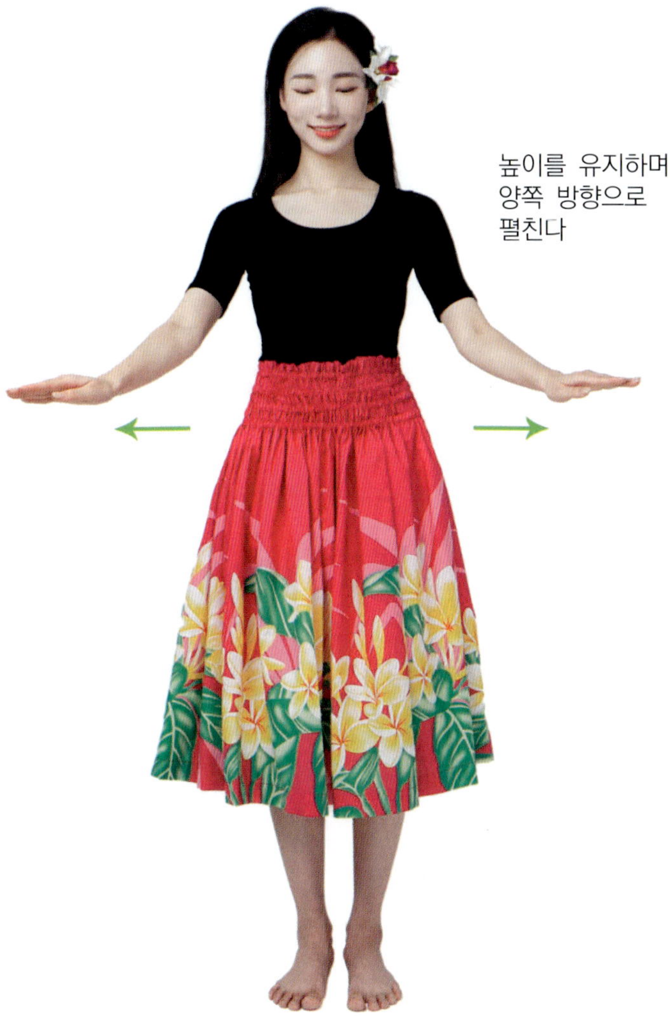
높이를 유지하며
양쪽 방향으로
펼친다

❷

(8) 해(Lā), 달(Mahina)

손바닥이 아래로 향하여 양손을 중앙 아래에 모은다.

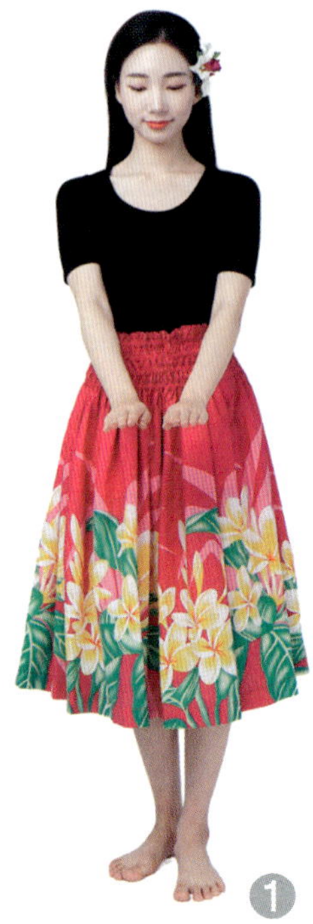

❶

양손을 옆으로 펼치며 이마 앞 사선 위까지 둥글게 그린다.
이때 양손은 눈으로 확인할 수 있는 높이까지 올린다.
손가락을 모두 모으거나 엄지를 제외한 네 손가락만 모아
해와 달의 둥근 모양을 표현한다.

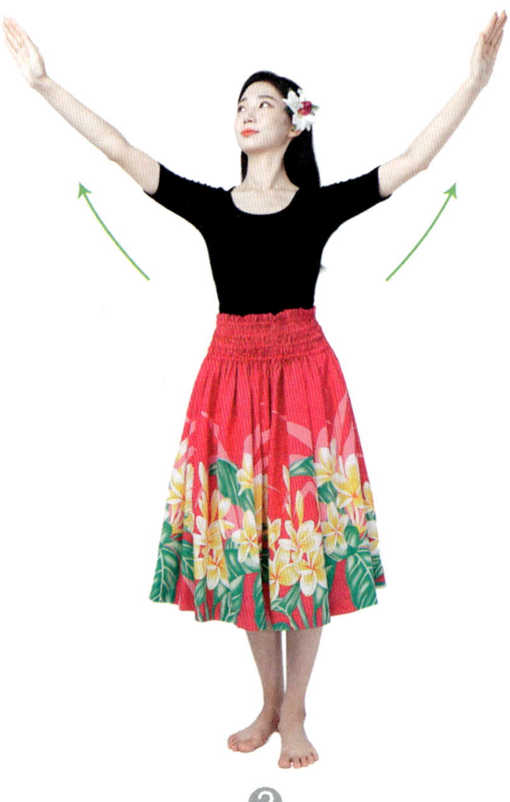

❷

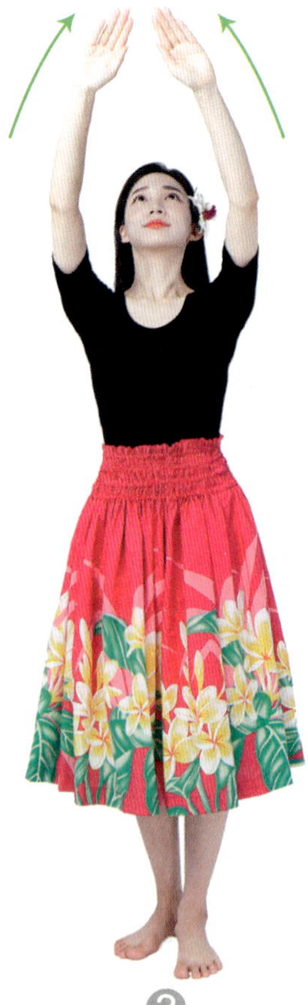

❸

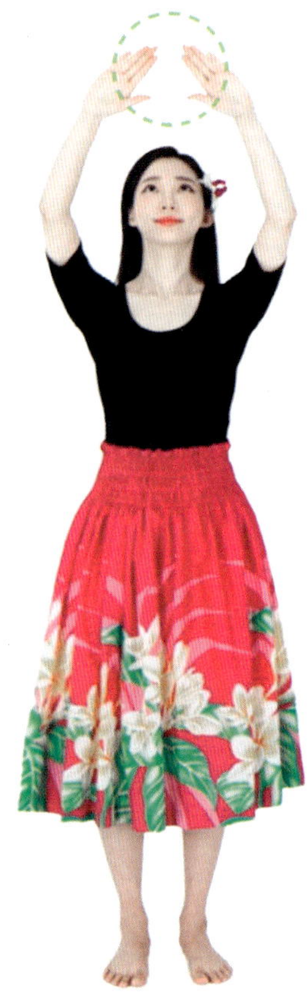

(9) 사랑(Aloha)

사랑의 마음을 담아
양팔을 가슴 위에
교차시키며
시선은 사선
아래를 본다.

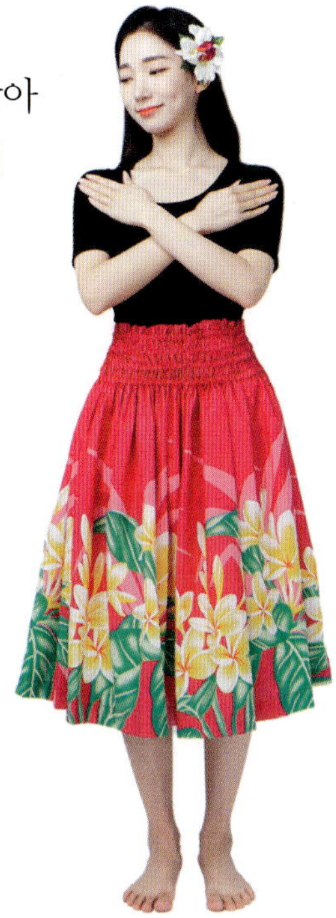

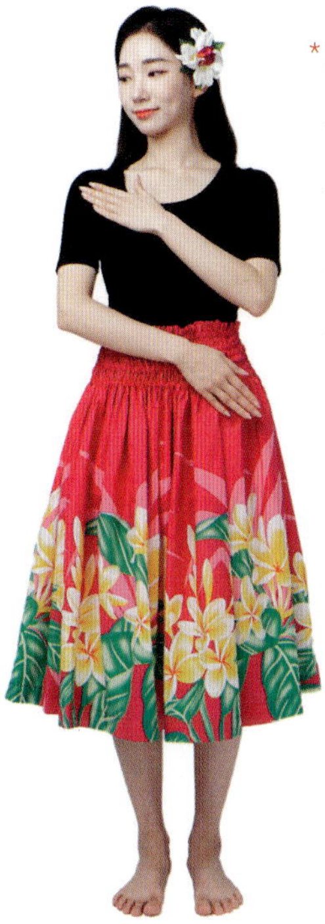

* 사랑(Aloha) 다른 표현

한 손을 어깨 가까이
한 손은 허리 가까이
자신의 몸을 감싸듯
사선으로 놓는다.

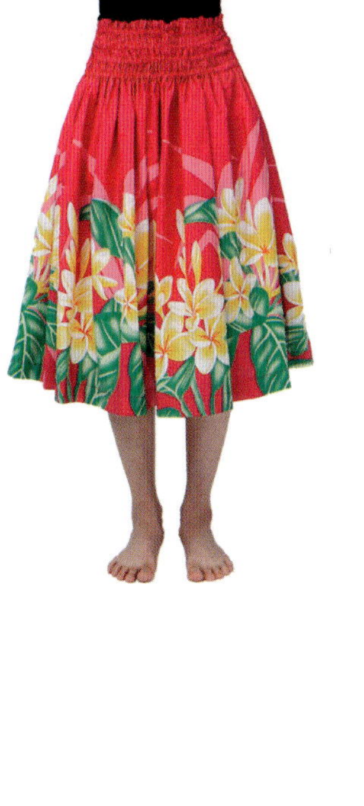

(10) 가슴, 심장(Pu'uwai)

왼쪽 가슴 위에 왼손을 안으로
오른손을 밖으로 향하여
양손을 모아 사랑하는 마음이나
심정을 표현한다.
한 손이 다른 손을 앞뒤로 돌거나
양손을 돌리면서
표현하기도 한다.

(11) 생각, 기억(mana'o)

한 손을 가슴 높이에 올리고 손등에 다른 손의 팔꿈치를 대고 검지를 관자놀이에 대면서 생각하는 모습을 표현한다.

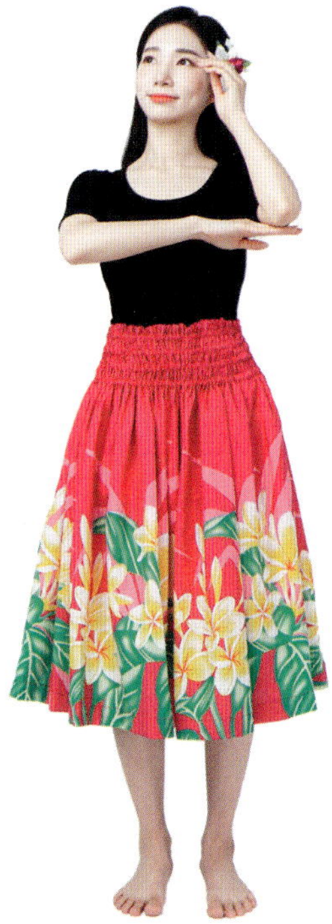

(12) 미소(Mino'aka)

손등이 보이도록 하여 양손을 입 가까이 양볼에 가져간다.
위치를 유지하며 손바닥을 바깥 방향으로 돌리며 부드러운 미소를 짓는다.

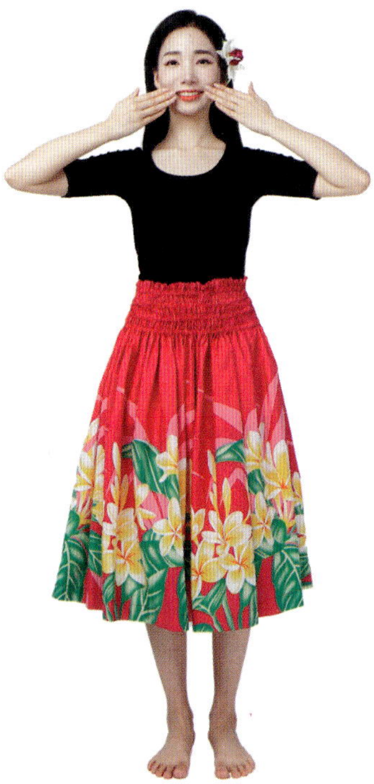

❶

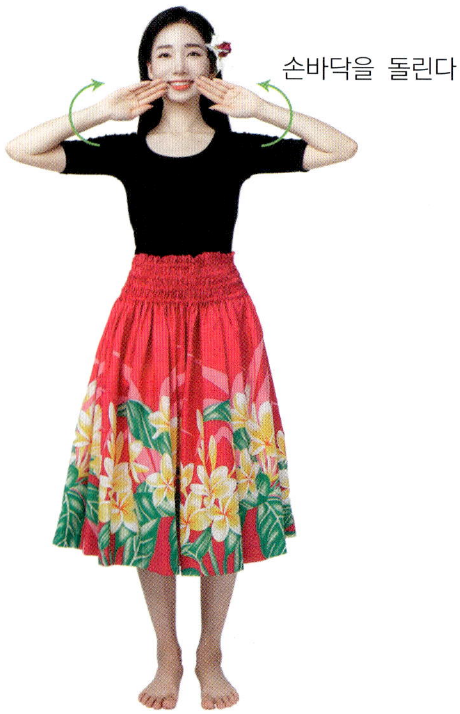

❷

⒀ 섬(Moku)

양손을 허리 높이에 놓는다. 손바닥은 바닥을 향한다.

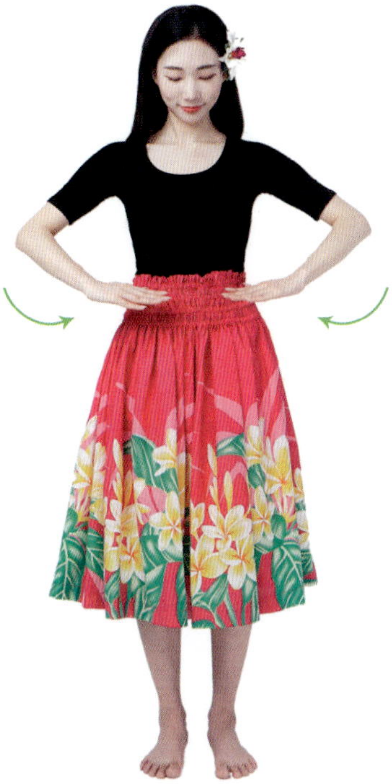

1

손바닥이 바깥으로 보이도록 하여
옆으로 크게 원을 그린다.
높이를 유지하며 앞으로 모은다.

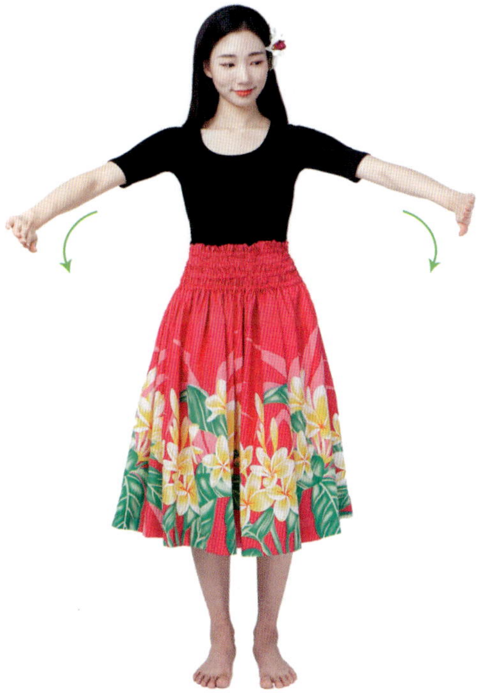

2

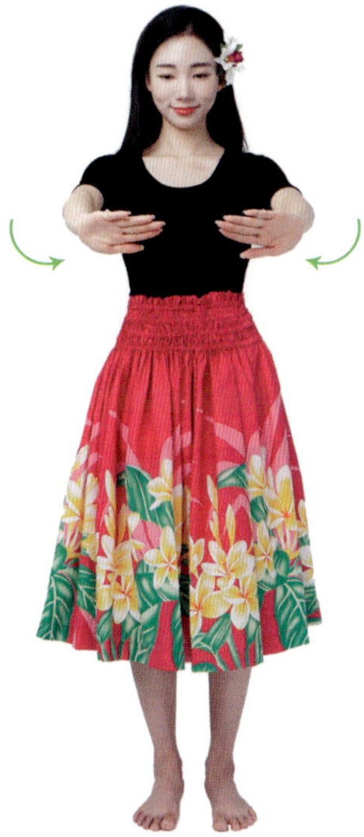

3

⒁ 집(Hale)

양손의 검지, 중지, 약지를 모아 삼각형의 집 모양을 만든다.
팔꿈치 구부린 각도는 대략 45도 유지하고 팔을 높이 들어 산(Mauna)으로 표현되지 않도록 주의한다.
행복한 집, 화목한 가정이란 뜻도 포함되어 있다.

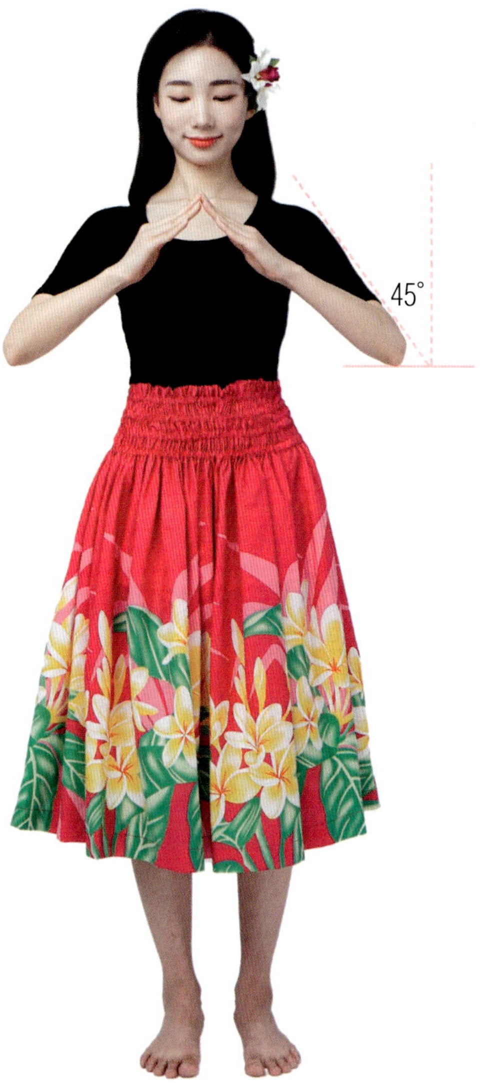

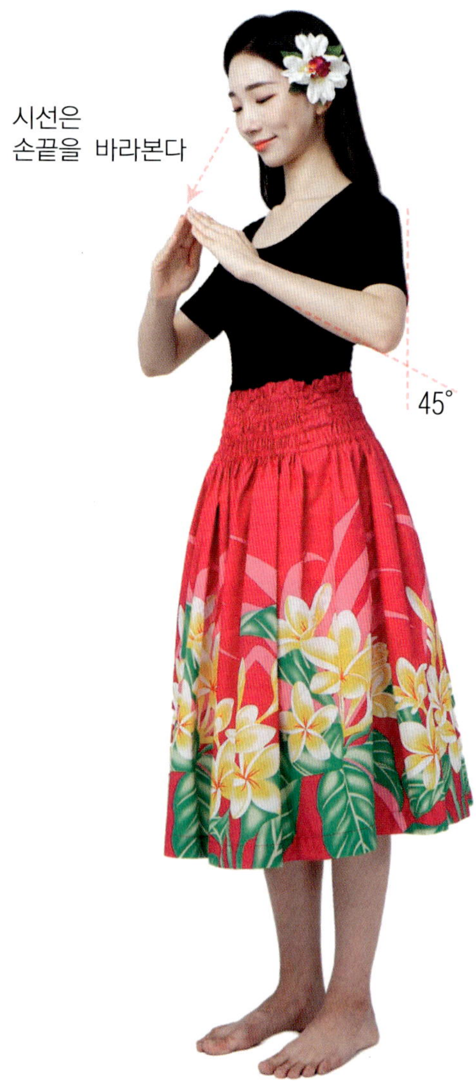

▲ 옆모습

⒂ 무지개(Ānuenue)

한 손을 옆으로 뻗고 다른 손으로
반원을 그리며 무지개를 그린다.
이때 시선은 반원을 그리는 손을 따라간다.

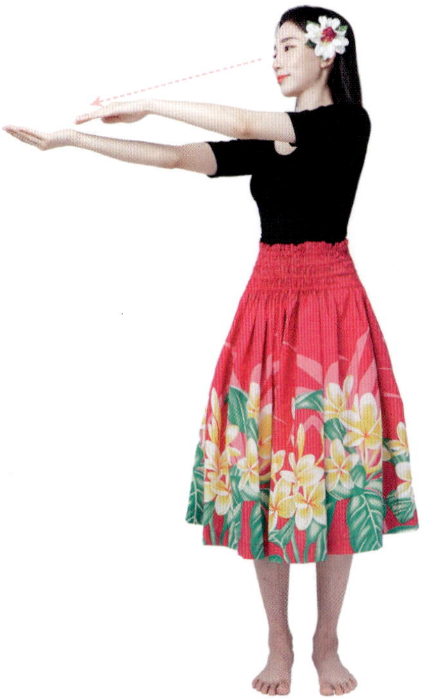

❶

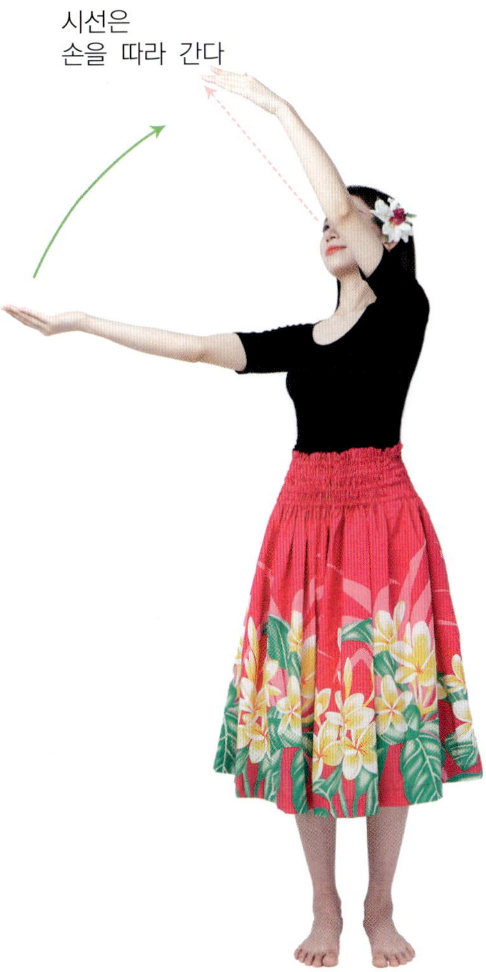

❷

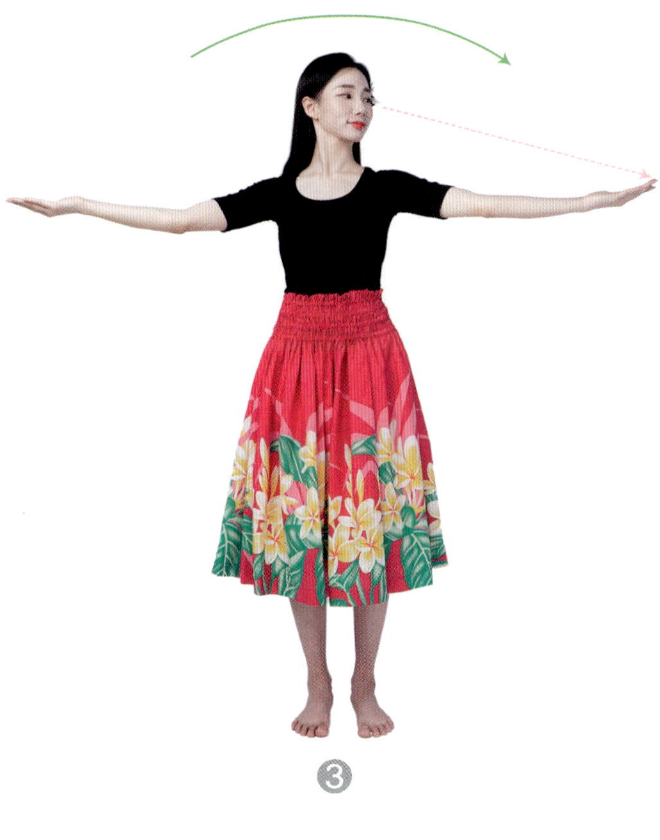

❸

⒃ 노래(Mele), 이야기(Ha'ina)

양손을 입 가까이에 가져간 후 앞으로 내민다.

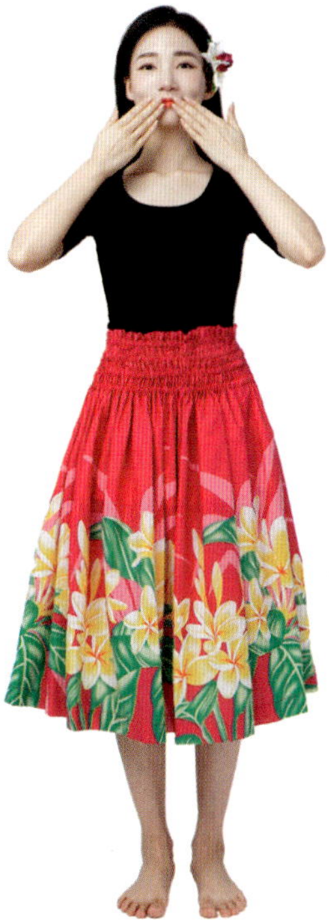

①

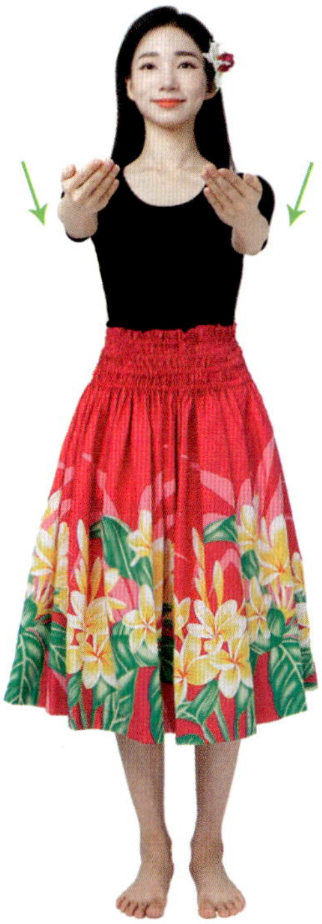

②

* 노래(Mele), 이야기(Ha'ina) 다른 표현

한손으로도 표현할 수 있다.
동작을 할 때 손이 입에 닿지 않도록 주의한다.

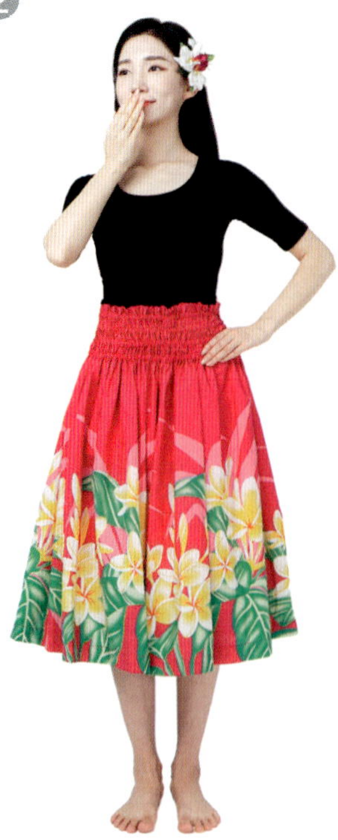

①

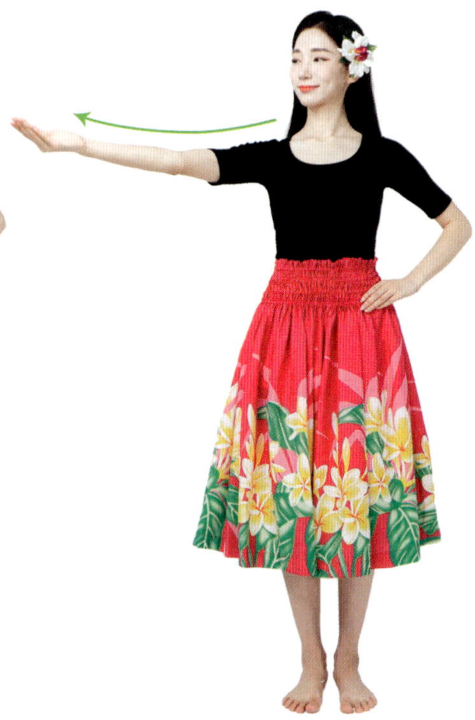

②

(17) 레이(Lei)

레이를 목에 거는 모습을 표현한다.
양 손바닥이 안쪽으로 향하여
가슴에 앞에 놓고 아래를 본다.

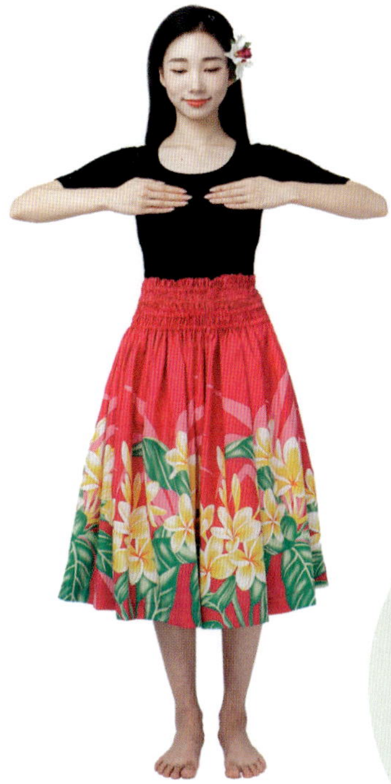

❶

양손을 머리 뒤로 올리면서
사선 아래를 본다.
뒷목 아래로 내린 후 옆으로 둥글려
가슴 앞에 모은다.

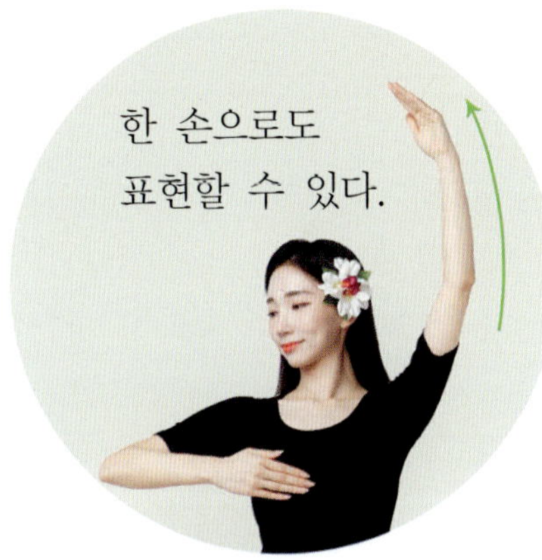

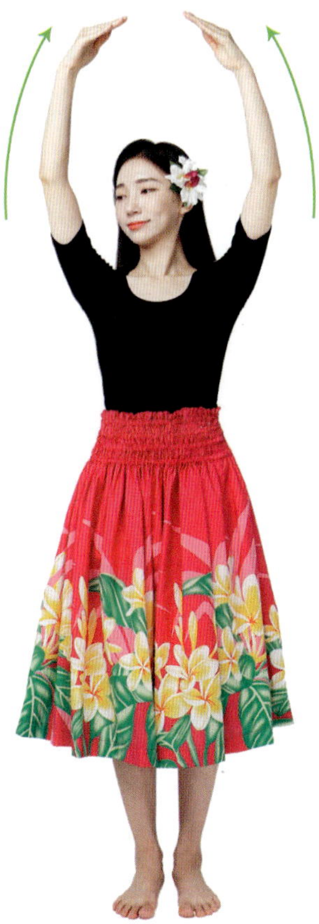

❷

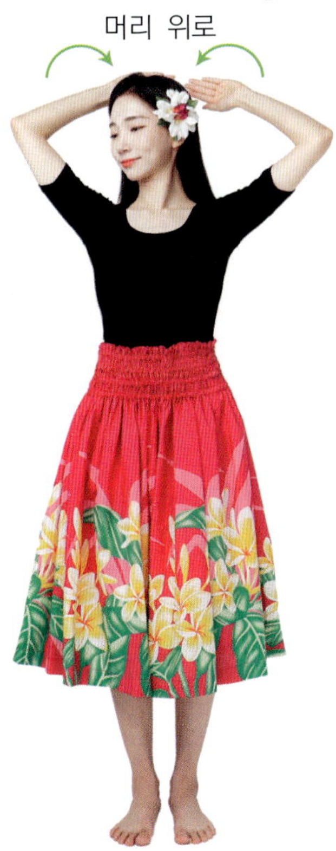

❸

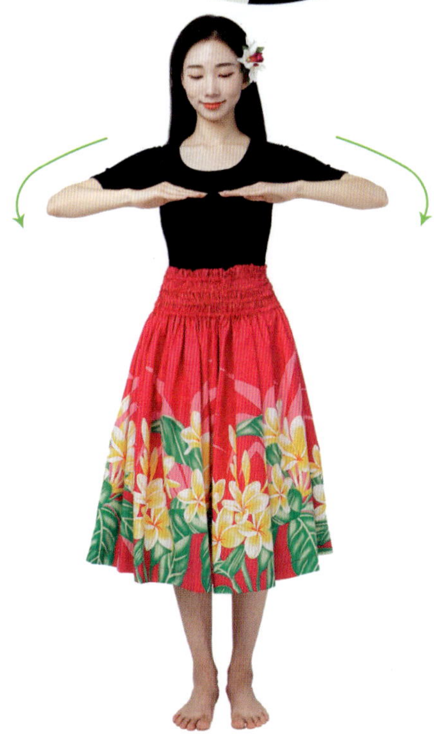

❹

⒅ 몸(Kino)

양손을 머리 위로 올리고 몸의 윤곽을 그리며 허리까지 내린다. 시선은 양손을 따라가며 사람, 연인 등을 표현한다.

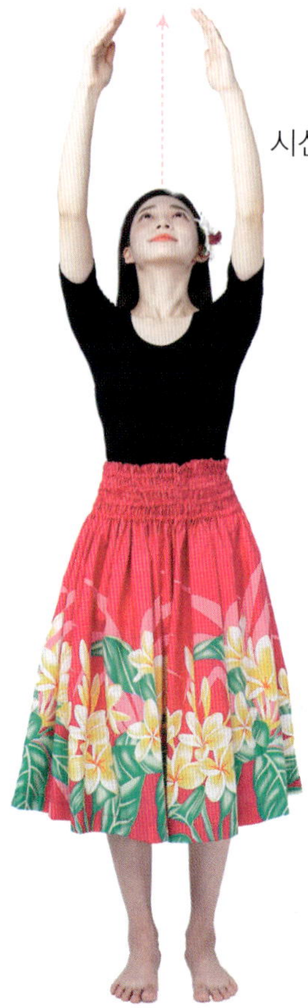

❶

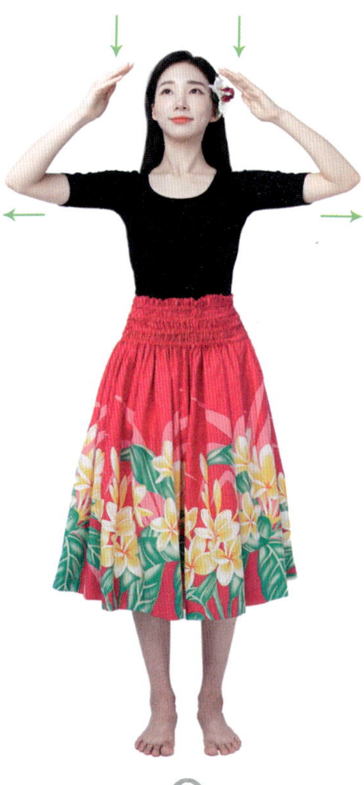
❷

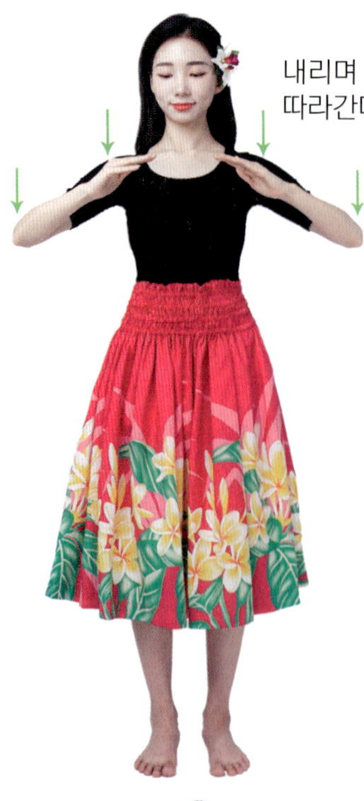

❸

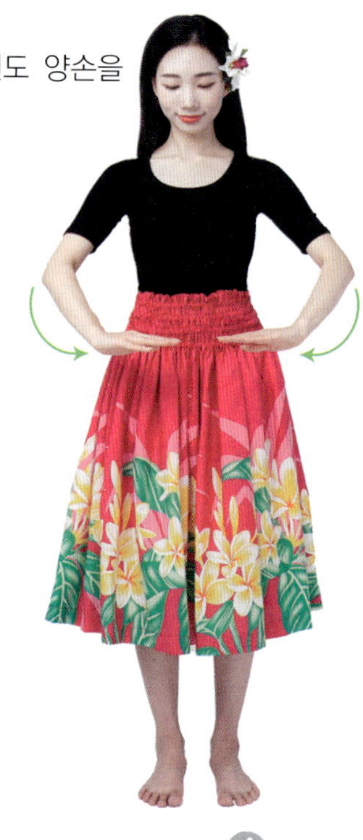
❹

⒆ 하늘, 천국(Lani)

양손을 어깨너비 밖으로 벌리고 손바닥이 보이도록 하여 양팔을 머리 위로 올린다.

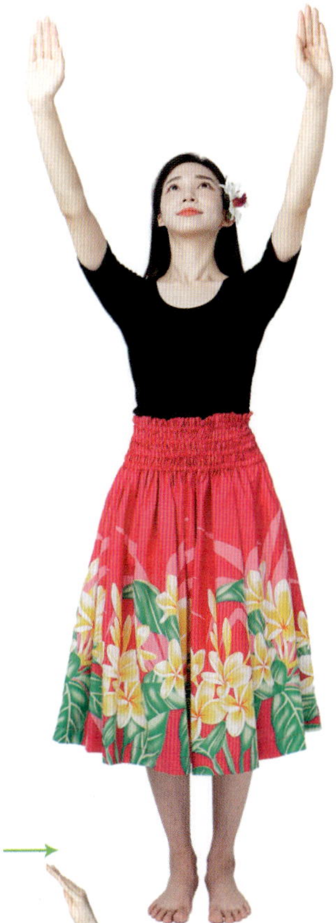

❶

앞으로 향한 손바닥 위치를 유지하며 양손을 교차시킨다.
같은 높이 유지하며 손등이 앞으로 향하도록 돌린다.
양옆으로 펼친다.

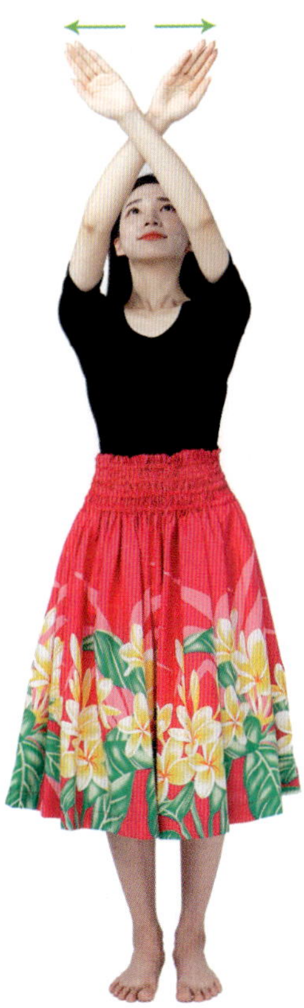

❷

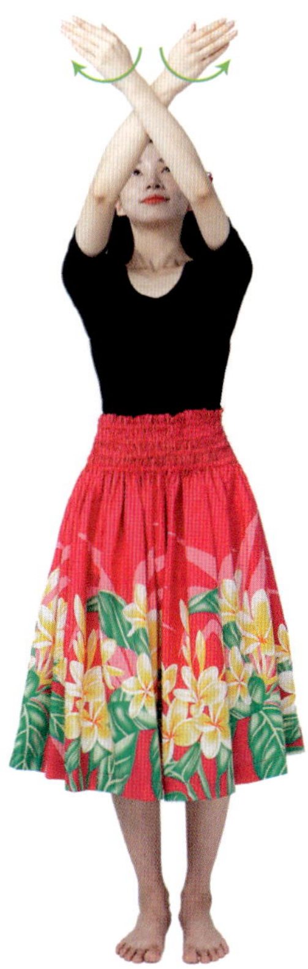

❸

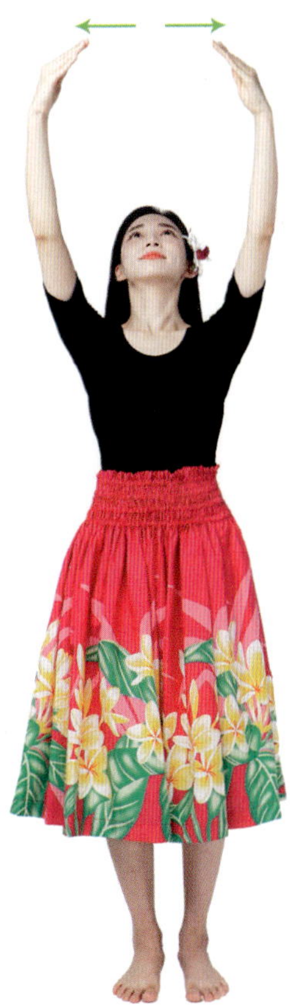

❹

⒇ 산(Mauna)

양 손바닥이 아래로 하여 양옆으로 뻗는다.
양손을 머리 위로 뻗어 양손 끝을 맞대어 모은다.
검지, 중지, 약지를 대어 산 모양을 만든다.

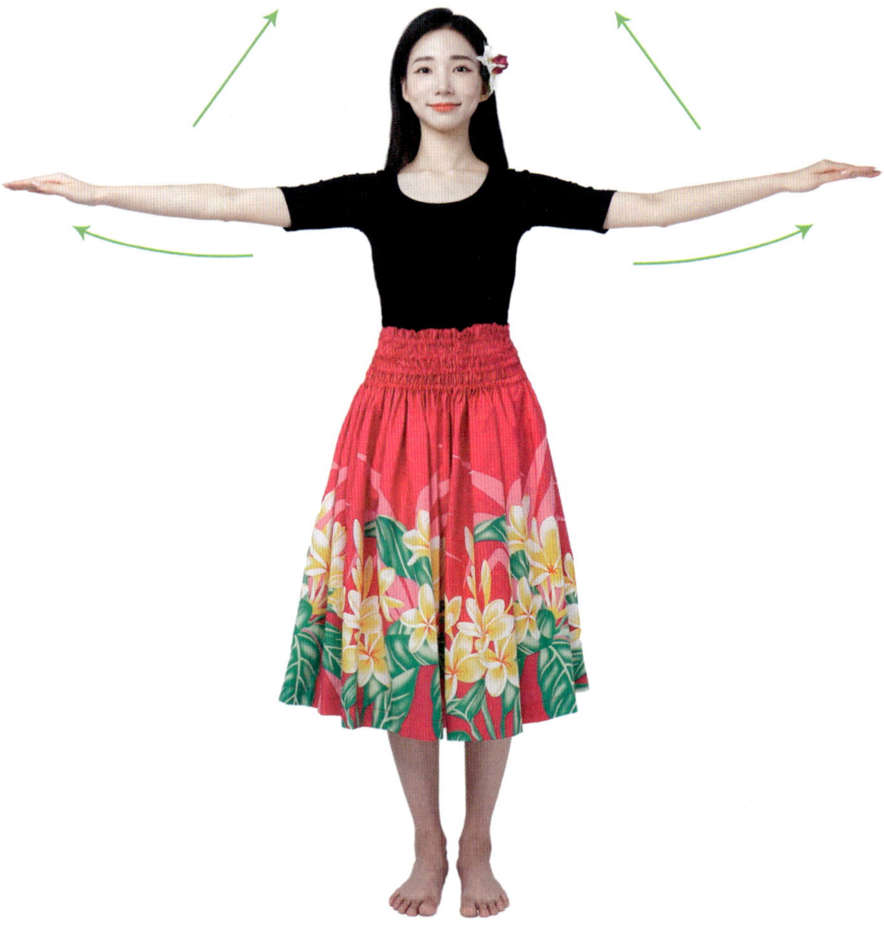

❶

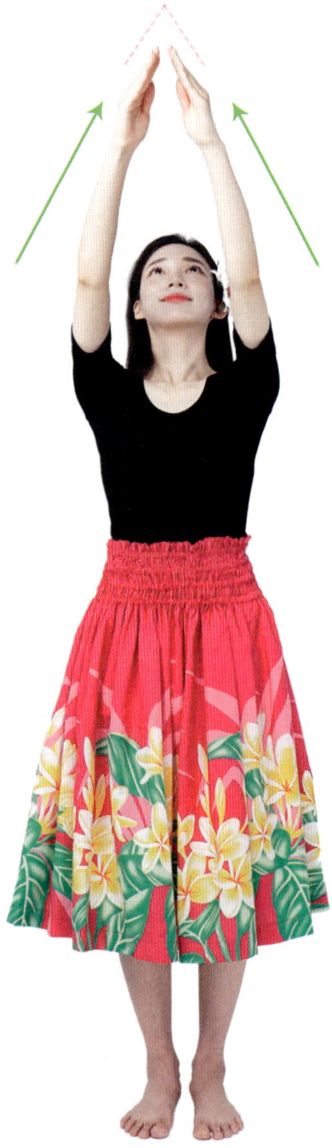

❷

* 산(Mauna) 다른 표현 ①

왼팔은 가슴 앞에 놓고 오른팔은 왼쪽 위 사선으로 뻗는다.
오른손 높이를 유지하며 오른쪽 사선으로 이동한다.
시선도 오른손 방향으로 따라간다.

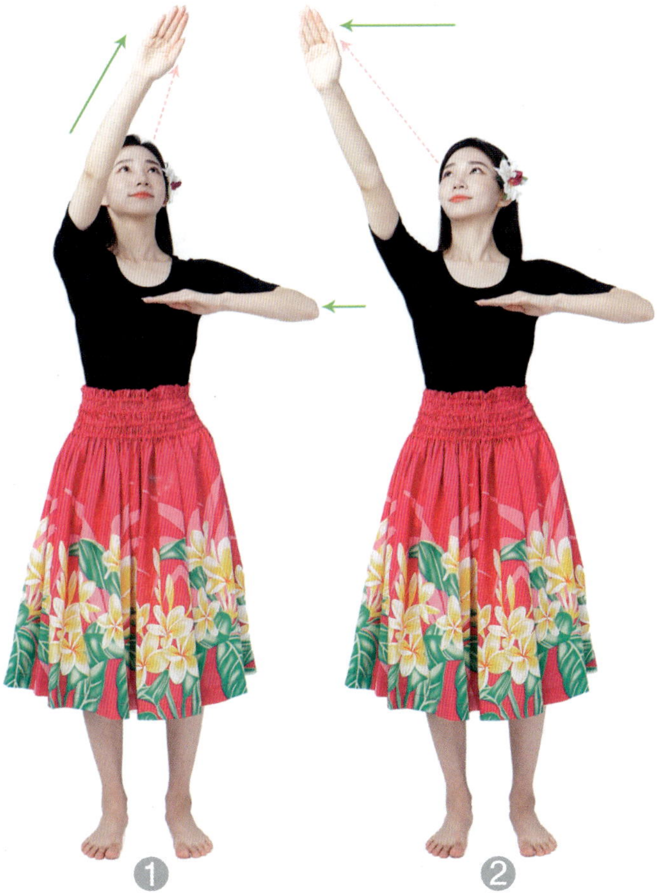

* 산(Mauna) 다른 표현 ②

양팔을 위로 뻗어 엄지와 검지를 맞대고
삼각형 모양을 만든다.

* 산(Mauna) 다른 표현 ③

양손을 같은 방향 사선 위로 높게 올려
높은 산을 표현한다.

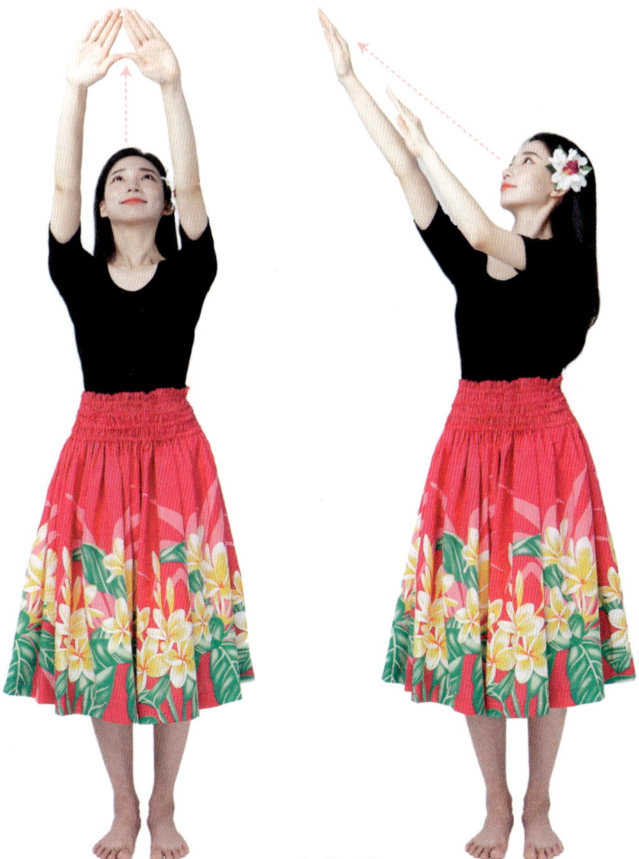

▲ 높은 산

(21) **나**(Au)**/나의**(Ku'u)

한 손은 나를 가리키며 손바닥을 안쪽으로 가도록 가슴 앞에 놓는다.
양손으로도 표현할 수 있다

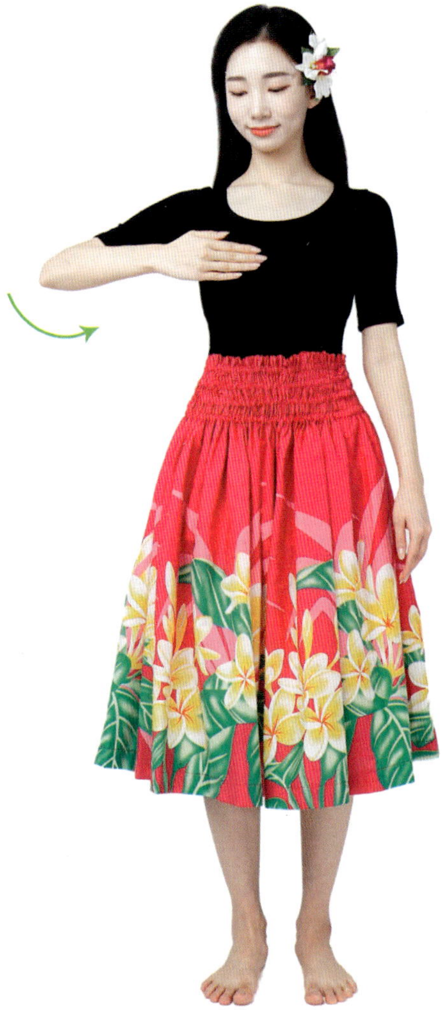

(22) **당신**(Oe)**/당신의**(Kau)

상대방을 바라보며 시선 방향으로 손을 뻗는다.

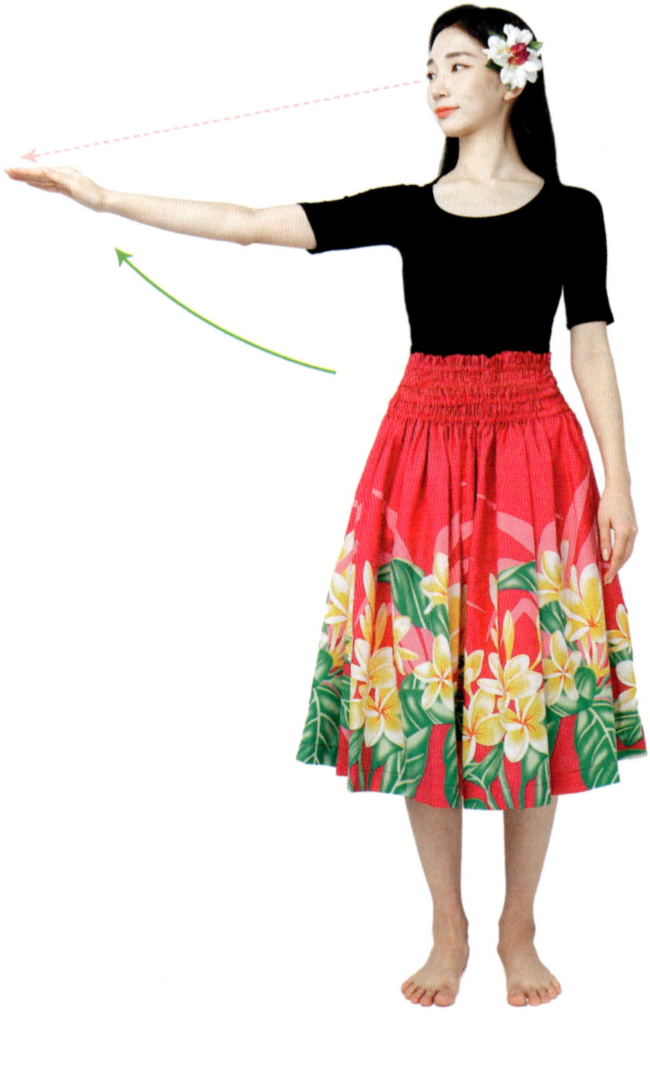

(23) 남자(Kāne)

양손 또는 한 손을 가슴 앞에 올리고 주먹을 쥔다.

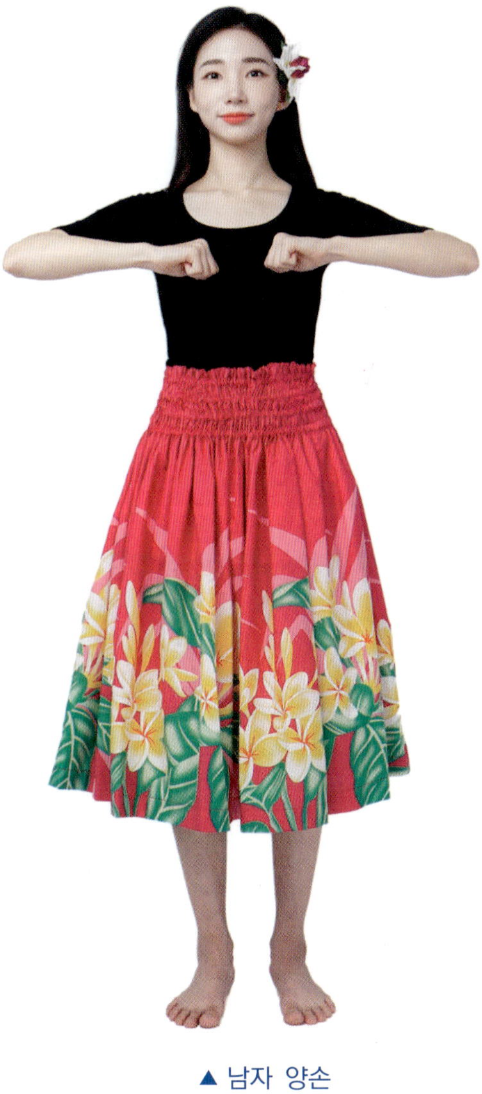

▲ 남자 양손

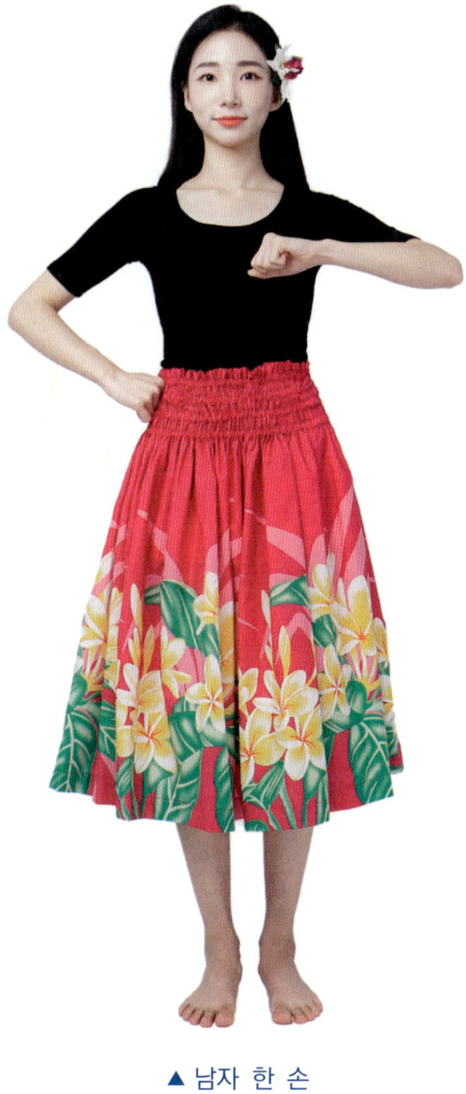

▲ 남자 한 손

(24) 여자(Wahine)

양손 또는 한 손을 가슴 앞에 올리고 손바닥을 아래로 향하도록 한다.

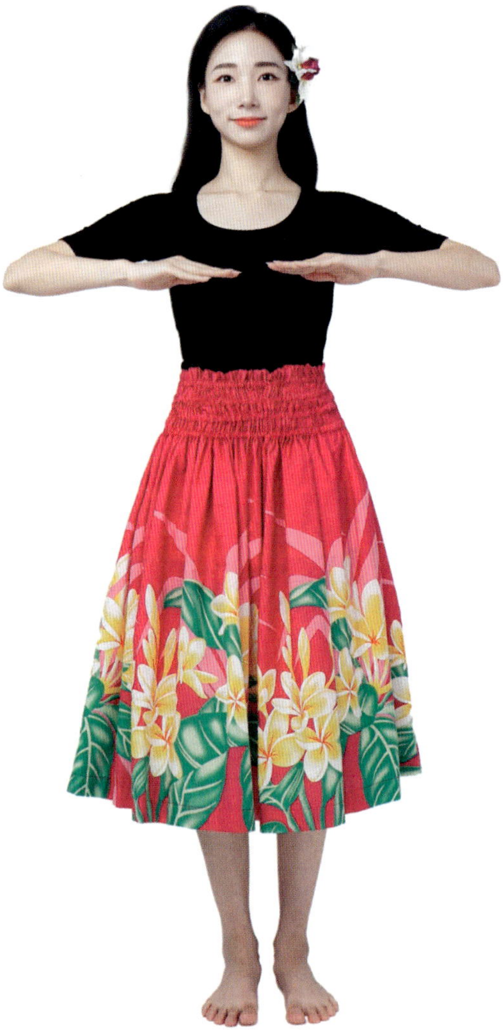

▲ 여자 양손

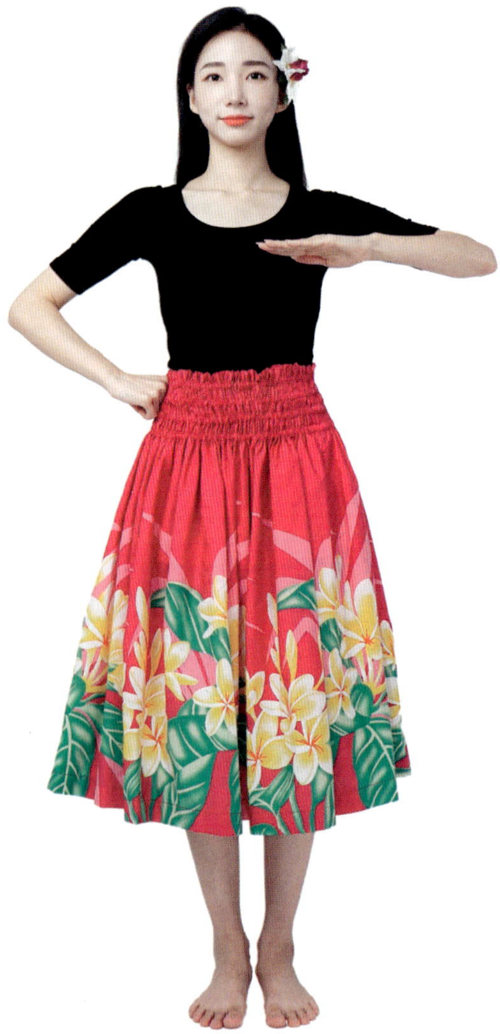

▲ 여자 한 손

(25) 별(Hōkū)

양손을 머리 중앙 위로 올려 검지와 중지를 서로 교차시킨다.

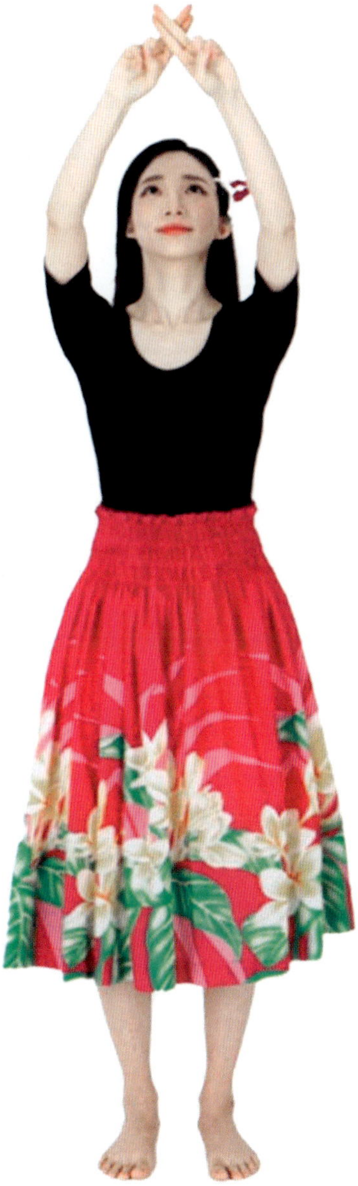

(26) 물고기(I'a)

양손을 포개어 물고기 모양을 만든다.

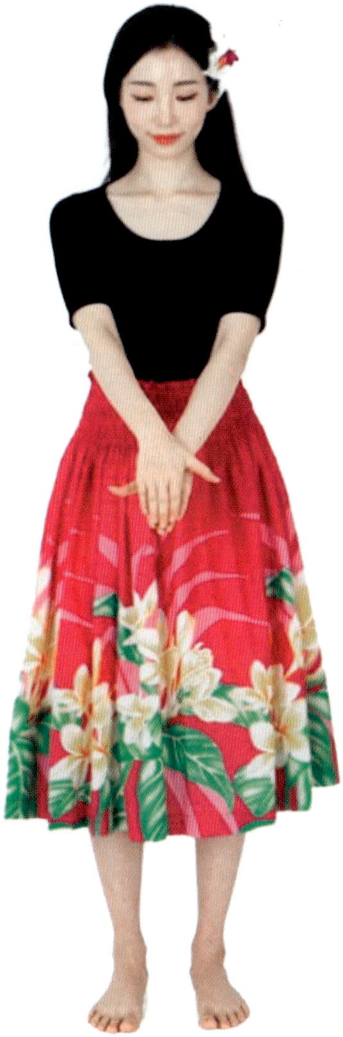

(27) 절벽(Pali)

한쪽 팔과 손을 수직으로 세우고 다른 한 손은 수직으로 세운 손바닥 3분의 1지점 아래에 손가락을 대어 직각삼각형을 만든다.

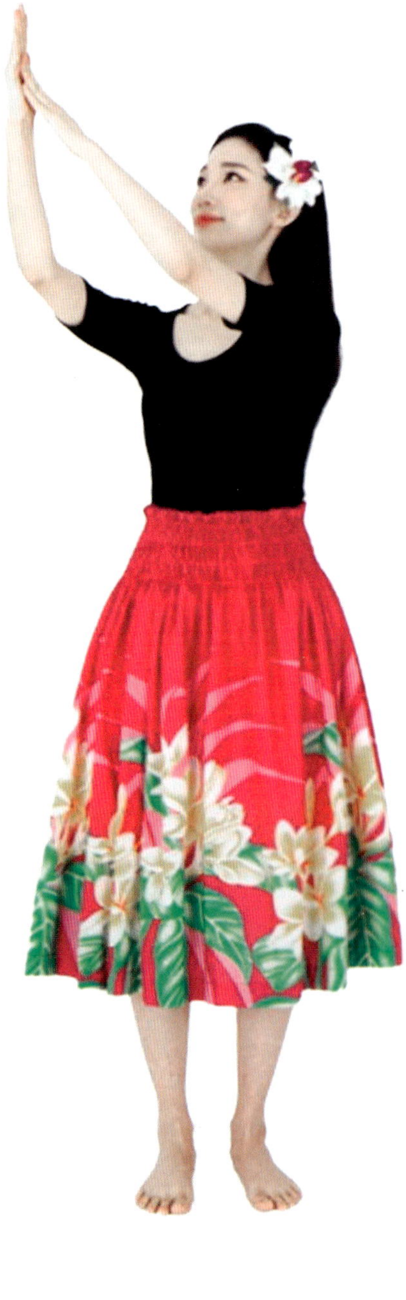

(28) 말하다(Leo)

손은 입가에 가져가고 다른 손은 사선으로 뻗는다.

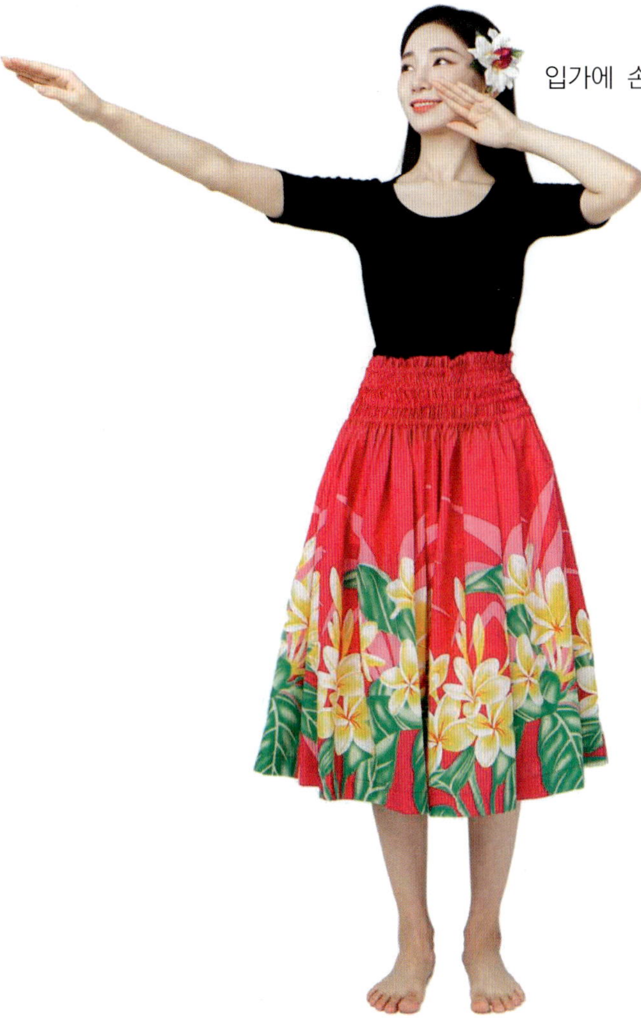

(29) 보다('Ike)

한 손은 눈 옆에 가져가고
다른 손은 사선으로 뻗는다.

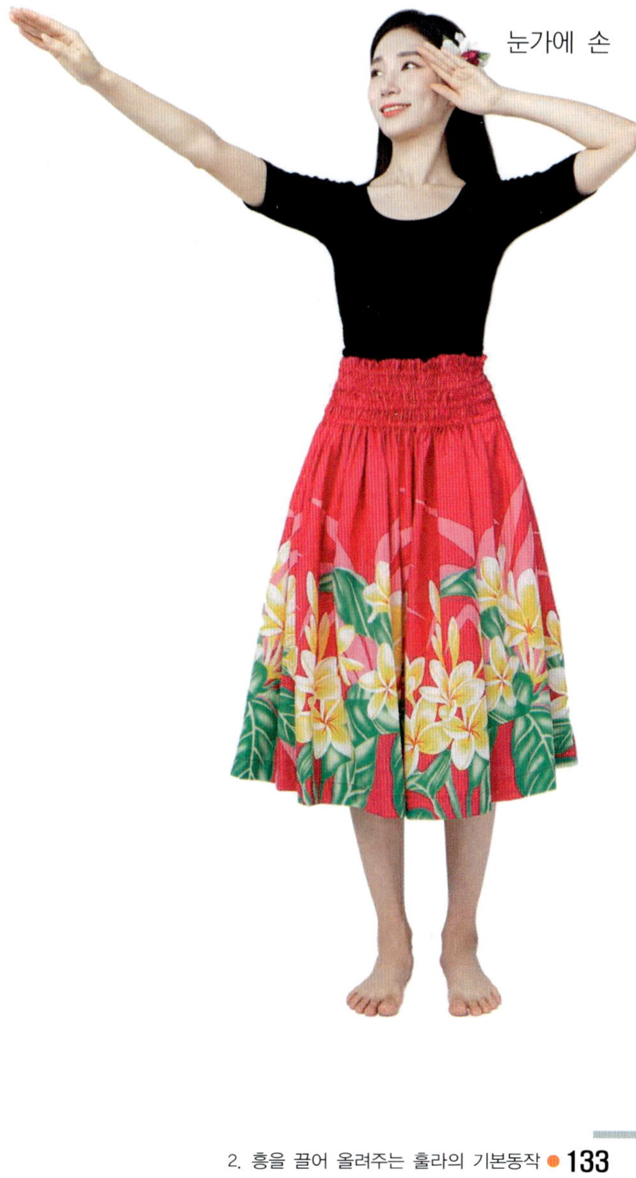

(30) **듣다**(Lohe)

한 손은 귓가에 가져가고 다른 손은 사선으로 뻗는다.

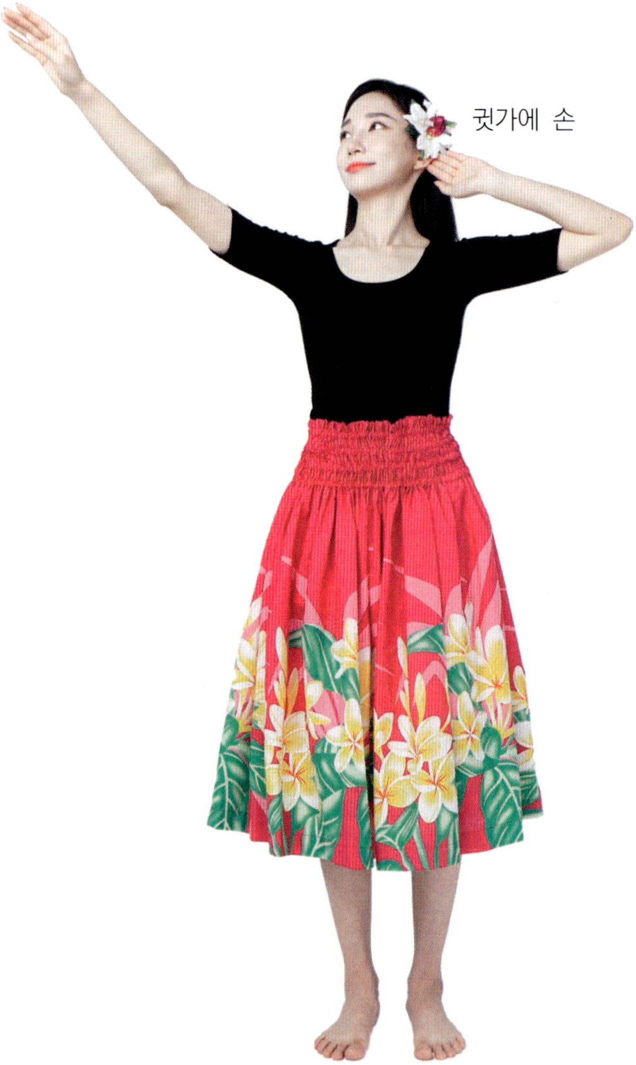

(31) **잠자다**(Moe), **꿈꾸다**(Moe'uhane)

양손을 모아 귀가에 대고 머리를 기울여 잠자는 모습을 표현한다.

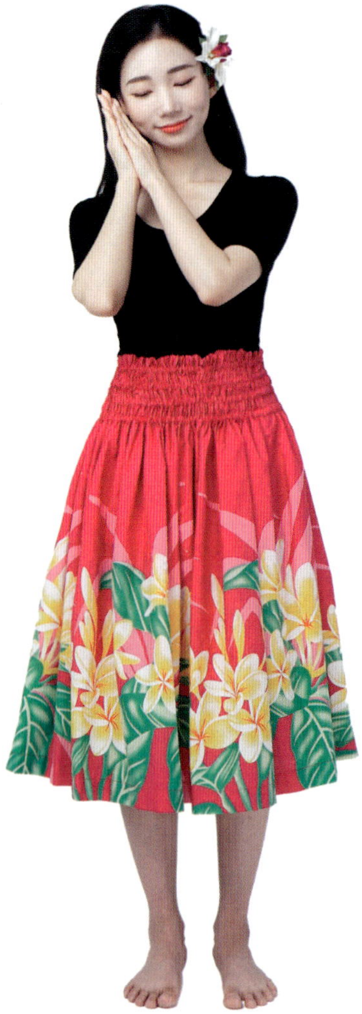

(32) 향기를 맡다('Ala)

왼손은 옆으로 펼치고 오른손을 코 가까이 가져가 향기를 맡듯이 숨을 쉬며 오른쪽 방향으로 펼친다.

양손을 코 가까이 가져가 향기를 맡듯이 숨을 쉬며 앞 또는 양 옆으로 펼치며 표현할 수도 있다.

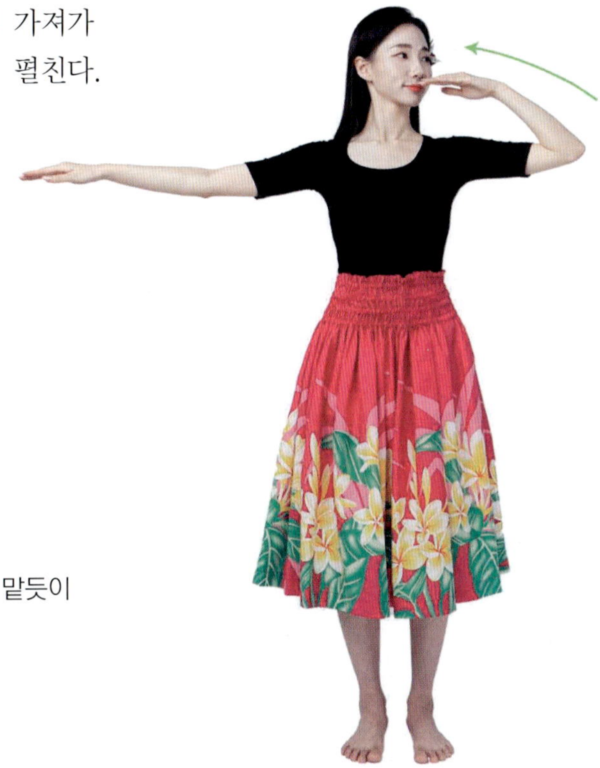

❶

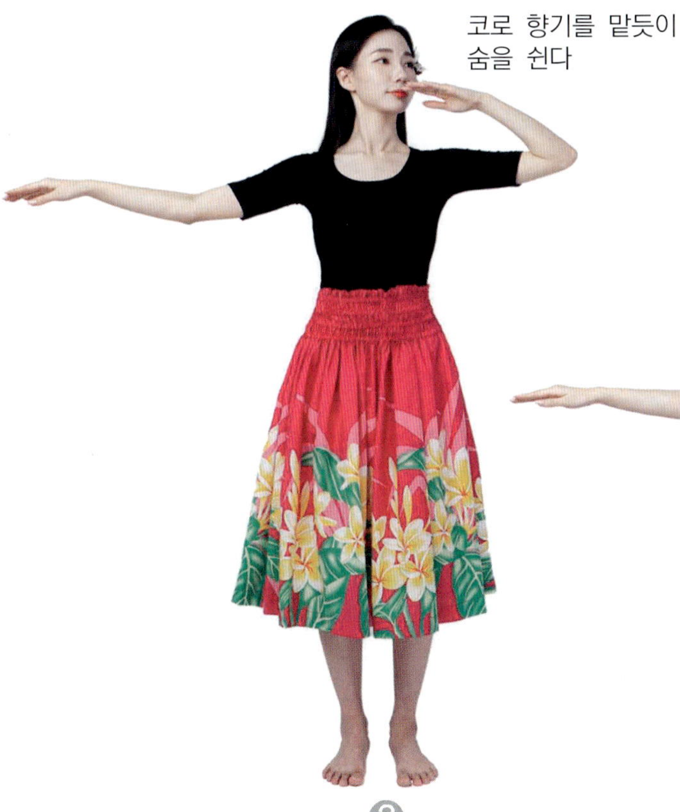

❷

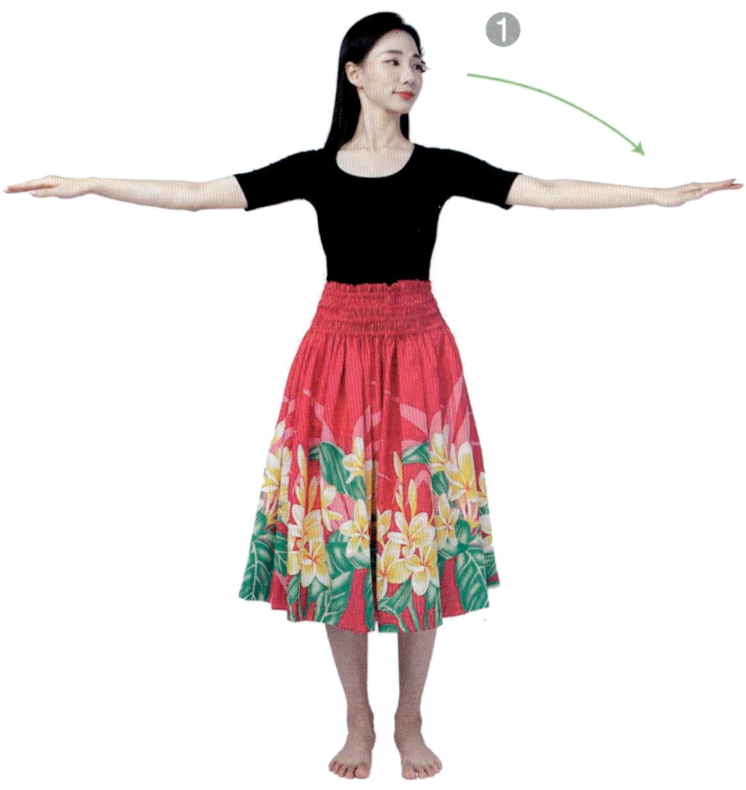

❸

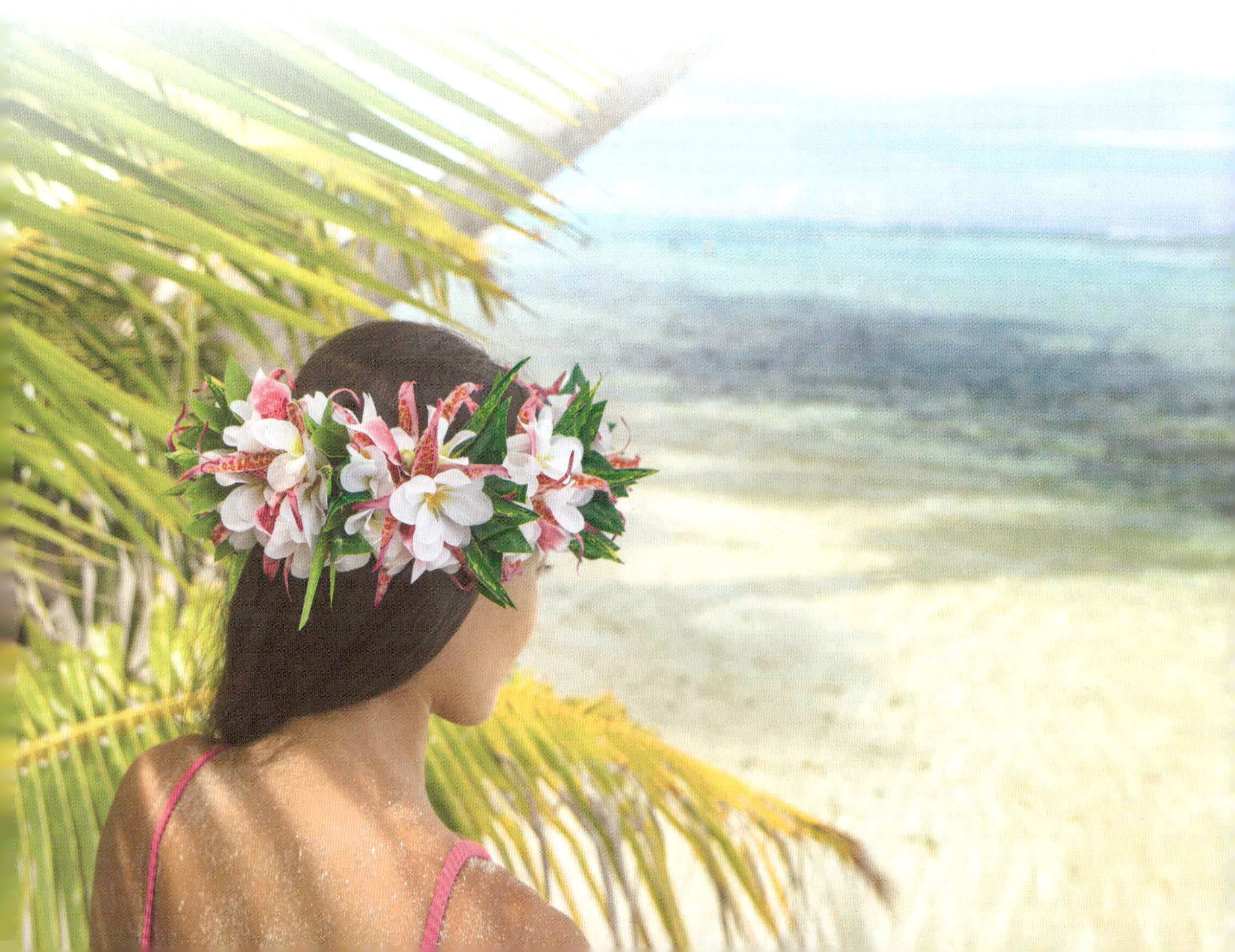

PART ③

하늘과 바다와 사랑이 하나 되는 훌라

Kuhi no ka lima, hele no ka maka.
Where the hands move, there let the eyes follow.

손이 움직이는 곳에 눈이 따르게 하라.

1

케이키 훌라
Keiki Hula

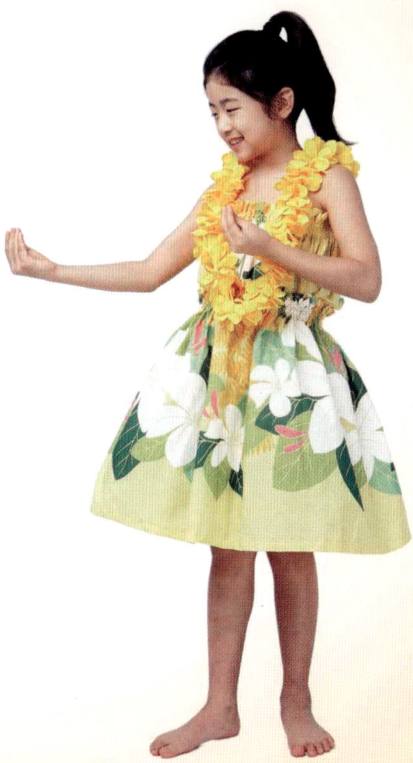

케이키 훌라는 어린이 훌라를 말한다. 케이키 훌라의 대표곡 중 하나인 〈에훌리 마코우(E huli mākou)〉는 가사와 동작이 쉽고 반복적이어서 연령과 상관없이 누구나 쉽게 따라할 수 있는 작품이다. 돌기, 앞으로 가기, 뒤로 가기, 말하기, 눈, 손, 몸, 사랑 등을 주로 표현한다. 1949년 호텔 올드 코나 인(Old Kona Inn)에서 근무하던 직원이 친구와 손님들에게 선보이는 하와이안 쇼를 위해 작곡한 곡이다.

이 작품에 사용된 스텝

- 오 스텝
- 헬라 스텝
- 카홀로 스텝
- 카홀로 후키 스텝

노래 : 카하우아누 레이크 트리오(Kahauanu Lake Trio)

에훌리 마코우(E huli mākou)

David chung

E huli, e huli mākou	우리 함께 돌아요
E huli, e huli mākou	우리 함께 돌아요
Kou maka, kou lima,	당신의 눈, 당신의 손
Me kou kino ē	당신의 몸으로
Ke aloha mai	사랑을 표현하세요(사랑을 담아 환영합니다)
I mua, i mua mākou	앞으로 가세요
I mua, i mua mākou	앞으로 가세요
Kou maka, kou lima,	당신의 눈, 당신의 손
Me kou kino ē	당신의 몸으로
Ke aloha mai	사랑을 표현하세요(사랑을 담아 환영합니다)
I hope, i hope mākou	뒤로 가세요
I hope, i hope mākou	뒤로 가세요
Kou maka, kou lima,	당신의 눈, 당신의 손
Me kou kino ē	당신의 몸으로
Ke aloha mai	사랑을 표현하세요(사랑을 담아 환영합니다)
Haina, haina ho'i mai	다시 말합니다
E huli, e huli mākou	우리 함께 돌아요
Kou maka, kou lima,	당신의 눈, 당신의 손
Me kou kino ē	당신의 몸으로
Ke aloha mai	사랑을 표현하세요(사랑을 담아 환영합니다)

1 E huli, e huli mākou (2회)

Step : 'O(R/L)

1. 주먹 쥔 오른손을 오른쪽 가슴 앞에 대고 왼손은 허리에 댄다.
몸을 왼쪽으로 45도 돌려 오른발을 앞 사선으로 내딛고 왼쪽의 무게 중심과 힙을 오른쪽, 왼쪽, 오른쪽으로 이동하며 정면으로 돌린다.

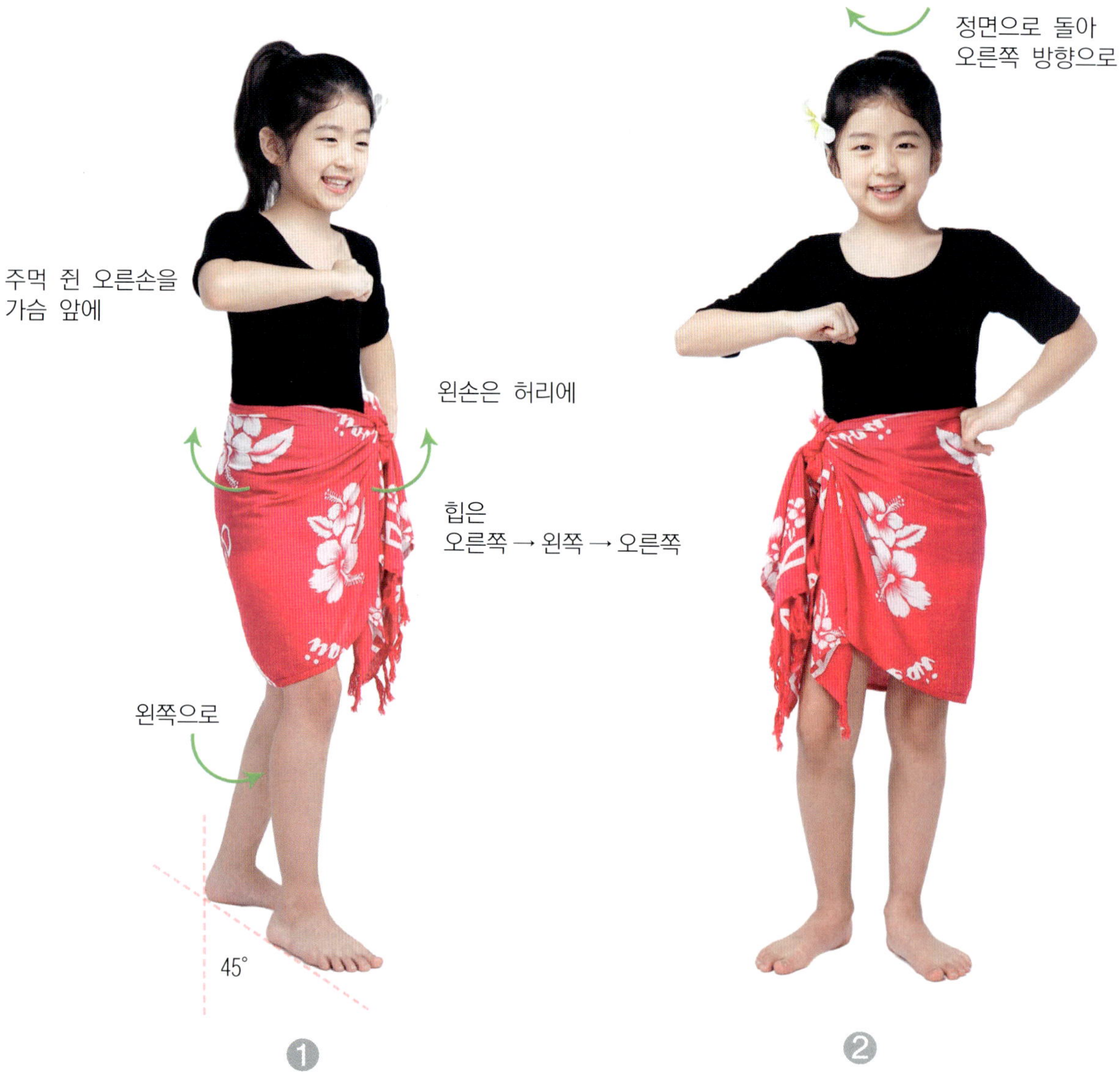

정면으로 돌아
오른쪽 방향으로
주먹 쥔 오른손을
가슴 앞에
왼손은 허리에
힙은
오른쪽 → 왼쪽 → 오른쪽
왼쪽으로
45°
❶
❷

▲ 왼쪽 방향 오 스텝(R)

2. 주먹 쥔 왼손을 왼쪽 가슴 앞에 대고 오른손은 허리에 댄다.
몸을 오른쪽으로 45도 돌려 왼발을 앞 사선으로 내딛고, 오른쪽 무게 중심과 힙을 왼쪽, 오른쪽, 왼쪽으로 이동하며 정면으로 돌린다.

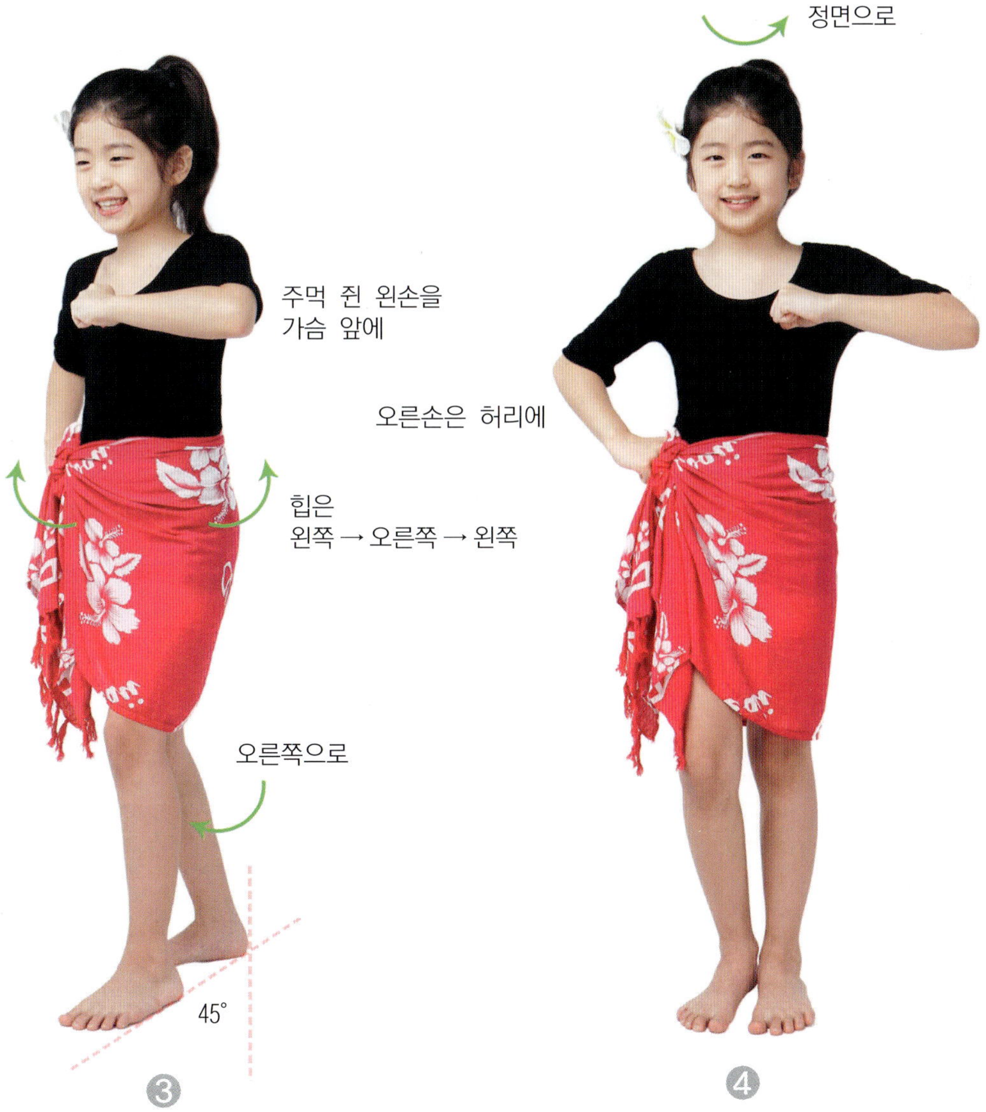

▲ 오른쪽 방향 오 스텝(L)

142~143쪽의 ①~④ 동작을 1회 반복한다.

Kou maka, kou lima,

〈후렴〉

Step : Hela(R/L/R/L)

3. 오른발을 앞 사선으로 내밀며 양손을 눈 옆에 댄 후 왼발을 앞 사선으로 내밀며 오른손 위, 오른발을 앞 사선으로 내밀며 왼손 위, 왼발을 앞 사선으로 내밀며 오른손 위로 손 위치를 바꾸며 교차한다.

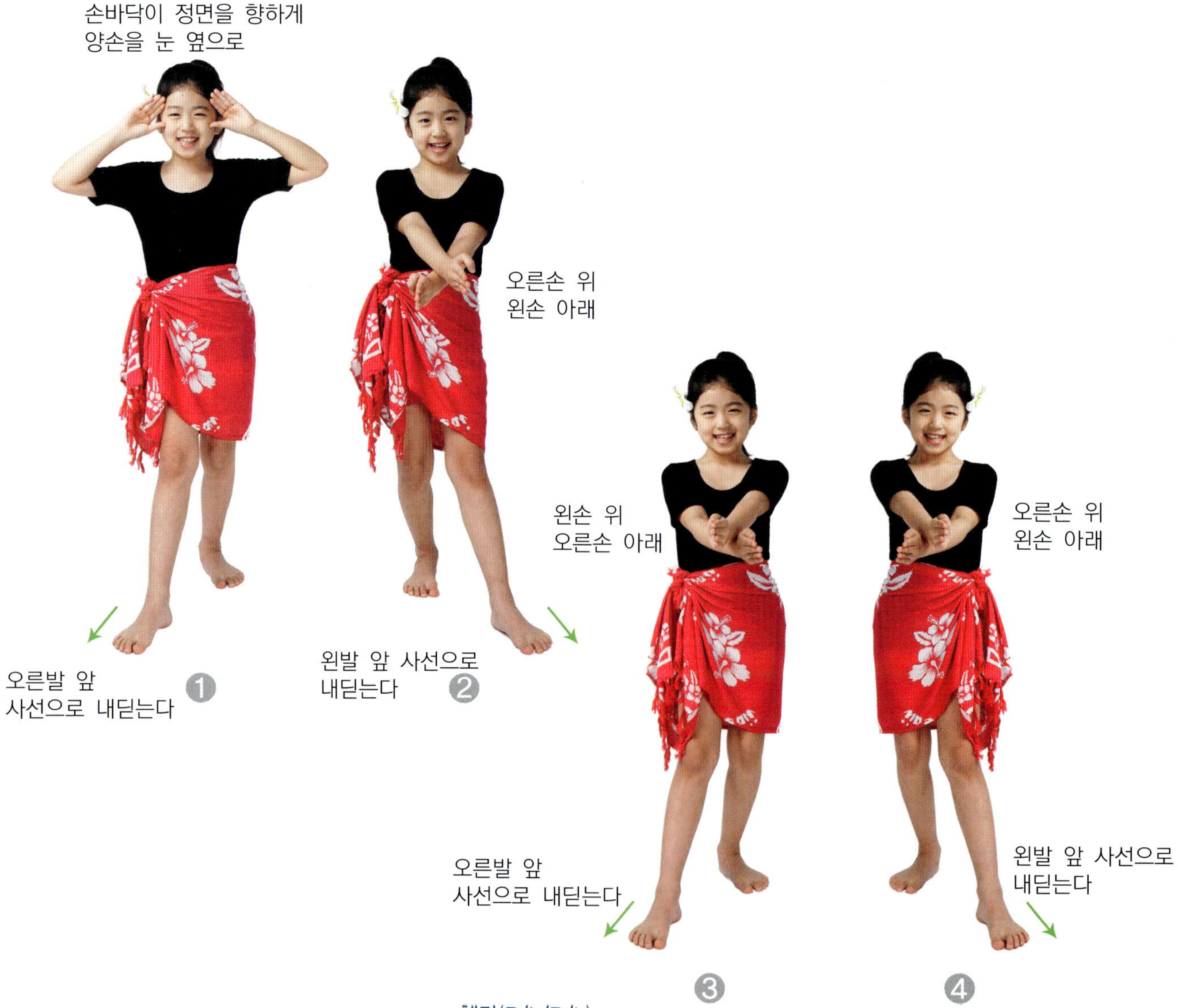
손바닥이 정면을 향하게
양손을 눈 옆으로
오른손 위
왼손 아래
오른발 앞
사선으로 내딛는다
1
왼발 앞 사선으로
내딛는다
2
왼손 위
오른손 아래
오른손 위
왼손 아래
오른발 앞
사선으로 내딛는다
왼발 앞 사선으로
내딛는다
3
4

▲ 헬라(R/L/R/L)

Me kou kino ē

Step : Kāholo(R/L/R/L, L/R/L/R)

4. 팔을 위로 뻗어 아래로 내리며 몸의 윤곽을 그린다. 시선은 손의 위치를 따라간다.
   위로 뻗은 양팔을 머리 위에까지 내리면서 오른쪽으로 이동한다.
   그리고 양팔을 가슴 앞과 배까지 내리며 왼쪽으로 이동한다.

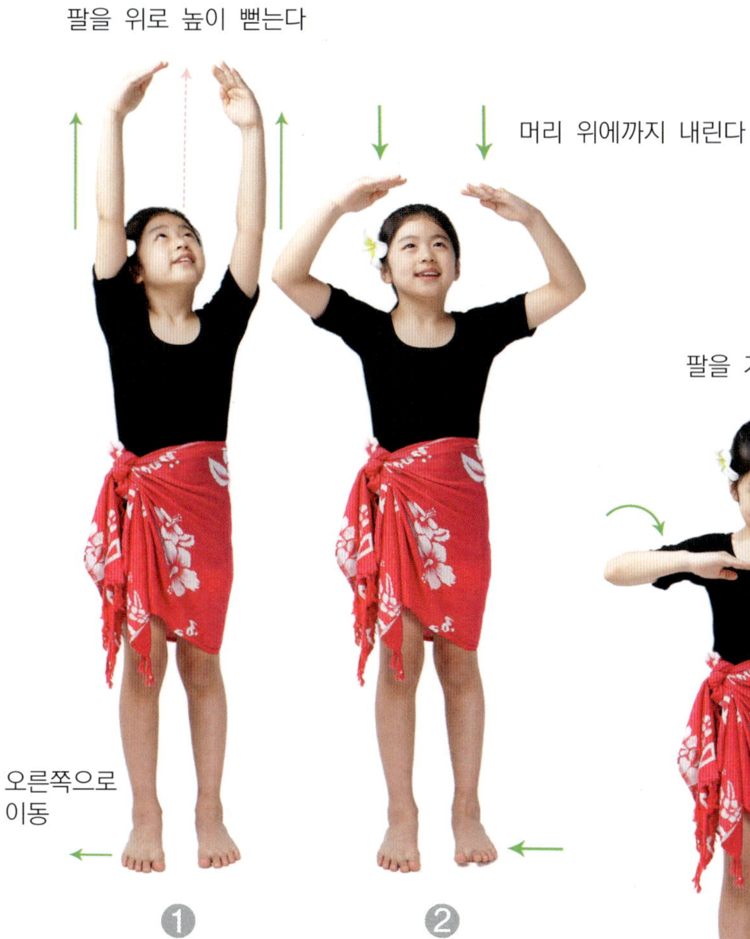
팔을 위로 높이 뻗는다
머리 위에까지 내린다
오른쪽으로
이동
1
2

▲ 카홀로 오른쪽 방향(R/L/R/L)

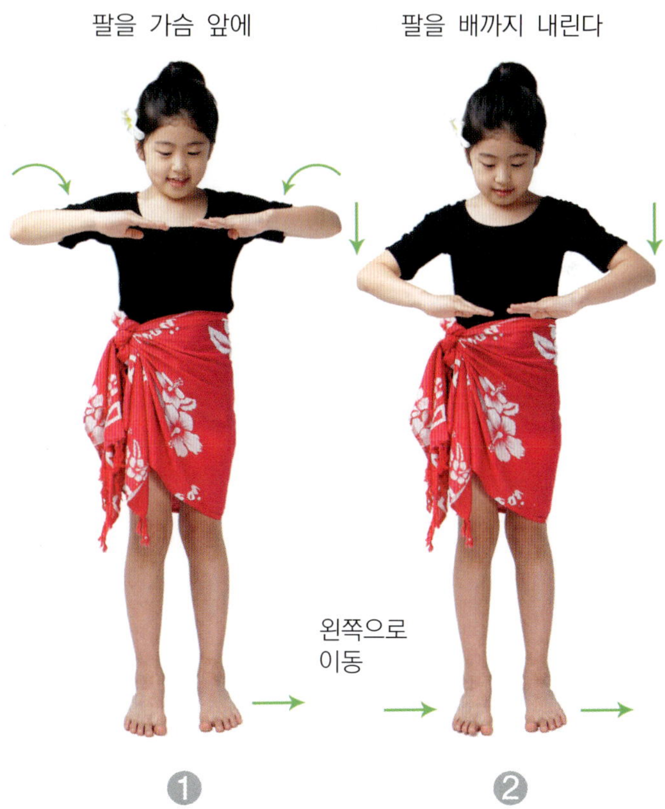
팔을 가슴 앞에
팔을 배까지 내린다
왼쪽으로
이동
1
2

▲ 카홀로 왼쪽 방향(L/R/L/R)

Ke aloha mai

Step : Kāholo(R/L/R/L, L/R/L/R)

5. 양손 왼쪽 가슴 앞에 양 손등이 위로 보이도록 놓고 서로 바깥으로 돌린 후 오른팔은 오른쪽으로 펼치고 왼팔은 가슴 앞에 놓는다. 이때 양 손바닥이 위로 보이도록 돌린다.

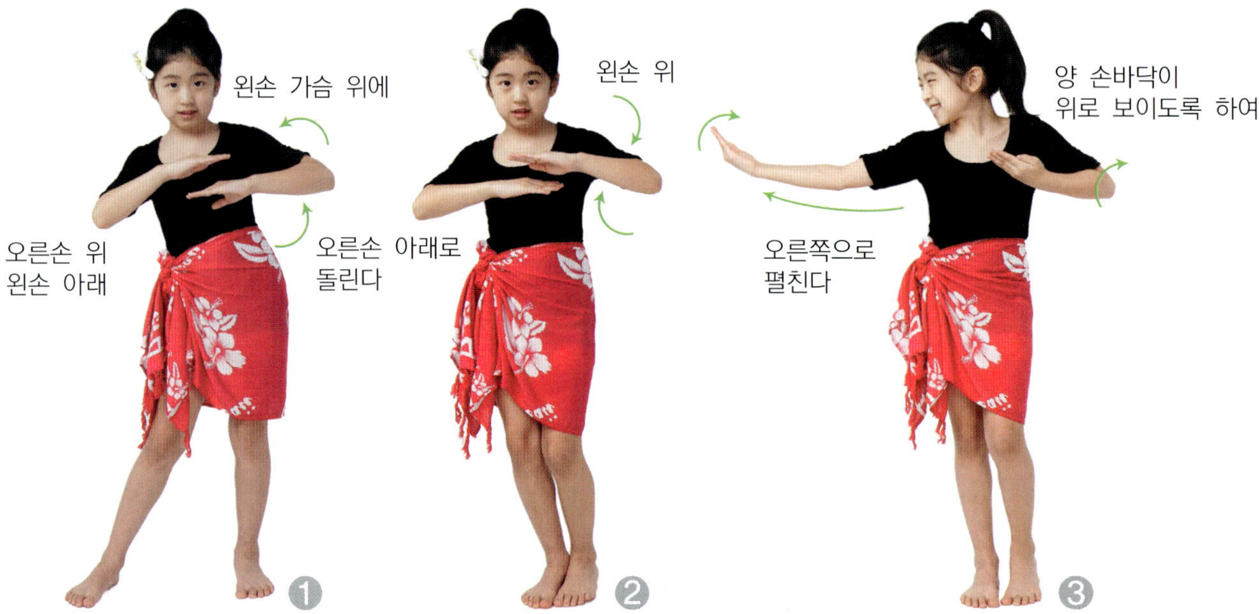

왼손 가슴 위에
오른손 위
왼손 아래
오른손 아래로
돌린다
왼손 위
양 손바닥이
위로 보이도록 하여
오른쪽으로
펼친다

▲ 카홀로 오른쪽 방향(R/L/R/L)

6. 반대 방향으로 반복한다.

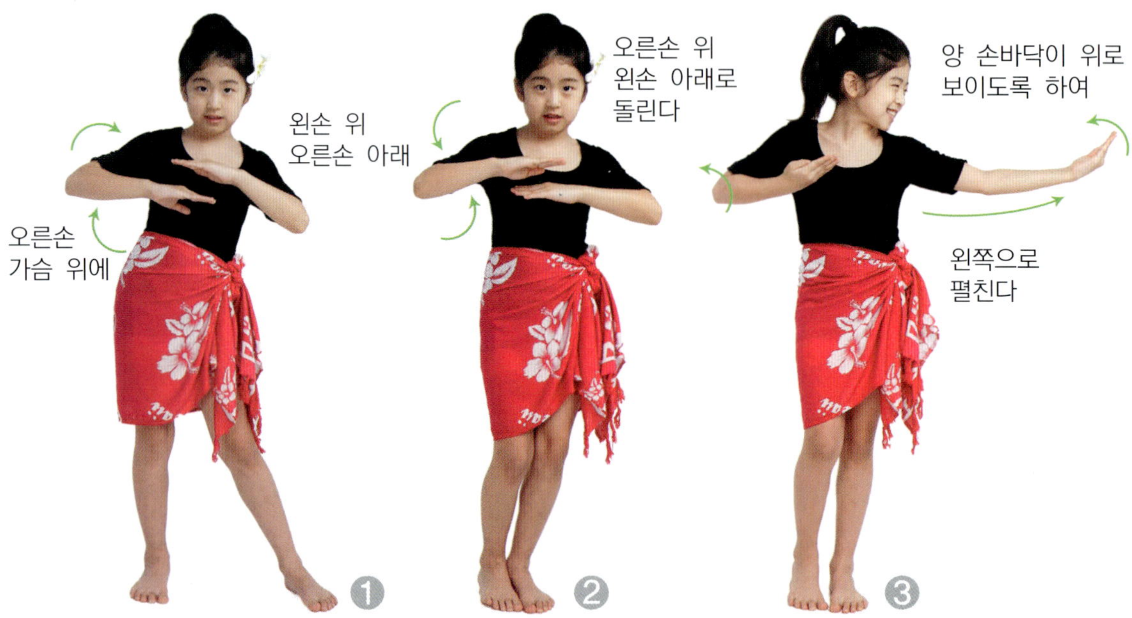

오른손
가슴 위에
왼손 위
오른손 아래
오른손 위
왼손 아래로
돌린다
양 손바닥이 위로
보이도록 하여
왼쪽으로
펼친다

▲ 카홀로 왼쪽 방향(L/R/L/R)

〈간주〉

Step : Kāholo(R/L/R/L, L/R/L/R)

7. 144~146쪽 후렴을 한 후 147쪽 간주를 한다. 간주는 1, 2, 3, 4절 마지막 부분 후 동일한 방법으로 반복한다.

기본 핸드모션 :
왼팔은 가슴 앞에 놓고 오른팔은 오른쪽으로 뻗는다.
양 손바닥을 아래로 향하여 부드럽게
물결치듯(웨이브하며) 손목을 위아래로 흔든다.

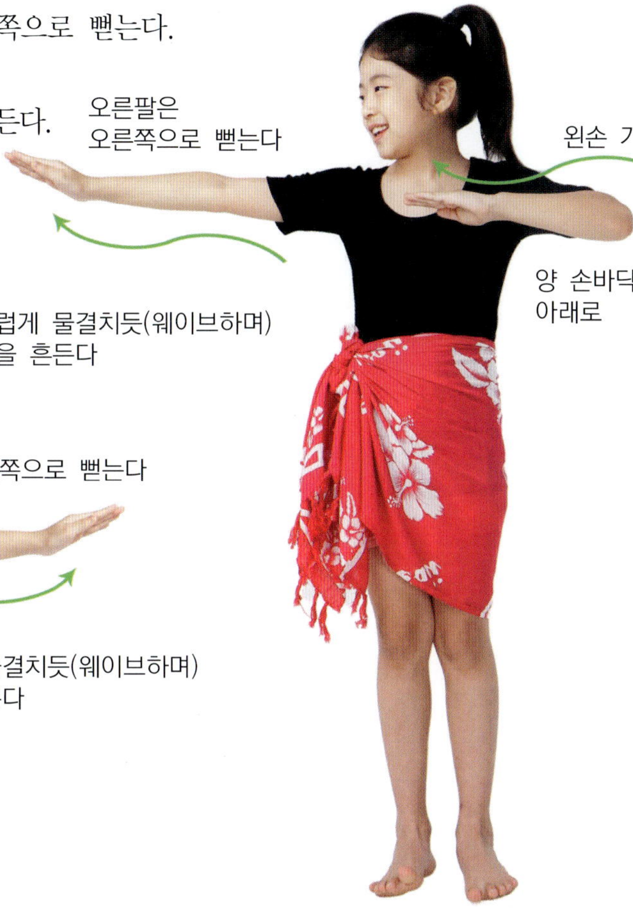

오른팔은
오른쪽으로 뻗는다
왼손 가슴 앞에
양 손바닥을
아래로
부드럽게 물결치듯(웨이브하며)
손목을 흔든다

❶ ▲ 카홀로 오른쪽 방향 R/L/R/L

반대 방향으로 반복한다.

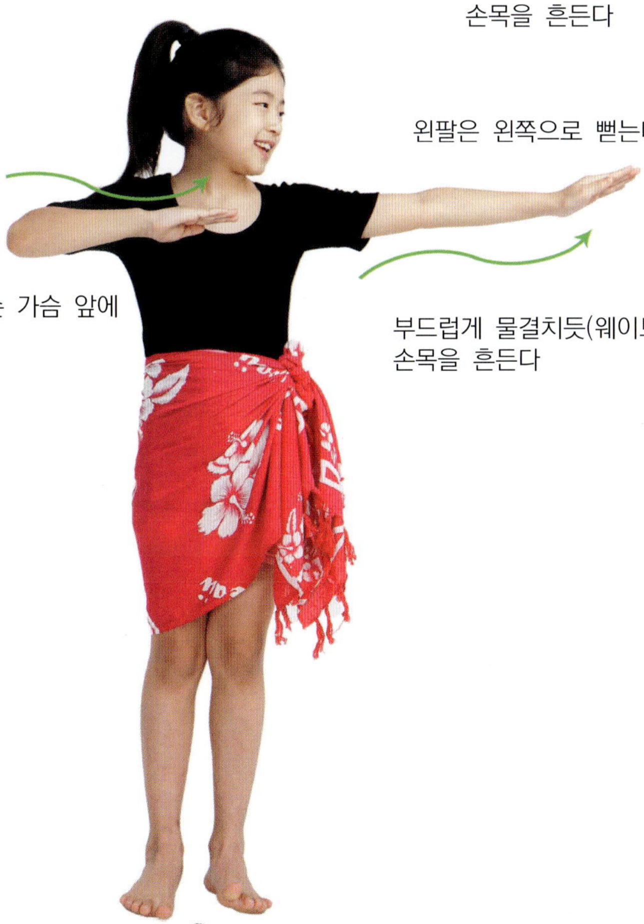

왼팔은 왼쪽으로 뻗는다
오른손 가슴 앞에
부드럽게 물결치듯(웨이브하며)
손목을 흔든다

❷ ▲ 카홀로 왼쪽 방향(L/R/L/R)

142~147쪽의 1절 동작을 1회 반복한다.

❷ I mua, i mua mākou (2회)

Step : Kāholo i mua(R/L/R/L, L/R/L/R)

1. 부드럽게 파도를 표현하며 오른쪽 앞 사선 45도로 이동한다.

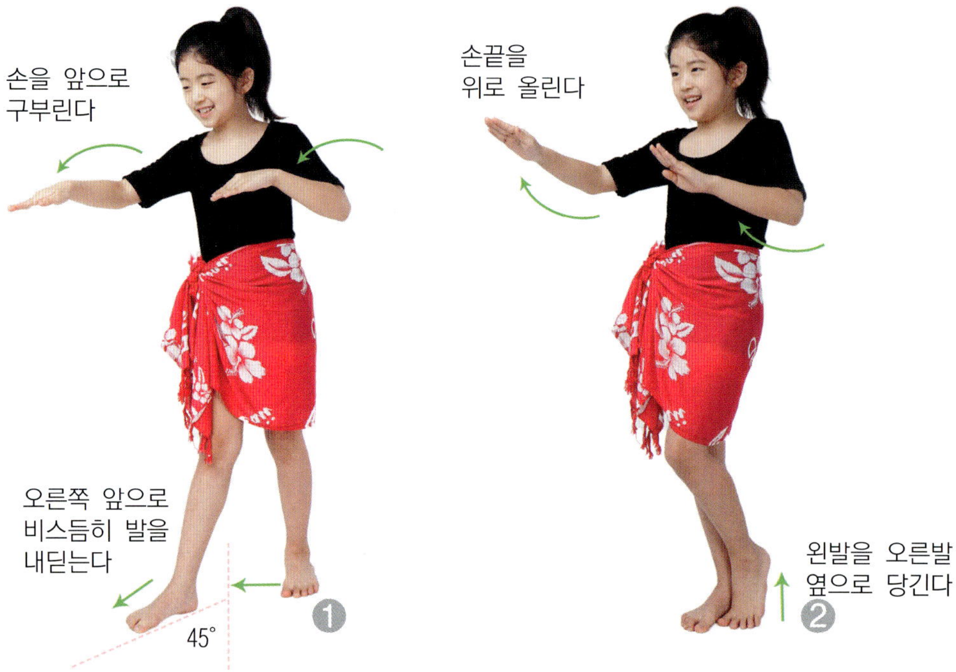

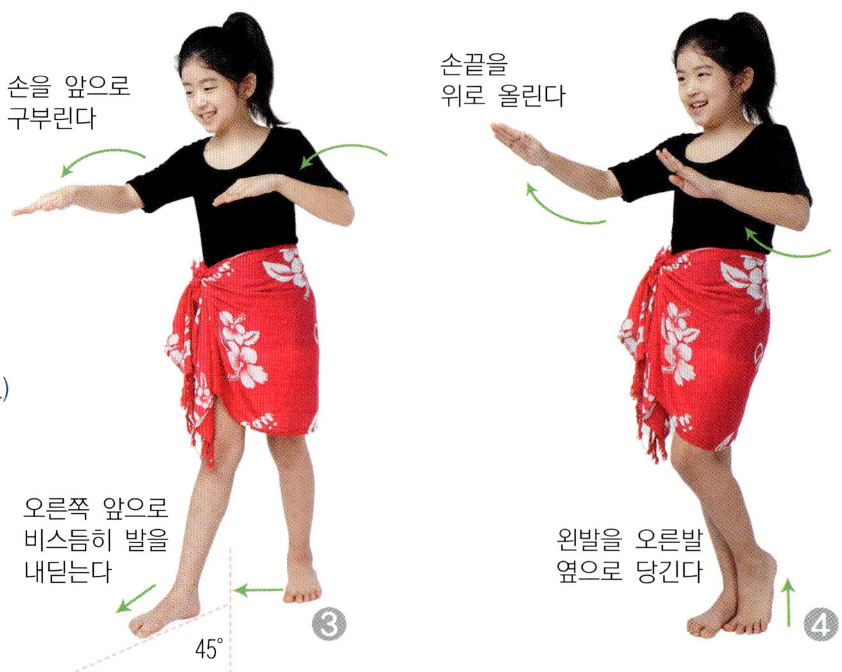

▲ 오른쪽 45도 카홀로 이무아(R/L/R/L)

2. 반대 방향으로 반복한다.

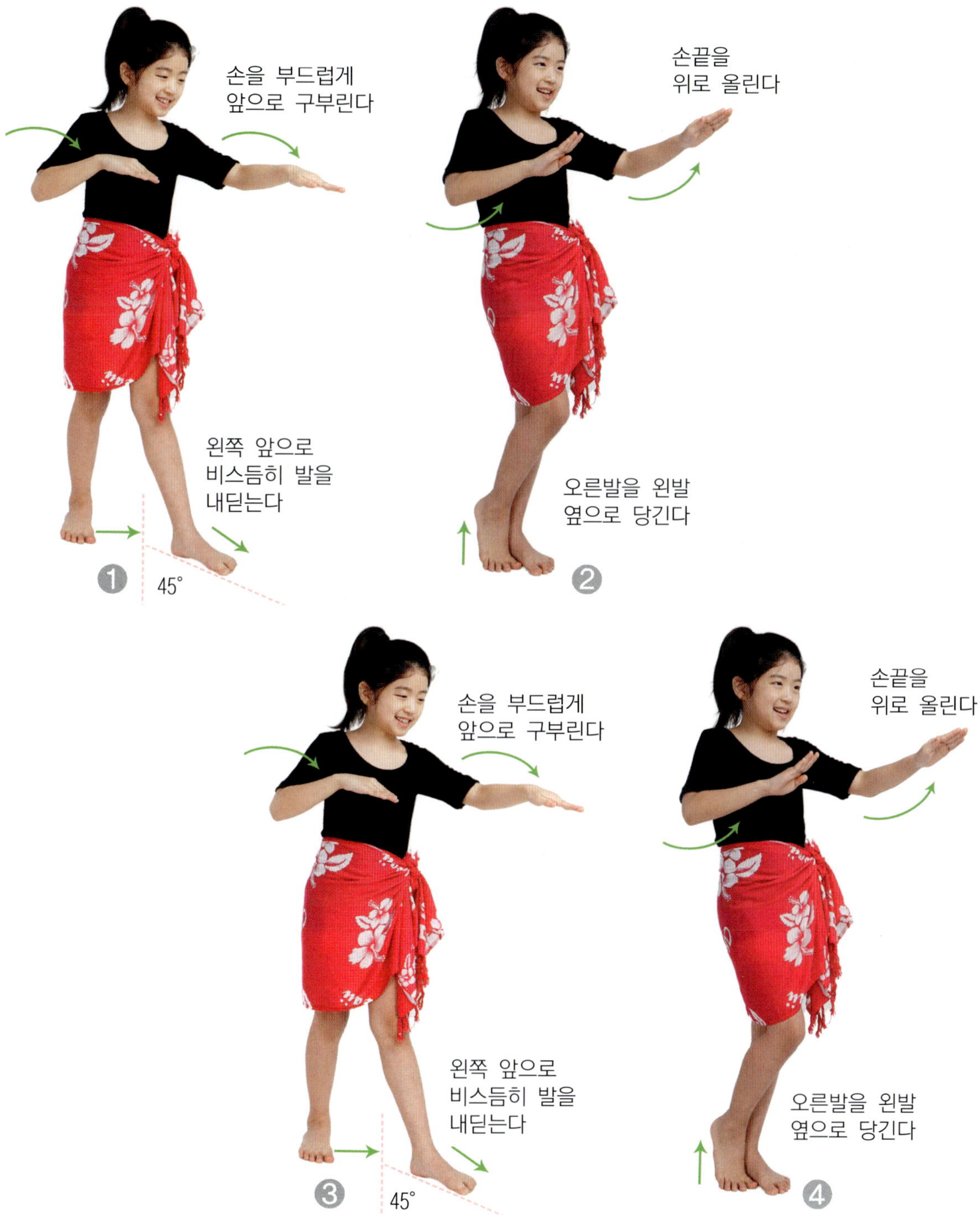

▲ 왼쪽 45도 카홀로 이무아(L/R/L/R)

144~146쪽까지의 후렴을 한 후 147쪽 간주 동작을 하며 처음 제자리로 돌아간다.

③ I hope, i hope mākou (2회)

Step : Kāholo huki(R/L/R/L, L/R/L/R)

1. 왼손은 허리에, 오른손은 오른쪽 가슴 앞에 주먹 쥔 손을 놓는다. 오른쪽 뒤 사선 45도로 오른발, 왼발, 오른발을 번갈아 디딘 후 왼발을 들어 올리며 손뼉을 친다. 시선은 정면을 본다.

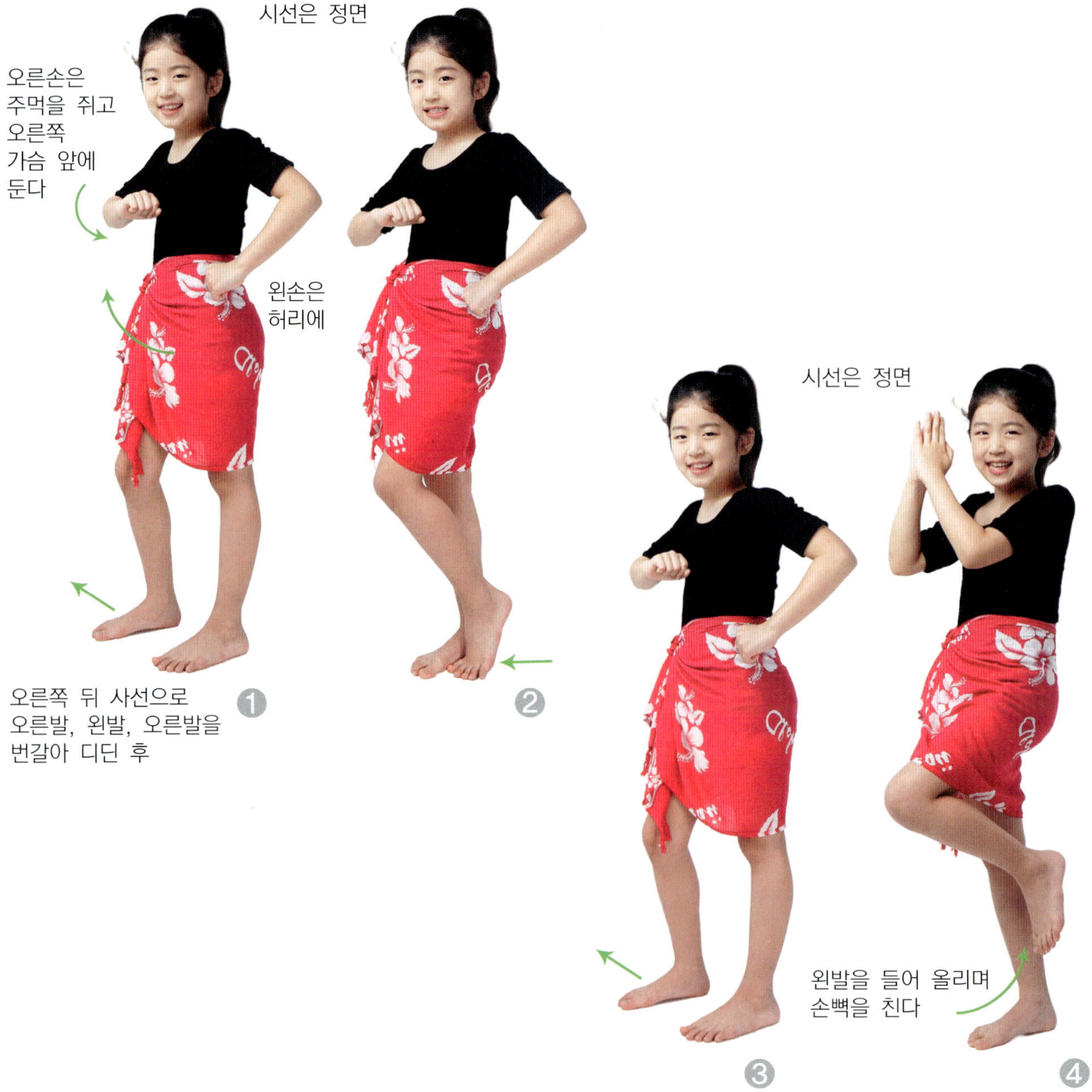

▲ 오른쪽 45도 카홀로 이 호페(R/L/R/L)

2. 반대 방향으로 반복한다.

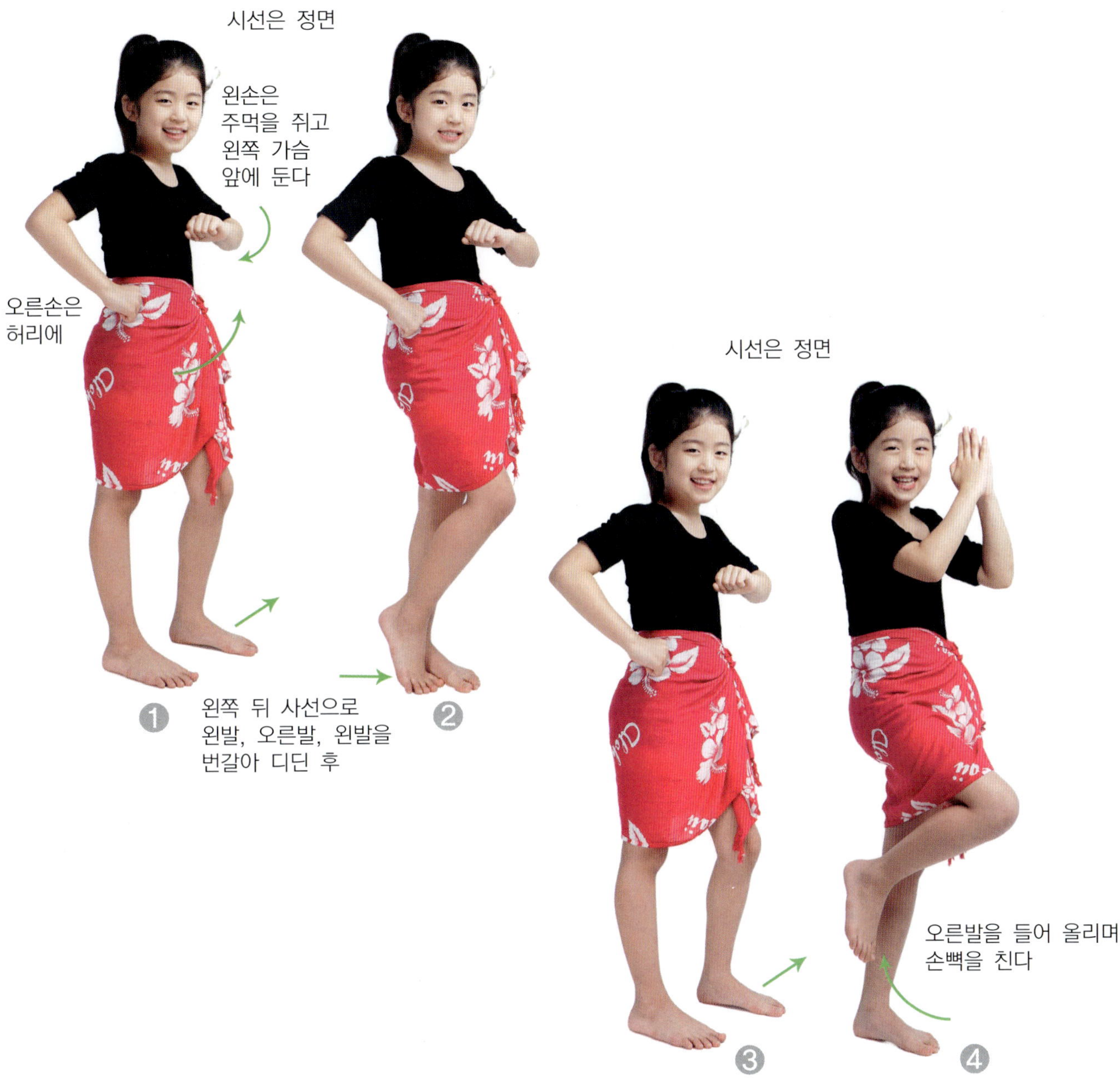

시선은 정면
왼손은
주먹을 쥐고
왼쪽 가슴
앞에 둔다
오른손은
허리에
1
왼쪽 뒤 사선으로
왼발, 오른발, 왼발을
번갈아 디딘 후
2
시선은 정면
오른발을 들어 올리며
손뼉을 친다
3
4

▲ 왼쪽 45도 카홀로 이호페(L/R/L/R)

150~151쪽의 동작을 오른쪽 왼쪽 동일한 방법으로 한번 반복한다.

144~146쪽까지의 후렴을 한 후 147쪽 간주 동작을 하며 처음 제자리로 돌아간다.

❹ Haina, haina ho'i mai

Step: 'O(R/L)

1. 오른손을 입 가까이에 댄 후 오른쪽으로 펼치며 몸을 45도 왼쪽으로 돌려 오른발을 앞 사선으로 내딛는다. 왼쪽의 무게 중심을 오른쪽, 왼쪽, 오른쪽으로 이동하며 오른쪽 45도 방향으로 돌린다.

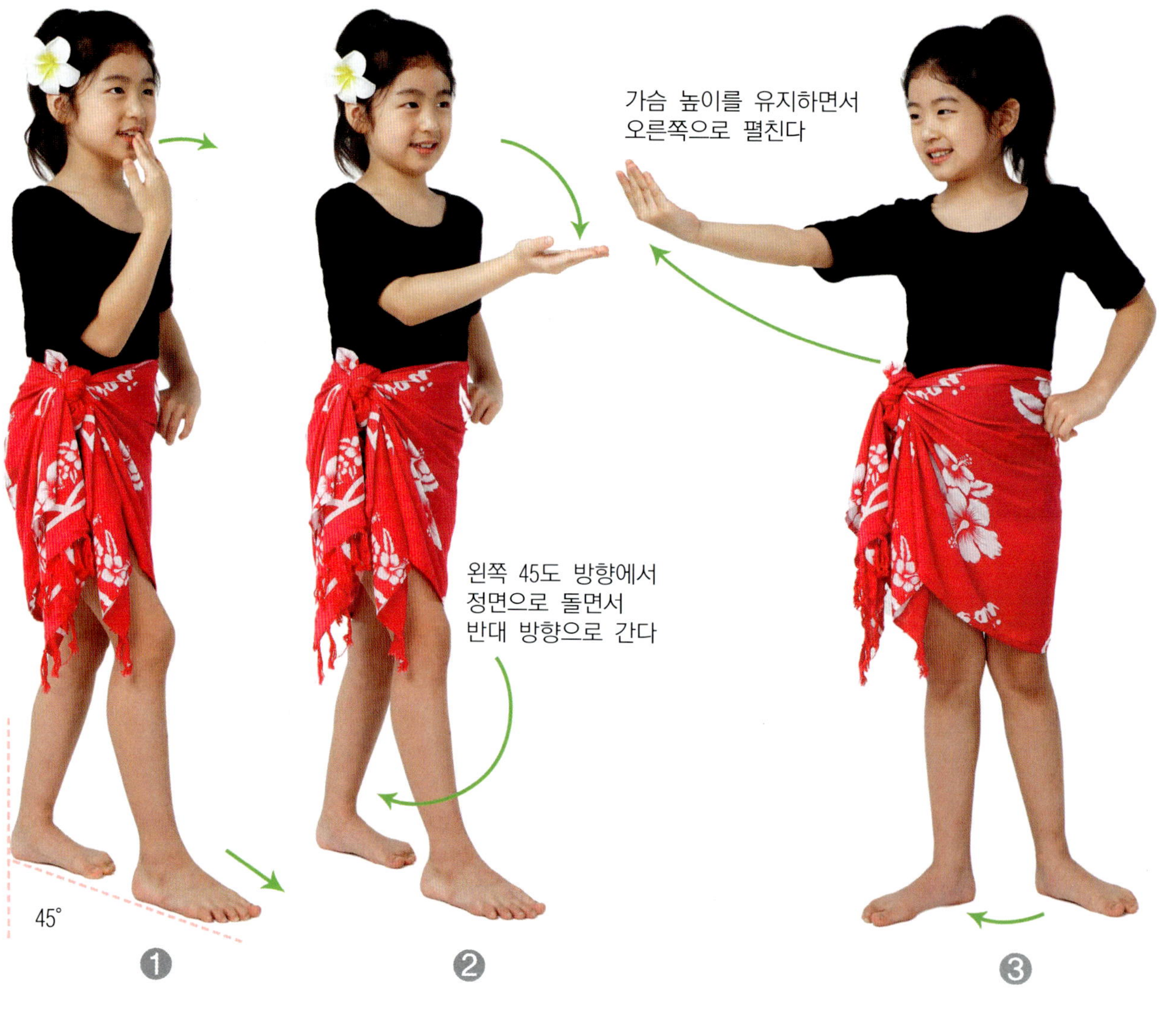

가슴 높이를 유지하면서
오른쪽으로 펼친다
왼쪽 45도 방향에서
정면으로 돌면서
반대 방향으로 간다
45°
❶
❷
❸

▲ 왼쪽 방향 오 스텝(R)

2. 펼친 오른손은 유지하며 같은 방법으로 반대 방향으로 한다.

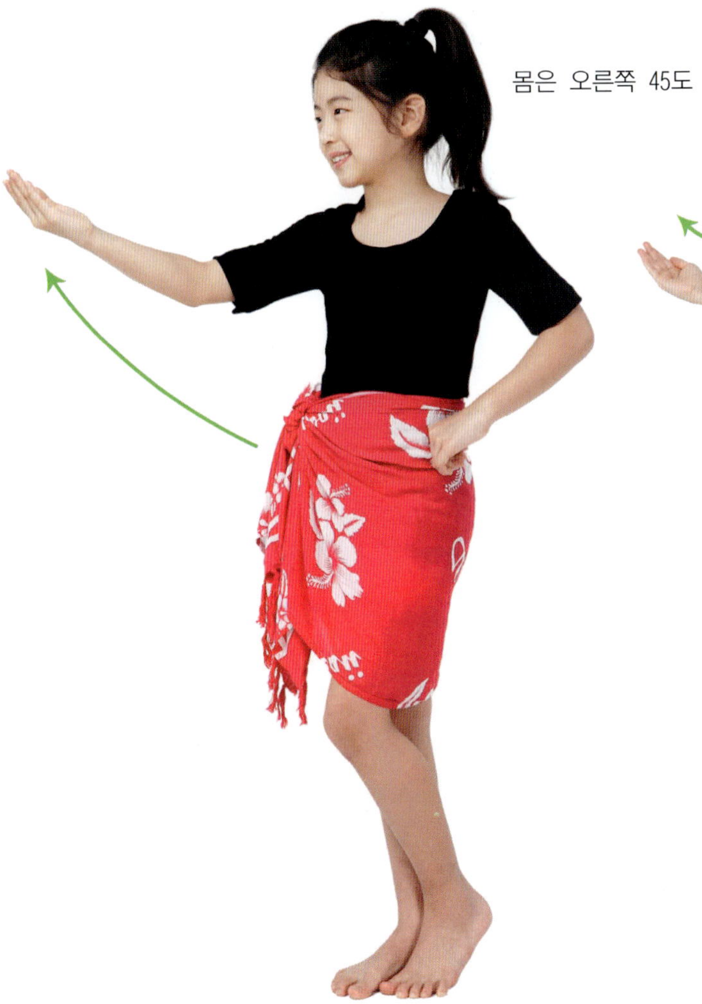
몸은 오른쪽 45도
①

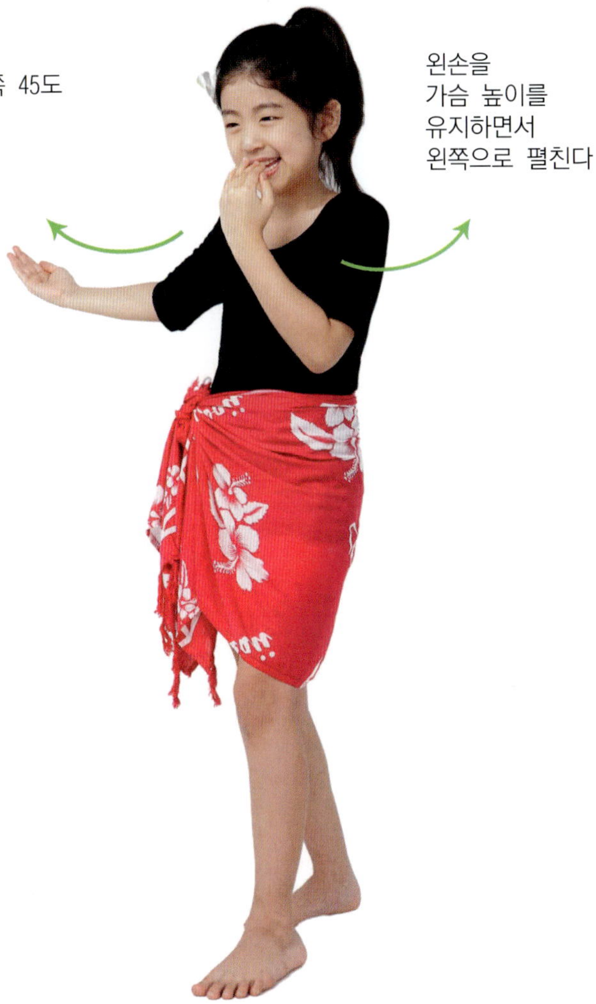
왼손을
가슴 높이를
유지하면서
왼쪽으로 펼친다
②

▲ 오른쪽 방향 오 스텝(L)

E huli, e huli mākou

Step : 'O(R/L)

3. 주먹 쥔 오른손을 오른쪽 가슴 앞에 올리고 몸을 45도 왼쪽으로 돌린다. 오른발을 앞 사선으로 내딛고 왼쪽의 무게 중심을 오른쪽, 왼쪽, 오른쪽으로 이동하며 정면으로 돌린다.
   반대 방향으로 반복한다.

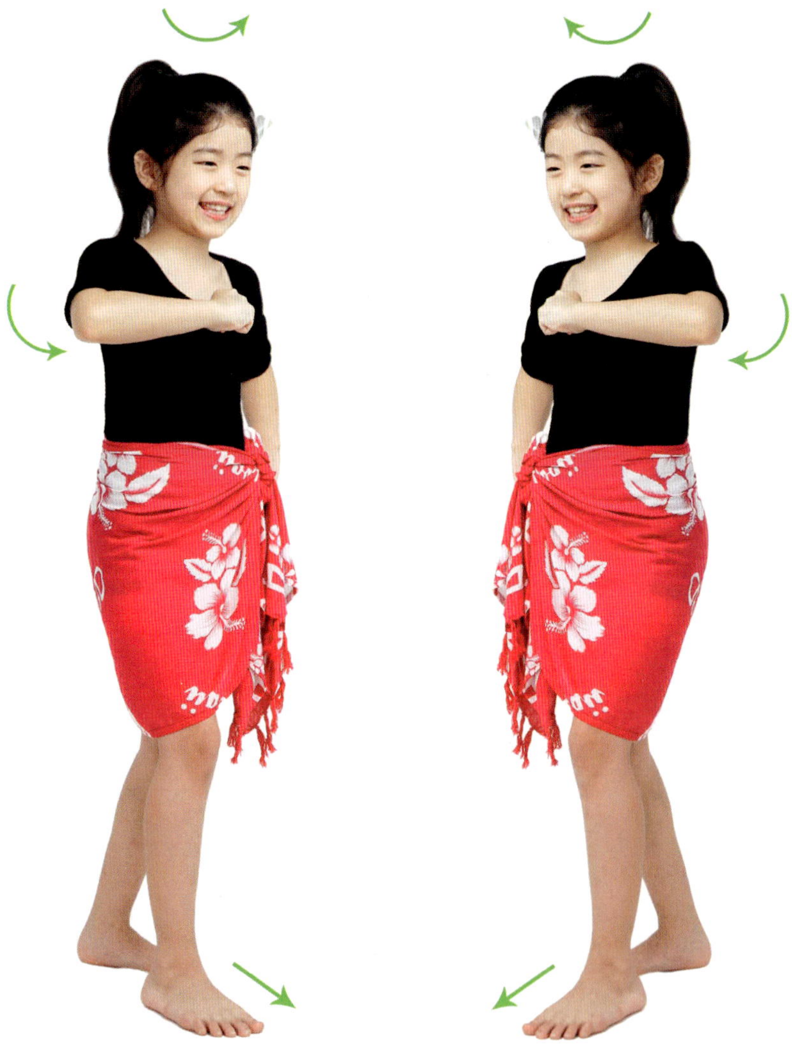

▲ 왼쪽 방향 오 스텝(R) ▲ 오른쪽 방향 오 스텝(L)

144~146쪽까지의 후렴을 한 후 147쪽 간주 동작을 한다. 4절을 1회 반복한다.

4. 마무리 동작으로 오른발을 앞으로 내밀고 양손을 입 가까이 댄 후 앞으로 내밀고 양옆으로 펼치며 마무리 인사를 한다.

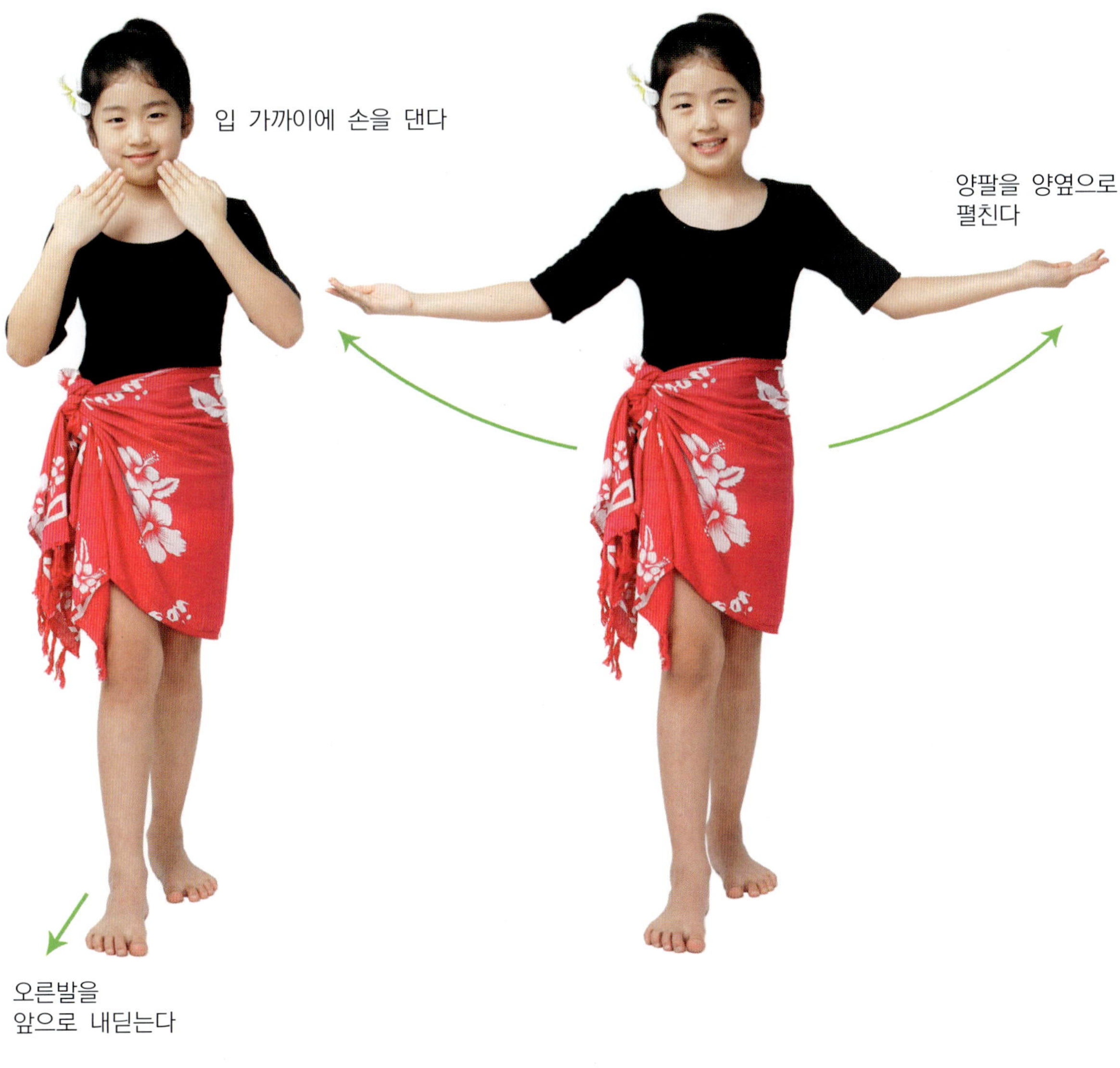
입 가까이에 손을 댄다
양팔을 양옆으로
펼친다
오른발을
앞으로 내딛는다

2

훌라 아우아나
Hula Auana

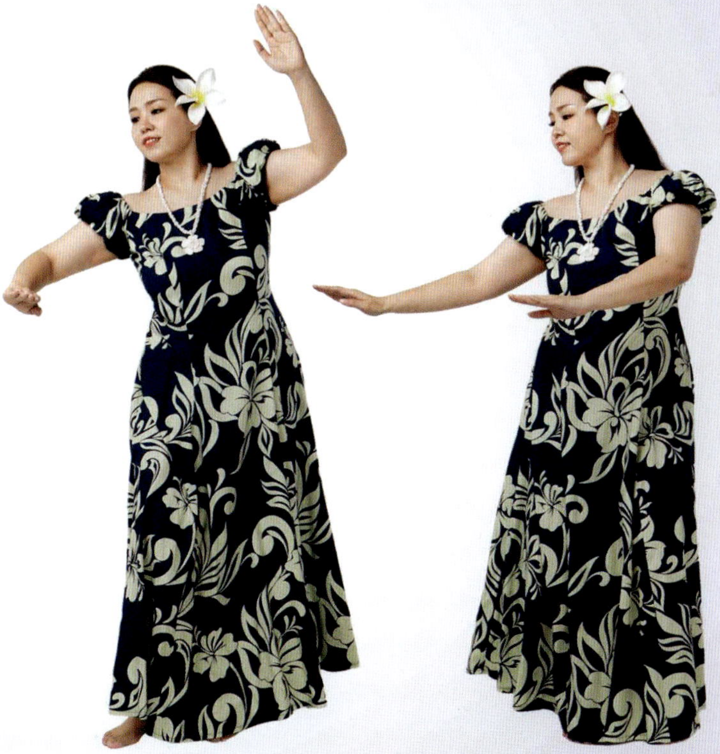

훌라 아우아나 장르에서 소개할 작품은 쿠무 훌라 코디 푸에오 파타(Cody Pueo Pata)가 노래한 〈홀레이(Hōlei)〉이다. 하와이 빅아일랜드 고지대에는 오래된 칼라파나 마을이 있었는데, 1990년 화산폭발로 마을은 파괴되고 매몰되어버렸다. 일명 홀레이라는 이곳은 해안 절벽 사이로 부딪치는 파도소리가 매우 웅장하다. 지금은 화산재로 검은 땅으로 변해버린 칼라파나를 생각하며 코디 푸에오 파타의 호소력 짙은 음색과 차분한 멜로디로 자연에 대한 경외심과 겸손함을 동시에 느낄 수 있는 작품이다.

이 작품에 사용된 스텝

- 카오 스텝
- 카홀로 스텝 / 딥 카홀로 스텝
- 헬라 스텝
- 오 스텝

노래 : 코디 푸에오 파타(Cody Pueo Pata)

홀레이(Hōlei)

Traditional

‘O Kalapana, kai leo nui,	그것은 칼라파나 위대한 소리를 가진 바다.
Ua lono ka uka o Hōlei,	고지대의 홀레이는 들었다.
He uwā lā Kalapana, ē,	노호(굉음을 내는)하는 칼라파나
Kuli wale, kuli wale i ka leo,	귀가 먹먹하다. 진정 그 소리로 인해 귀가 먹먹하다.
He leo no ke kai, ē.	그것은 바다의 소리다.

〈전주〉

Step : ka'o(R/L/R/L)

양손은 파우의 옆을 잡고 무게 중심을 이동시키며 힙을 좌우로 흔든다.
모든 동작의 시선은 손을 따라간다.

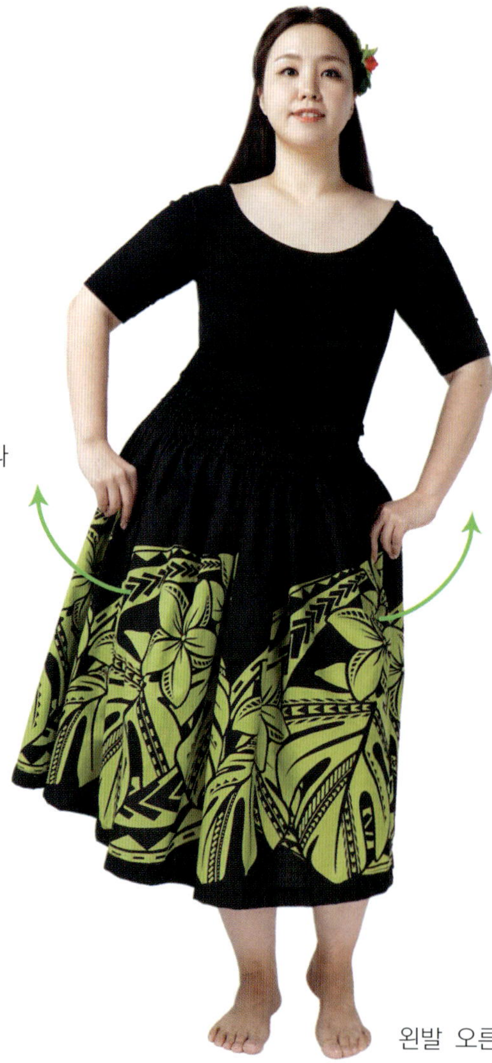

1 'O Kalapana

Step : Dip Kāholo(R/L/R/L, L/R/L/R)

1. 양손의 손바닥을 아래로 하여 오른쪽 사선으로 뻗어 손목과 손등을 부드럽게 눌러주며 오른쪽 방향으로 이동한다. 오른손은 손바닥이 위로 향하도록 돌리고 왼손은 위쪽 방향으로 높게 들어올린다.

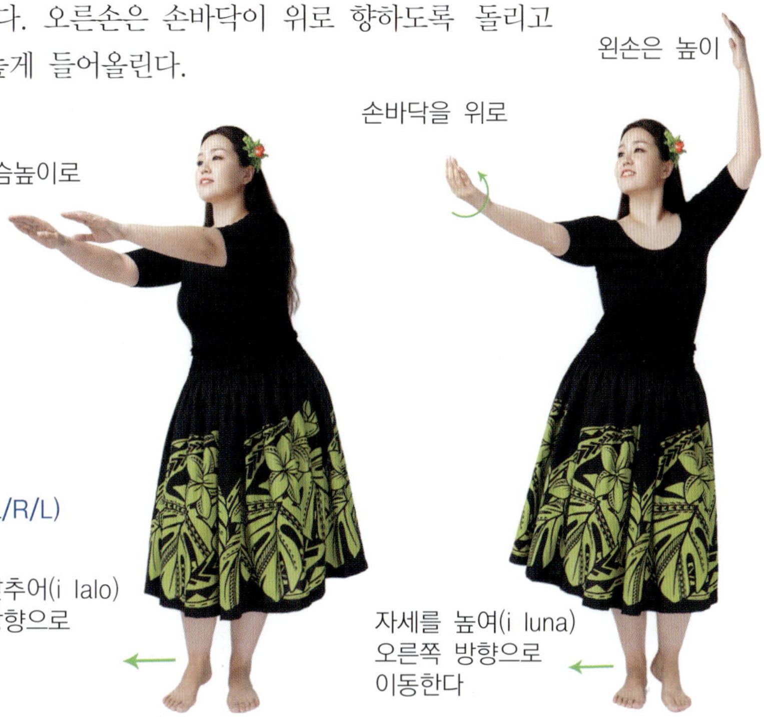

왼손은 높이
손바닥을 위로
손은 가슴높이로
자세를 낮추어(i lalo)
오른쪽 방향으로
이동한다
자세를 높여(i luna)
오른쪽 방향으로
이동한다

▲ 오른쪽 방향으로 카홀로(R/L/R/L)

2. 반대 방향으로 반복한다.

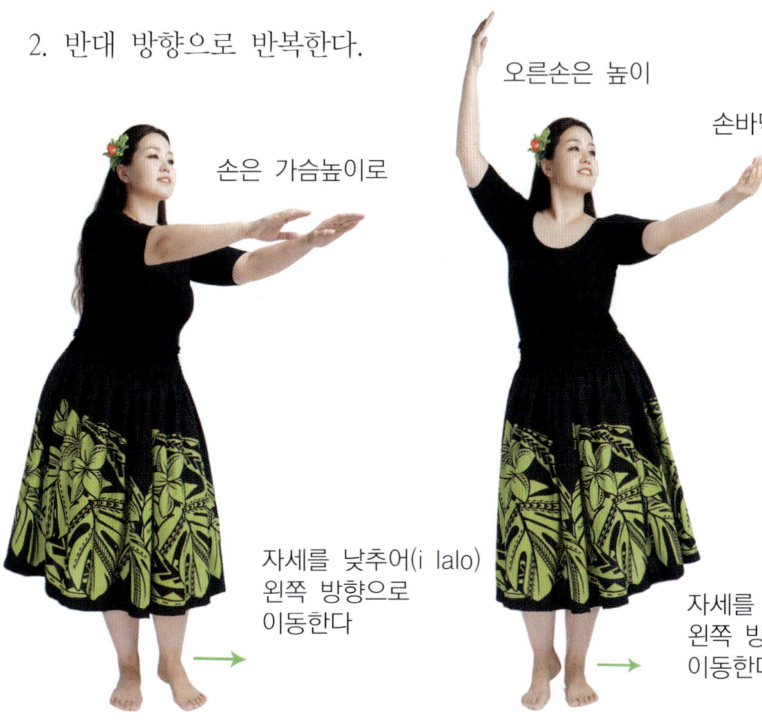

오른손은 높이
손바닥을 위로
손은 가슴높이로
자세를 낮추어(i lalo)
왼쪽 방향으로
이동한다
자세를 높여(i luna)
왼쪽 방향으로
이동한다

▲ 왼쪽 방향으로 카홀로(L/R/L/R)

kai leo nui

Step : Kāholo(R/L/R/L, L/R/L/R)

3. 왼쪽 방향에 있던 양손을 오른손, 왼손, 오른손을 번갈아 둥글게 감으며 오른쪽 사선으로 뻗는다.

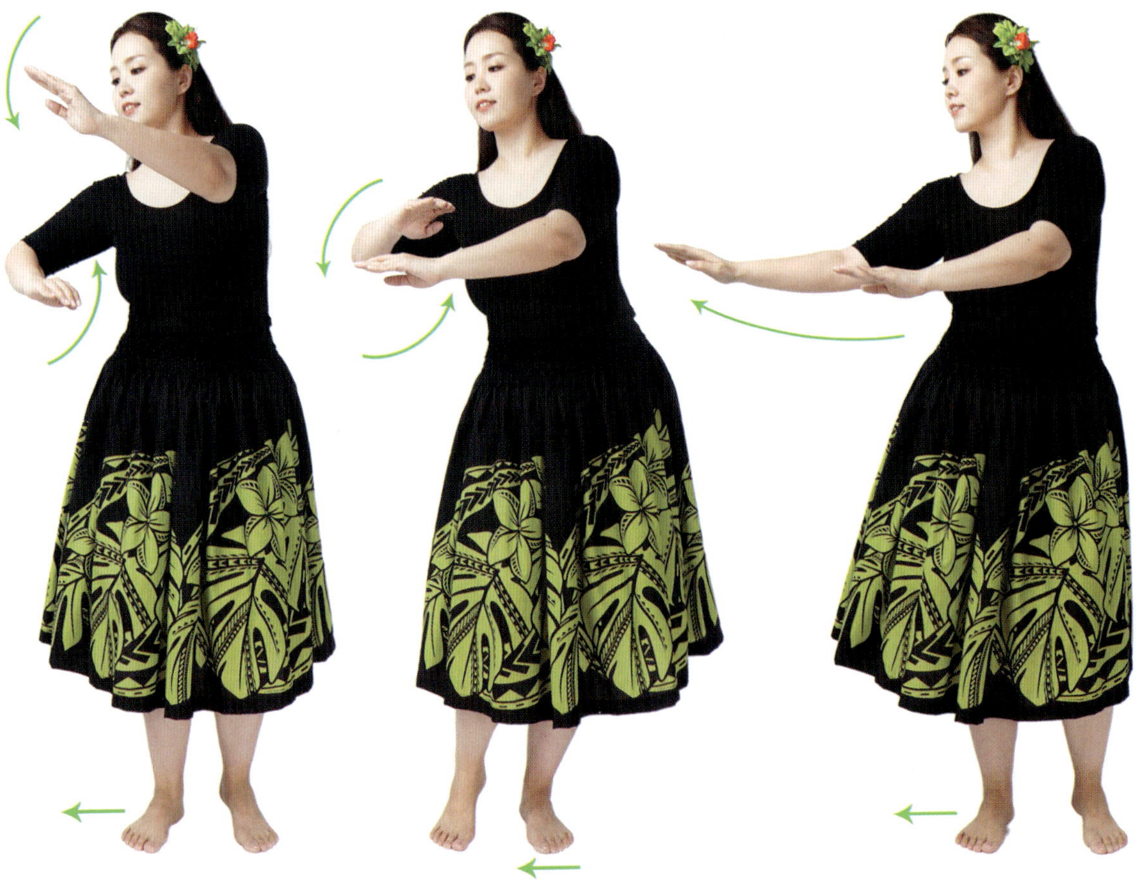

❶ ❷ ❸

▲ 오른쪽으로 카홀로(R/L/R/L)

4. 양손을 왼쪽으로 돌려 한번 물결친 후 오른손은 입가에 손을 대고 왼손은 사선 위로 뻗는다.

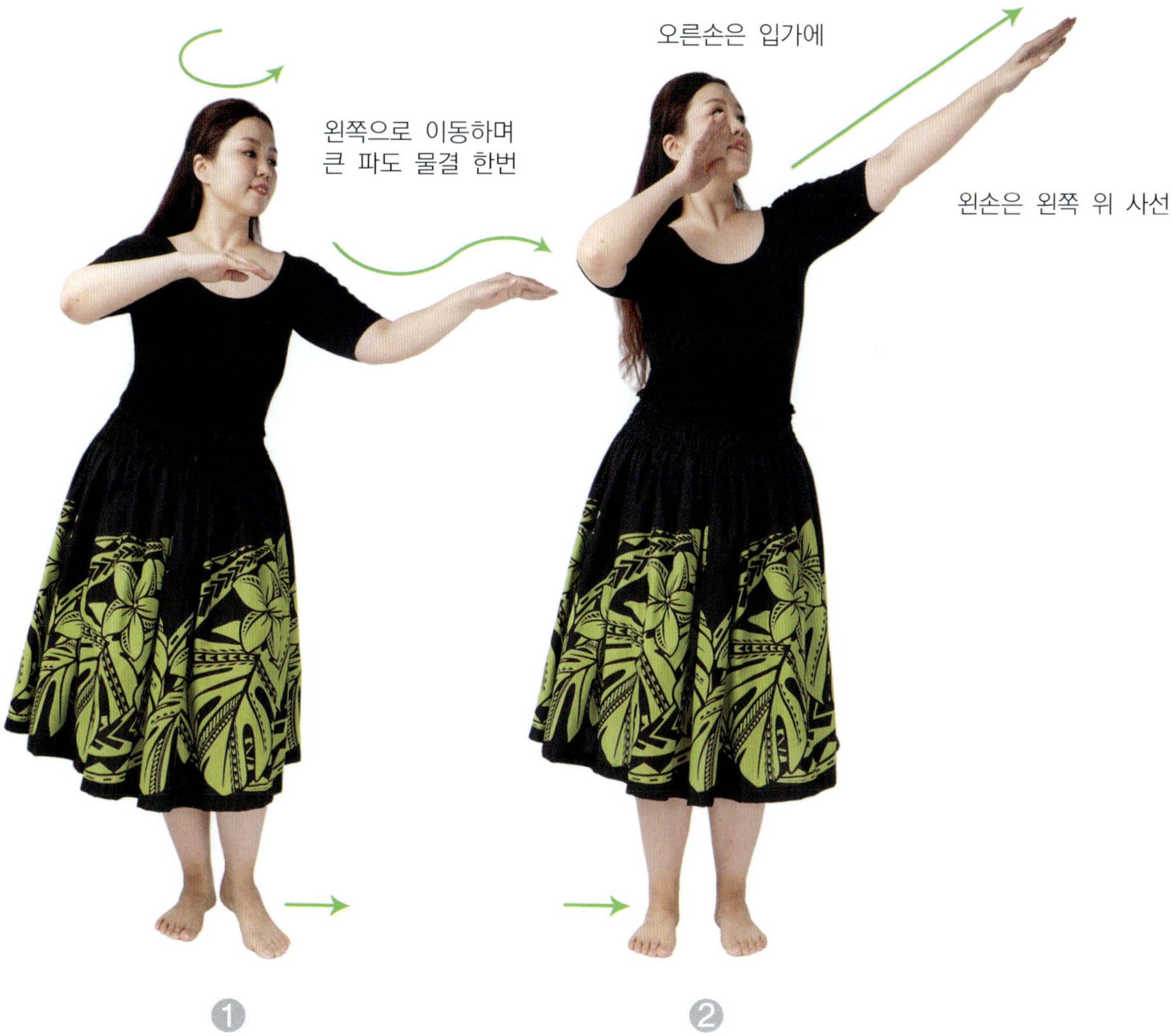
오른손은 입가에
왼쪽으로 이동하며
큰 파도 물결 한번
왼손은 왼쪽 위 사선
❶
❷

▲ 왼쪽으로 카홀로(L/R/L/R)

2 Ua lono ka uka

Step : Kāholo(R/L/R/L, L/R/L/R)

1. 왼손은 귓가에 대고 오른손은 왼쪽 위 사선으로 뻗은 자세를 유지하여 오른쪽 위 사선으로 이동한다.

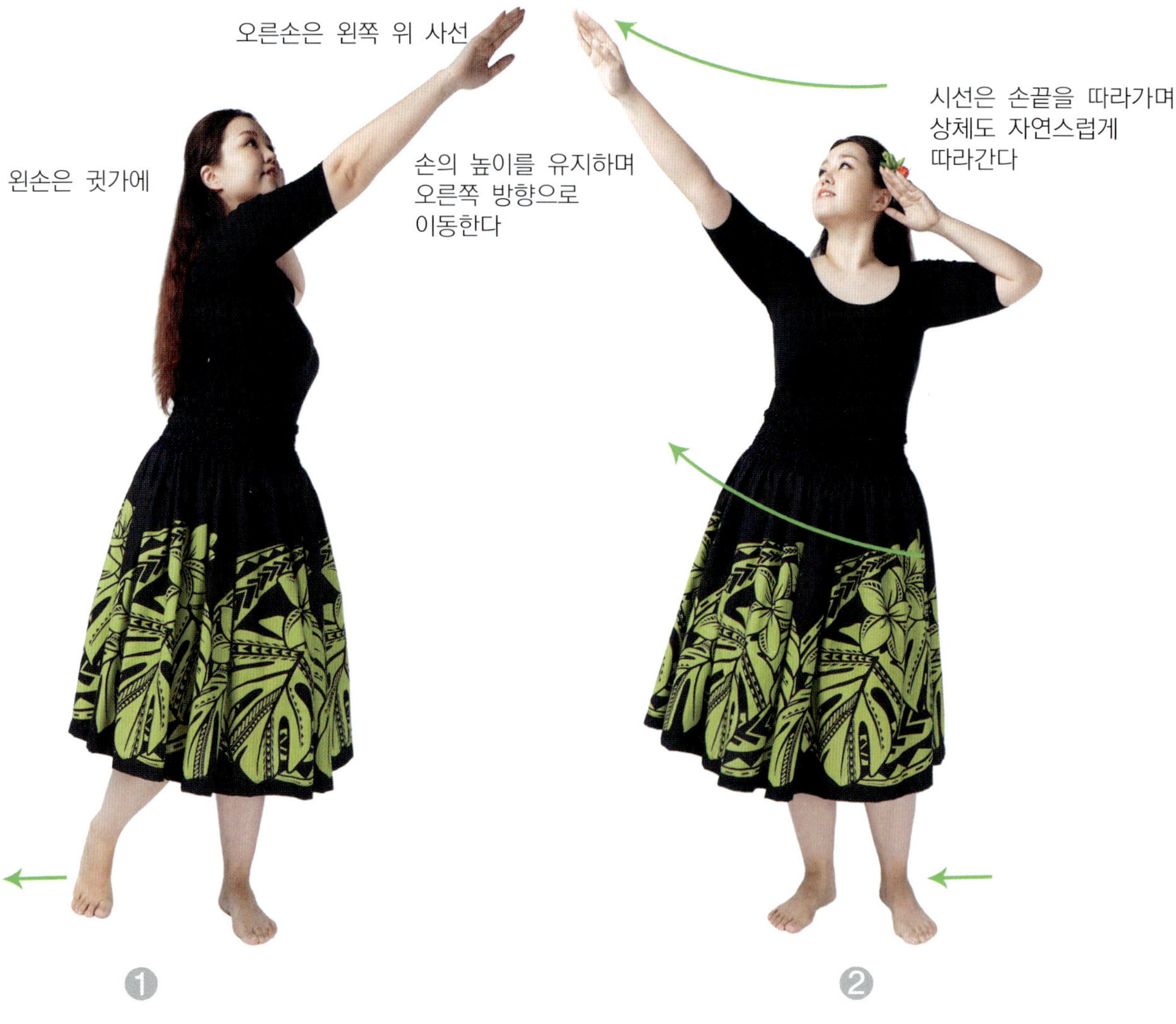

오른손은 왼쪽 위 사선
왼손은 귓가에
손의 높이를 유지하며
오른쪽 방향으로
이동한다
시선은 손끝을 따라가며
상체도 자연스럽게
따라간다
1
2

▲ 오른쪽으로 카홀로(R/L/R/L)

2. 양손 위치를 바꾸어 왼쪽으로 이동한다.

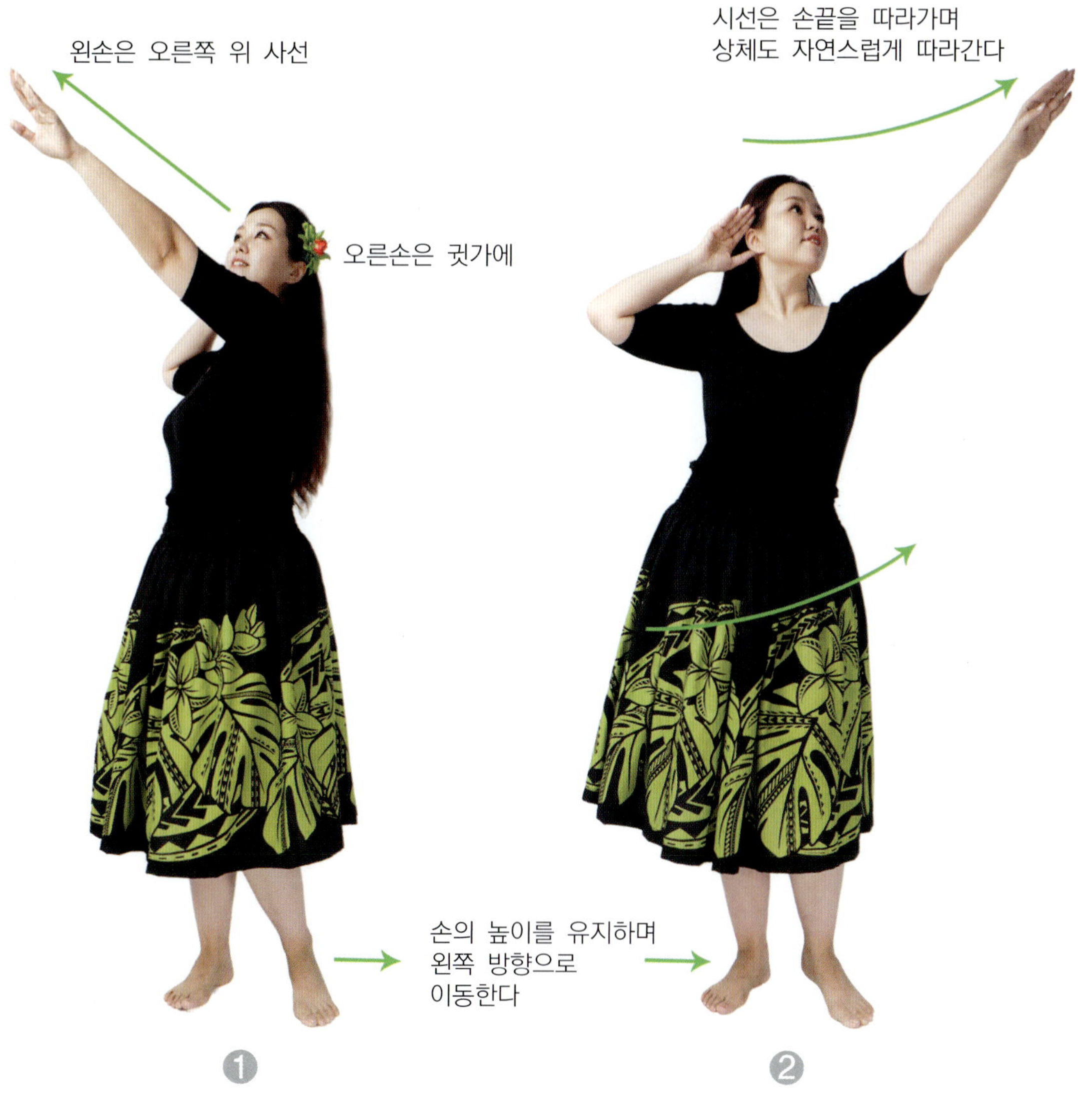
왼손은 오른쪽 위 사선
오른손은 귓가에
시선은 손끝을 따라가며
상체도 자연스럽게 따라간다
손의 높이를 유지하며
왼쪽 방향으로
이동한다
❶
❷

▲ 왼쪽으로 카홀로(L/R/L/R)

o Hōlei

Step : Kāholo(R/L/R/L, L/R/L/R)

3. 양손을 왼쪽 위로 모아 오른손을 오른쪽으로 펼친다.

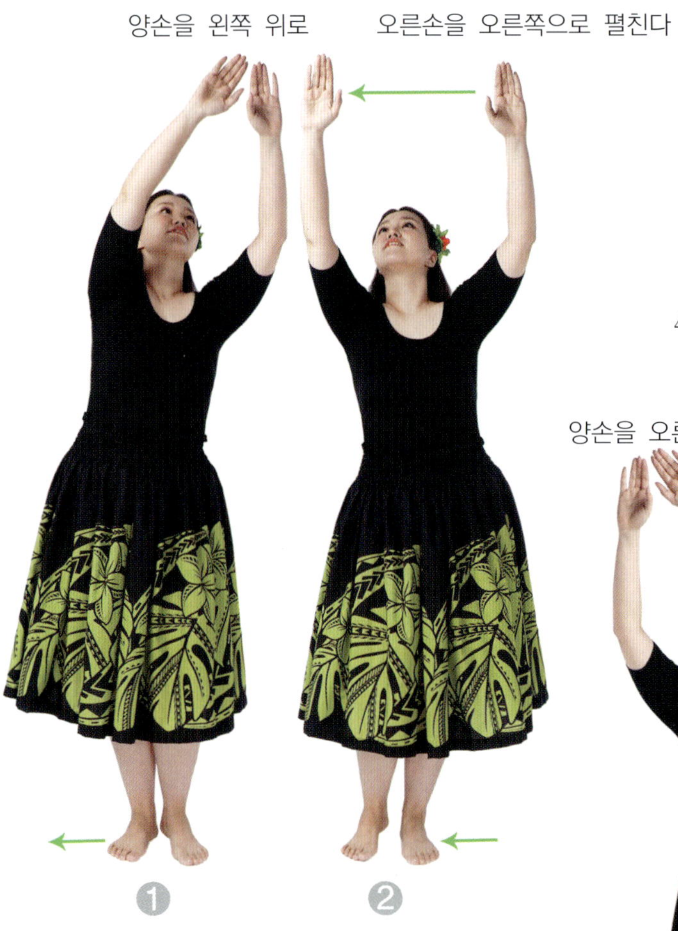

양손을 왼쪽 위로
오른손을 오른쪽으로 펼친다
1
2

▲ 오른쪽으로 카홀로(R/L/R/L)

4. 반대 방향으로 반복한다.

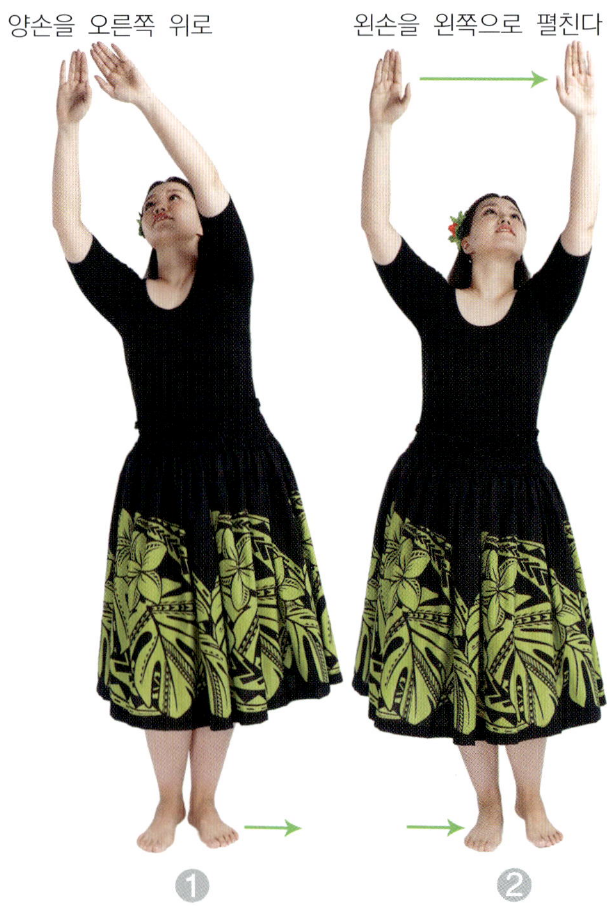

양손을 오른쪽 위로
왼손을 왼쪽으로 펼친다
1
2

▲ 왼쪽으로 카홀로(L/R/L/R)

❸ He uwā lā Kalapana,

Step : Dip Kāholo(R/L/R/L, L/R/L)

1. 위에 펼쳤던 양손을 아래로 원을 그리며 가슴 앞에 두 손을 모은다.

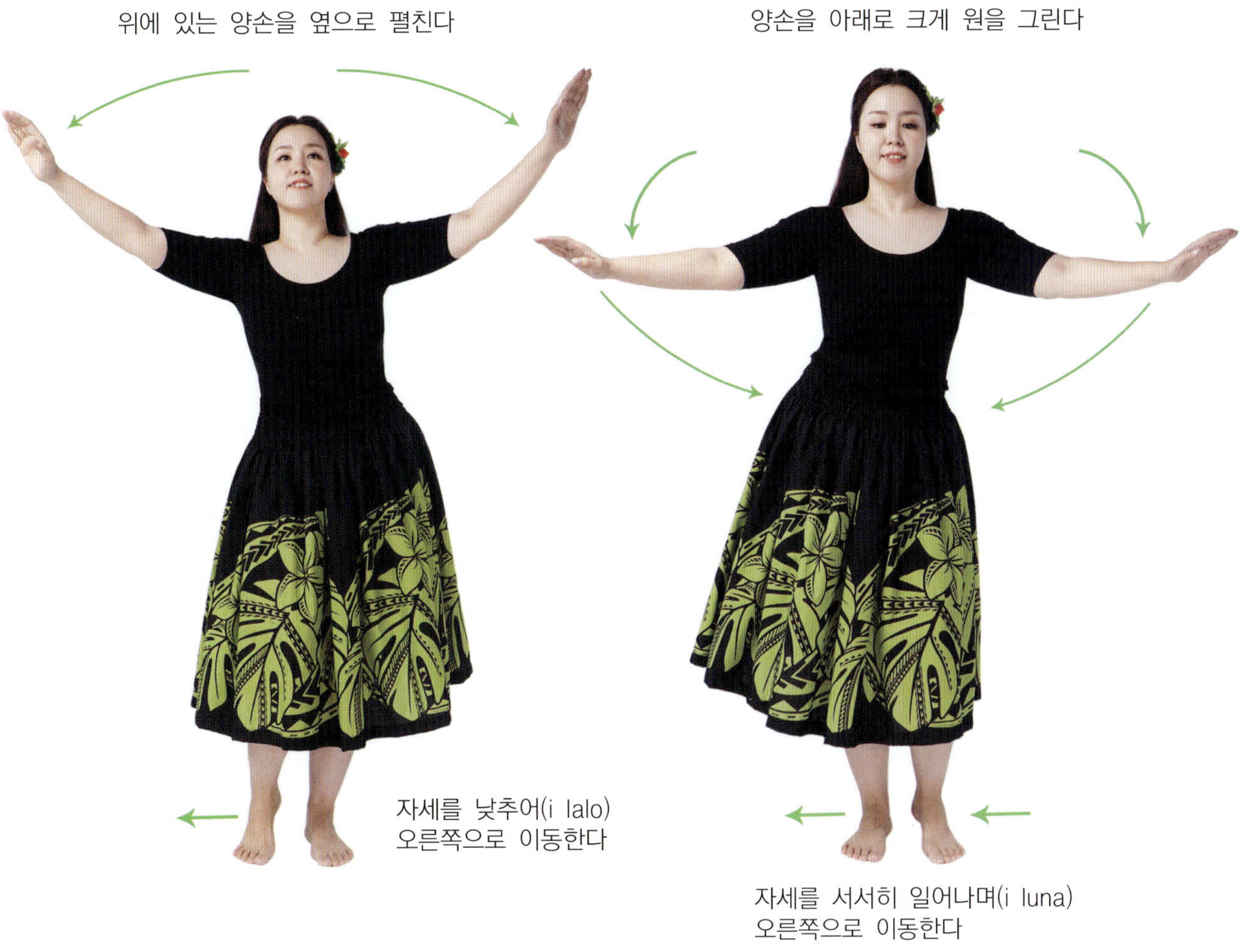
위에 있는 양손을 옆으로 펼친다
양손을 아래로 크게 원을 그린다
자세를 낮추어(i lalo)
오른쪽으로 이동한다
자세를 서서히 일어나며(i luna)
오른쪽으로 이동한다

▲ 오른쪽으로 카홀로(R/L/R/L)

2. 모은 양손을 머리 위로 올린다.

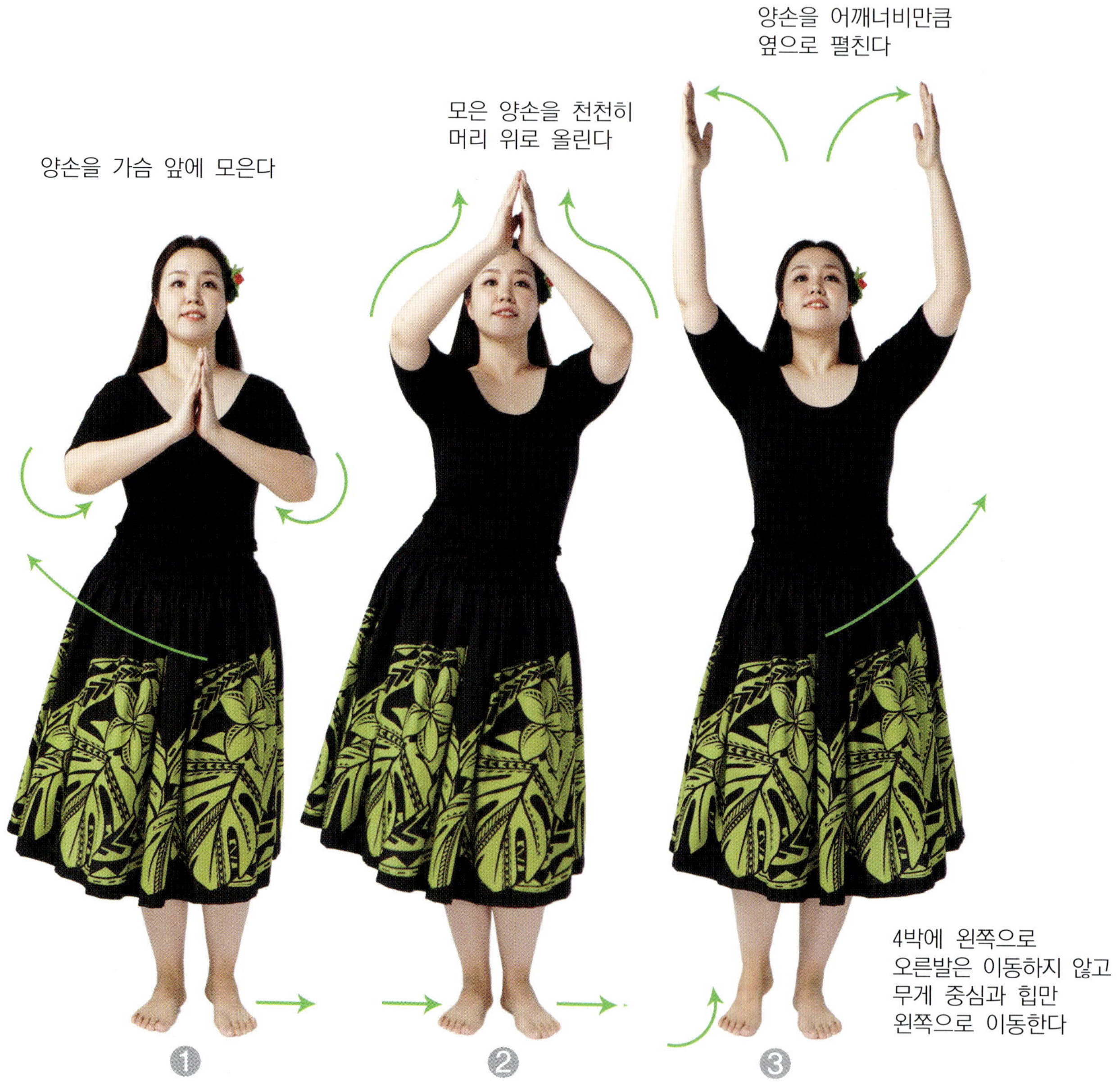
양손을 어깨너비만큼
옆으로 펼친다
모은 양손을 천천히
머리 위로 올린다
양손을 가슴 앞에 모은다
4박에 왼쪽으로
오른발은 이동하지 않고
무게 중심과 힘만
왼쪽으로 이동한다
❶
❷
❸

▲ 왼쪽으로 카홀로(L/R/L)

ē,

Step : Ka'o(R/L/R/L)

3. 왼손은 같은 위치를 유지하고 오른손은 가슴 높이 오른쪽 사선 45도로 뻗으며 카오를 한다.
4. 반대 방향으로 반복한다.

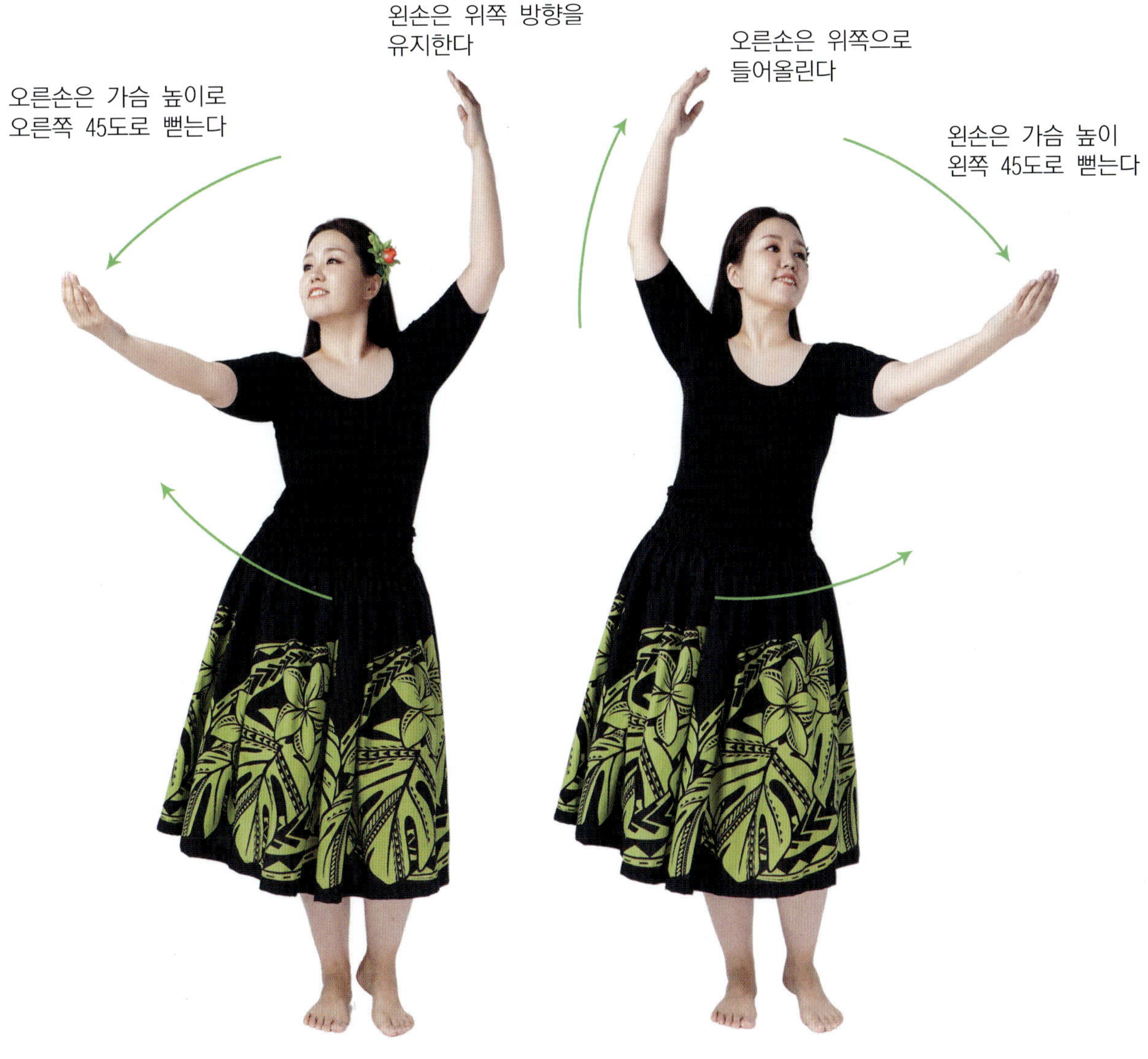

왼손은 위쪽 방향을 유지한다
오른손은 가슴 높이로 오른쪽 45도로 뻗는다
오른손은 위쪽으로 들어올린다
왼손은 가슴 높이 왼쪽 45도로 뻗는다

▲오른쪽 카오(R) 왼쪽 카오(L)　　▲ 오른쪽 카오(R) 왼쪽 카오(L)

❹ Kuli wale, kuli wale

Step : Dip Kāholo(R/L/R/L, L/R/L/R)

1. 기본 아이하아 자세보다 더 낮은 자세에서 양손을 귓가에 대고 주먹을 쥔 후 서서히 일으키며 위쪽으로 타원형을 그리며 펼쳐준다.

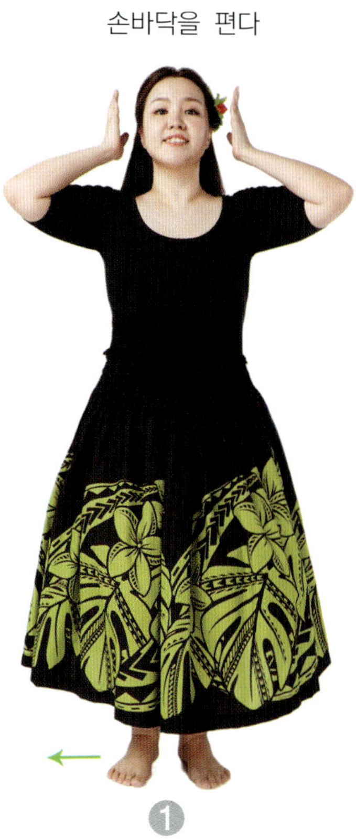

손바닥을 편다
❶

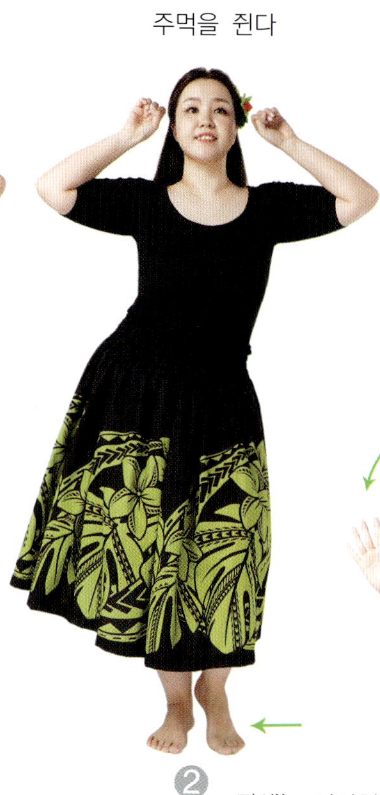

주먹을 쥔다
❷

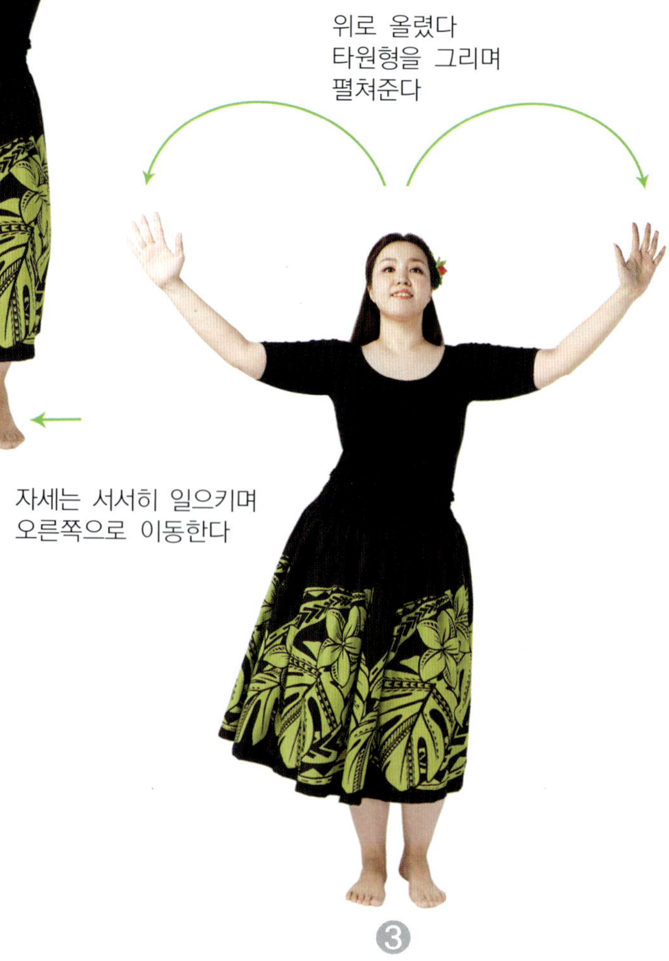

위로 올렸다
타원형을 그리며
펼쳐준다
자세는 서서히 일으키며
오른쪽으로 이동한다
❸

▲ 자세를 낮추어 오른쪽으로 카홀로(R/L)
자세를 높여 오른쪽으로 카홀로(R/L)

2. 반대 방향으로 반복한다.

i ka leo

Step : Hela(R/L/R/L)

3. 오른발, 왼발을 번갈아 앞 사선으로 뻗으며, 양손을 입가에 손을 모아 서서히 위쪽으로 4박자에 나누어 들어올린다.

양손을 입가에 모은다

양손을 앞으로 올린다

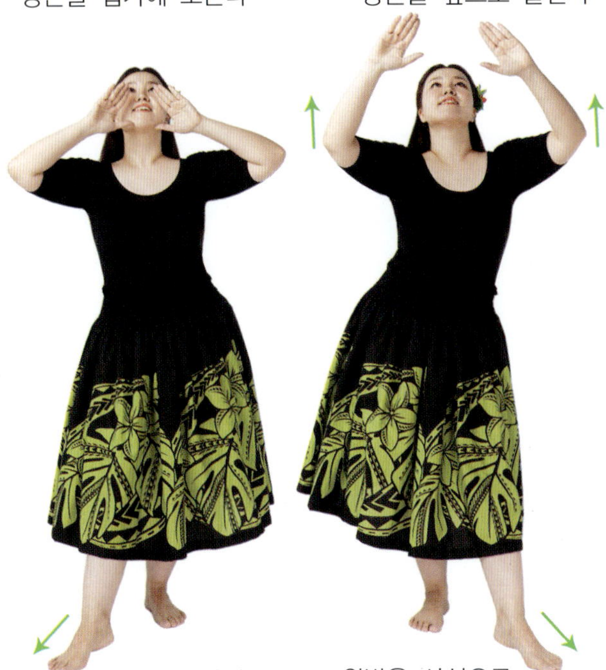

오른발을 사선으로 내딛는다

왼발을 사선으로 내딛는다

① 〈1박〉

▲ 오른발 헬라(R)

② 〈2박〉

▲ 왼발 헬라(L)

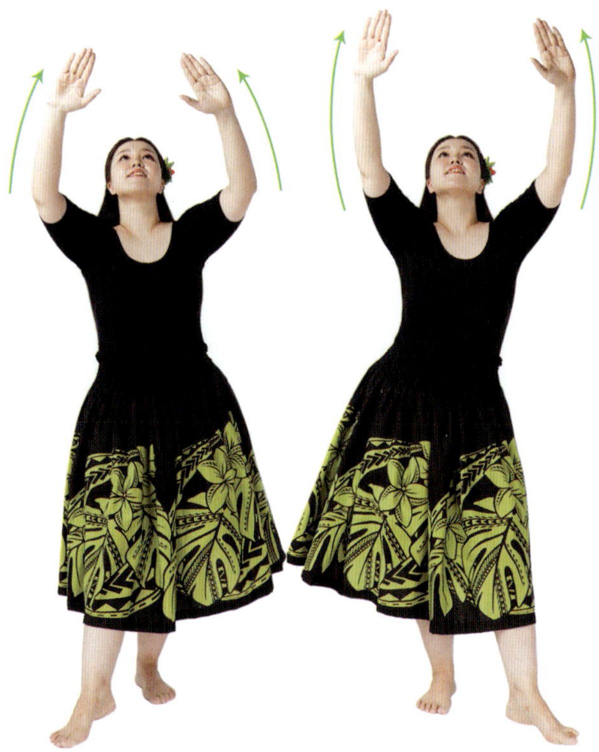

③ 〈3박〉

▲ 오른발 헬라(R)

④ 〈4박〉

▲ 왼발 헬라(L)

5 He leo

Step : ʻO(i hope, R/L)

1. 몸 전체를 오른쪽 45도로 틀어 오른발을 뒤로 내딛고 오른손은 입가에 대고 왼손은 오른쪽 사선 위로 뻗는다.

2. 반대 방향으로 반복한다.

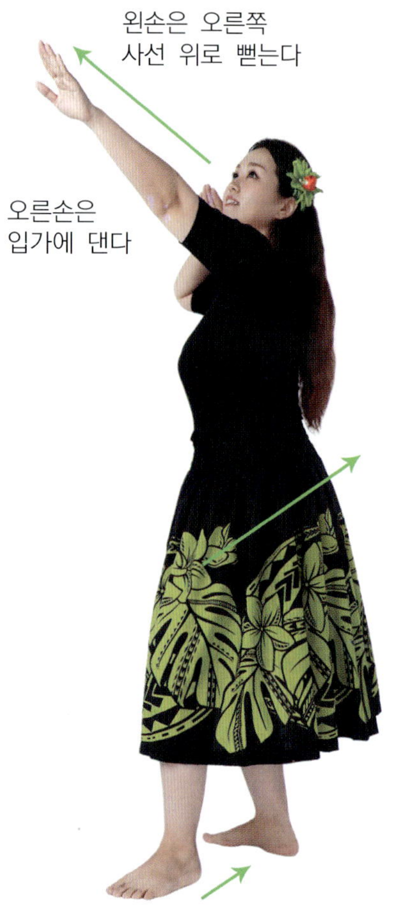
왼손은 오른쪽
사선 위로 뻗는다
오른손은
입가에 댄다

▲ 오른발 오 스텝(i hope)

왼쪽에 무게 중심과 힘을 오른쪽 왼쪽으로 이동하며 뒤쪽에 있는 오른발을 왼발 옆에 끌어와 반대 방향으로 몸을 돌려 반복한다.

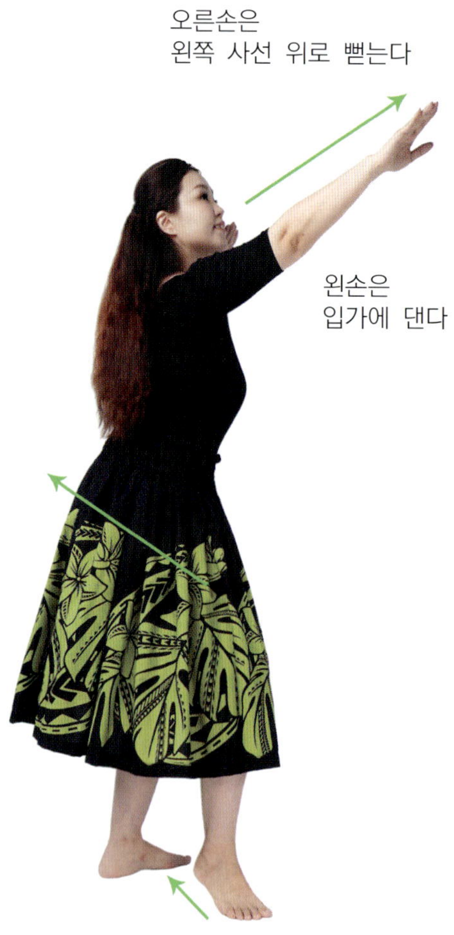
오른손은
왼쪽 사선 위로 뻗는다
왼손은
입가에 댄다

▲ 왼발 오 스텝(i hope)

오른쪽에 무게 중심과 힘을 왼쪽 오른쪽으로 이동하며 왼발을 오른발을 옆에 끌어와 정면으로 몸을 돌린다.

no ke kai, ē.

Step : Kāholo(R/L/R/L, L/R/L/R)

3. 왼쪽에 있던 양손을 오른손, 왼손, 오른손을 번갈아 둥글게 감으며 오른쪽 사선으로 뻗는다.

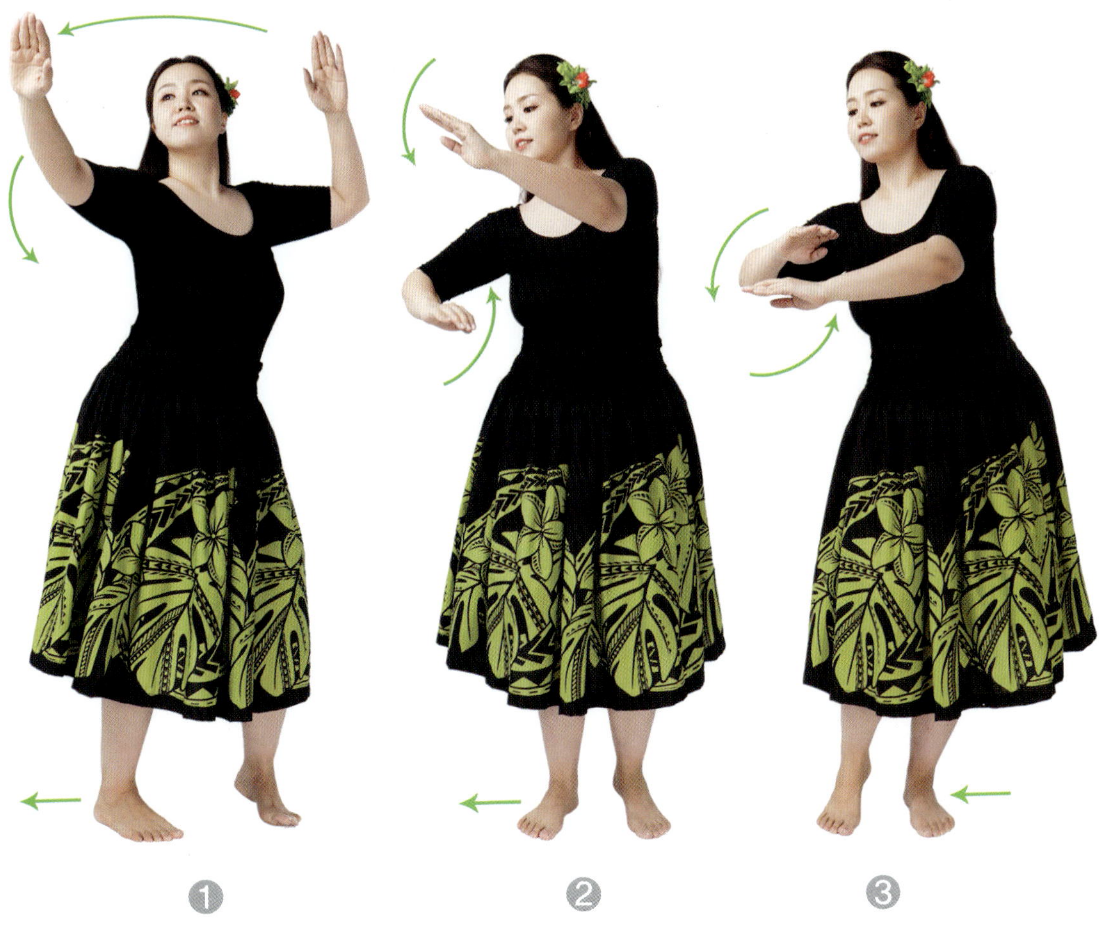

▲ 오른쪽으로 카홀로(R/L/R/L)

2. 양손을 왼쪽 방향으로 돌려 한번 물결친다.

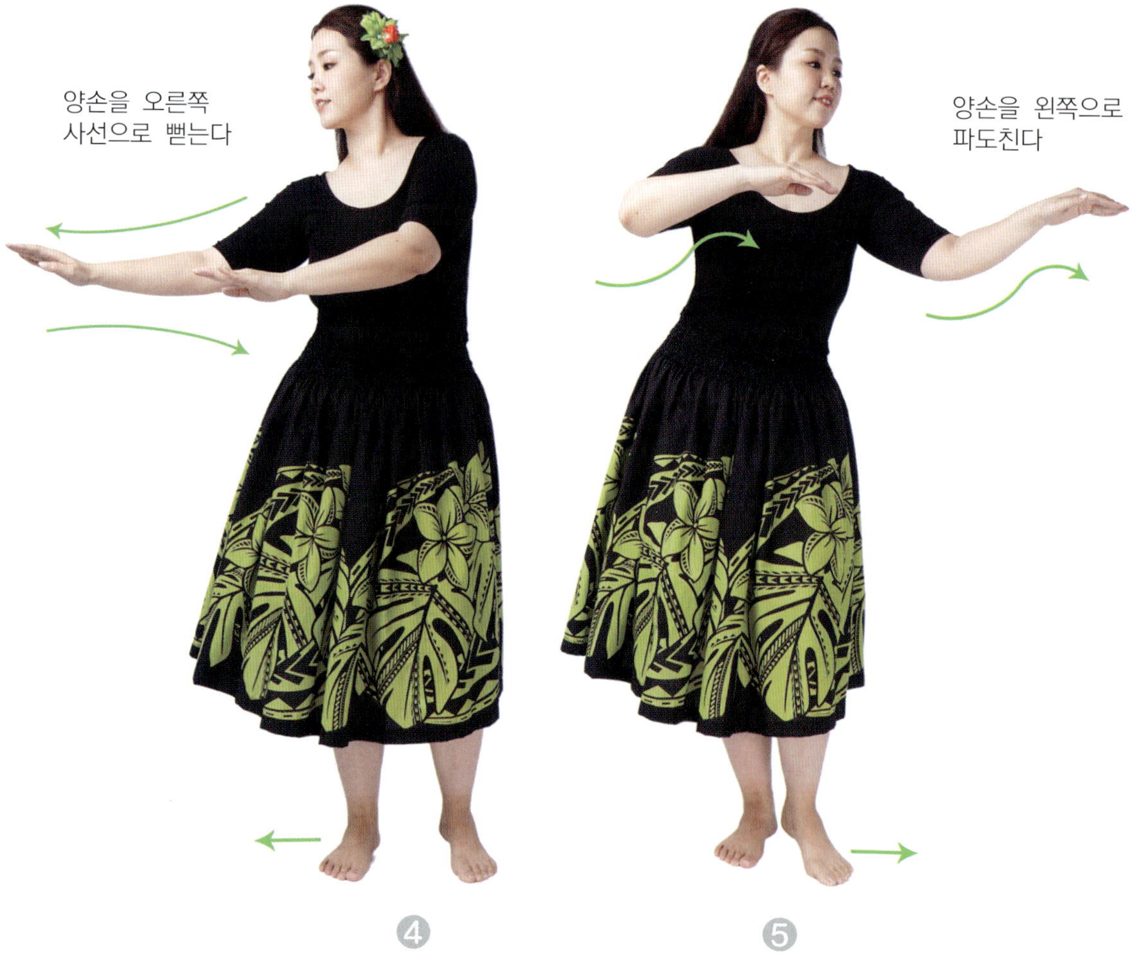
양손을 오른쪽
사선으로 뻗는다
양손을 왼쪽으로
파도친다
4
5

▲ 왼쪽 방향으로 카홀로(L/R/L/R)

여기까지 훌라를 춘 뒤 다시 앞으로 돌아가 161~174까지 2번 반복을 하고, 172~174까지 1번 반복한 다음 175쪽으로 넘어가 마무리한다.

3. 물결 친 손끝을 사선으로 뻗으며 무게 중심을 왼발에 둔다.
4. 왼손은 손바닥이 위로 향하도록 돌려주고 오른손은 위로 높이 들어올린다.
이때 무게 중심을 오른발로 이동한다.

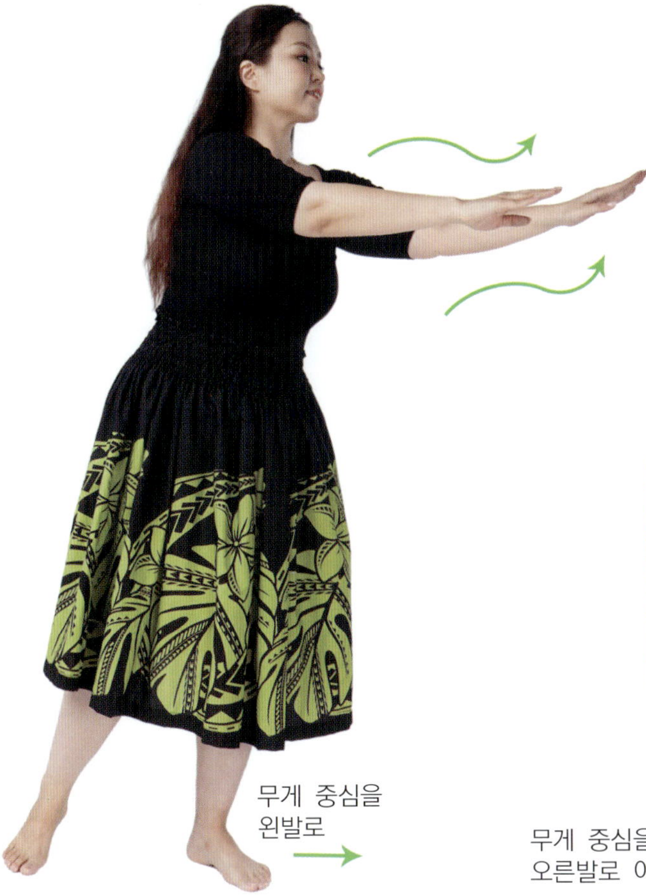

⑥

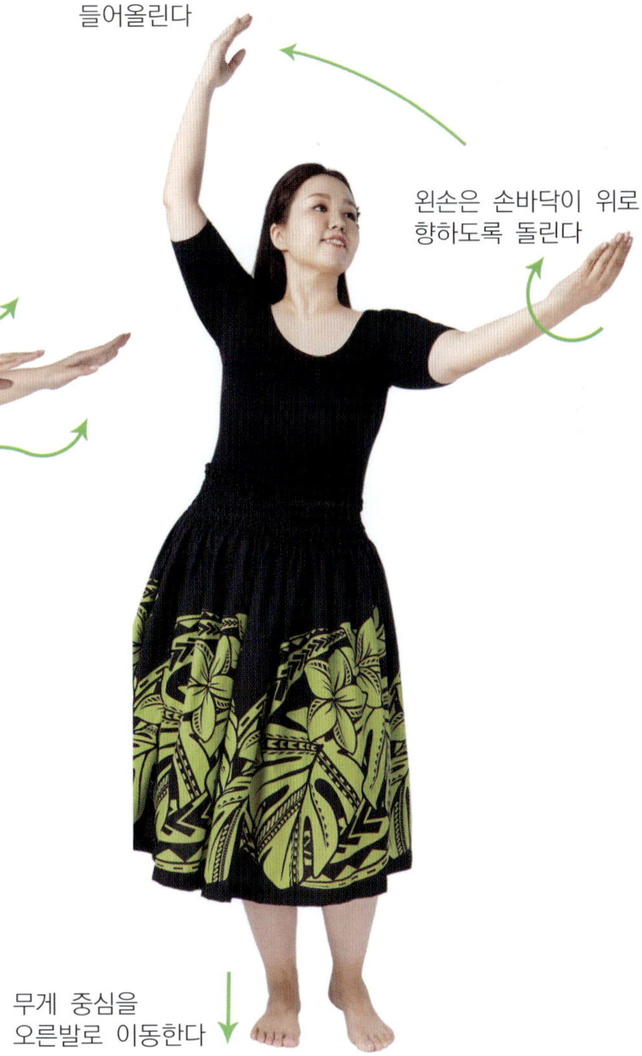

⑦

3

훌라 카히코

Hula Kahiko

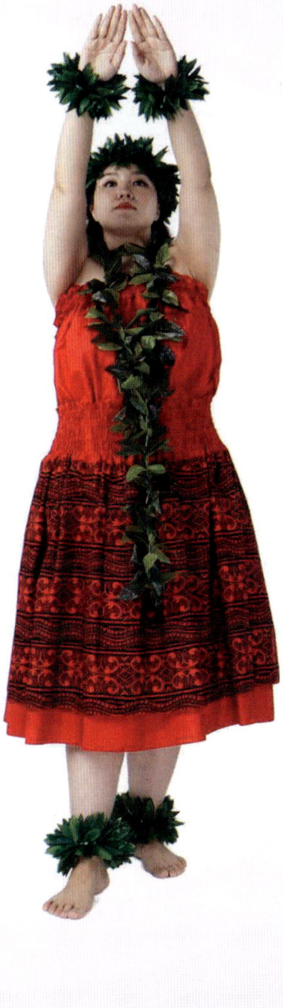

훌라 카히코 장르의 〈아이아 라 오 펠레 이 하와이(Aia lā ʻo Pele i Hawaiʻi)〉는 히이아카를 위한 멜레 이노아(Mele Inoa)이다. 이 작품의 배경은 화산과 불의 여신 펠레와 그녀의 여동생 히이아카의 전설이다. 고대 하와이인들은 모든 자연을 신과 여신으로 인격화했는데, 특히 펠레는 화산과 불의 여신으로 여겼고 고대전설에서는 그녀를 치열한 불화와 질투의 신으로 묘사했다. 이 작품은 그녀의 동생 히이아카를 질투하여 화산을 폭발시켜 히이아카가 가장 좋아하는 푸나 지역을 파괴하는 내용이 담겨 있다. 그 이야기는 다음과 같다.

하와이 빅아일랜드 칼라우에아 화산의 분화구 할레마우마우에 사는 펠레는 여동생들에게 자신을 위해 춤추고 노래하라고 명령했다. 그런데 막내 히이아카만 명령에 따르지 않고 친구 호포에의 고향이자 자신이 가장 좋아하는 푸나지역을 노래하는 챈트에 맞추어 춤을 추었다.
이 사실을 알고 화가 난 펠레는 히이아카에게 푸나지역을 파괴하지 않겠다는 대신에 카우아이 섬으로 가서 펠레가 사모하는 꿈속의 연인인 로히아우를 데려와 달라고 부탁을 한다. 히이아카는 여행 도중 험난한 일들을 겪으면서 여정이 늦어지자, 펠레는 동생이 로히아우를 유혹하여 뺏으려는 줄 오해하고는 질투심에 히이아카가 가장 사랑하는 푸나지역을 파괴해버린다.

이 작품에 사용된 스텝

- 더블 칼라카우아
- 아미 아카우 / 아미 헤마
- 아미 쿠쿠 아카우 / 아미 쿠쿠 헤마
- 렐레 이무아
- 우웨헤
- 키이 우웨헤
- 쿠
- 아우이
- 홀로

노래 : 페켈로 데이(Pekelo Day)

아이아 라 오 펠레 이 하와이(Aia lā ʻo Pele i Hawaiʻi)

Traditional

kāhea: ʻAe, Aia lā ʻo Pele i Hawaiʻi

Aia lāʻo Pele i Hawaiʻi ʻeā	펠레가 이곳 하와이에 있다네
Ke haʻa mai lā i Maukele ʻeā	그녀는 마우켈레에서 춤을 추고 있다네
Ūhīʻūhā mai ana ʻeā	그녀는 김을 내뿜고 굉음을 내며
Ke nome aʻe lā iā Puna, ʻeā	푸나 땅을 삼킨다네
Ka mea nani ka i Paliuli ʻeā	팔리울리는 너무 아름답다네
Ke pulelo aʻe lā i nā pali ʻeā	그녀의 불꽃이 절벽을 솟구쳐 오른다네
Aia ka palena i Maui ʻeā	마우이에서도 볼 수 있다네
ʻĀina o Kaululāʻau ʻeā	카울룰라아우의 땅에서
I hea kāua e laʻi ai ʻeā?	우리는 어디에서 평화을 찾을 수 있을 것인가?
I ka ʻalanui aʻe liʻa nei ʻeā	안전과 평화로 가는 길
Haʻina ʻia mai ka puana ʻeā	나의 노래는 끝이 났다네.
No Hiʻiaka nō he inoa ʻeā	히이아카를 기리는 노래
ʻEā lā, ʻEā lā, ʻEā A-I-ea	
Kāhea: He inoa no Hiʻiaka-i-ka-poli-o-Pele	펠레 가슴 안에 있는 히이아카의 이름으로

* Kāhea(케헤아, 선창) : 성가에 대한 신호로 댄서가 연의 첫줄을 낭송한다.

1절 : 빅아일랜드 킬라우에아 화산의 용암분출 시작단계를 표현한다.
2절 : 용암이 분출할 때 여러 가지 현상 등을 표현한다.
3절 : 하와이 신화 전설 속 낙원인 팔리울리(Paliuli)와 푸나(Puna)의 비옥한 평야를 집어 삼키는 용암이 솟구치는 불을 묘사한다.
4절 : 마우이는 하와이섬과 가장 가까운 섬으로 고대 추장인 카울룰라아우의 땅에서도 펠레를 볼 수 있다는 의미가 내포되어 있다.
5절 : 용암의 분출로 인해 안전에 대한 두려움과 경외심이 내포되어 있다.

선창(kāhea) : ‘Ae, Aia lā ‘o Pele i Hawai‘i

1. 오른발을 앞으로 내밀고 양손을 모아 머리 위쪽으로 뻗어 카헤아(Kāhea)를 외친다.

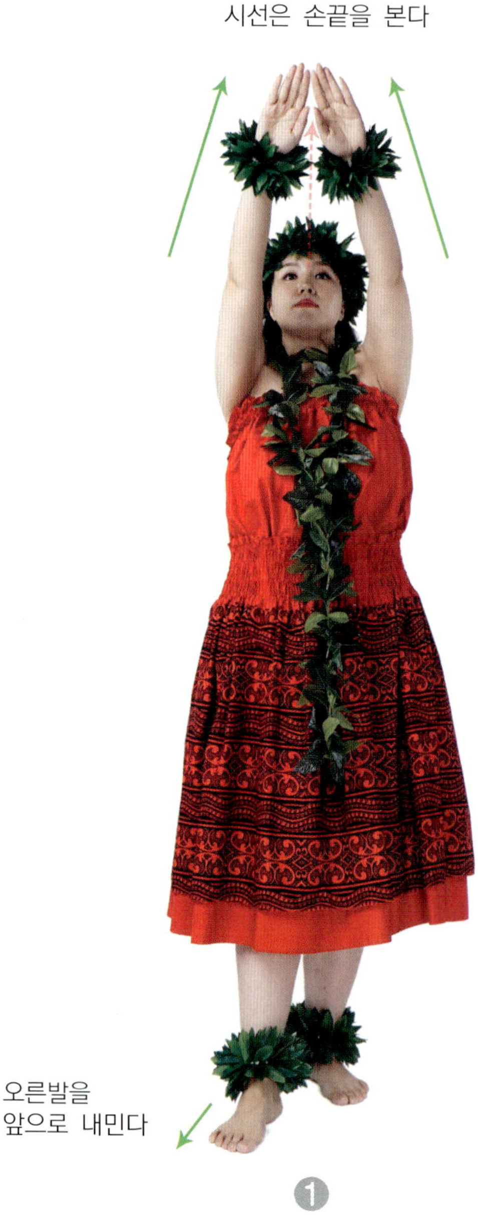

2. 아이하아 기본자세에서 왼손을 가슴 위에 올리고 오른손을 앞으로 뻗었다가 오른쪽으로 뻗어준다

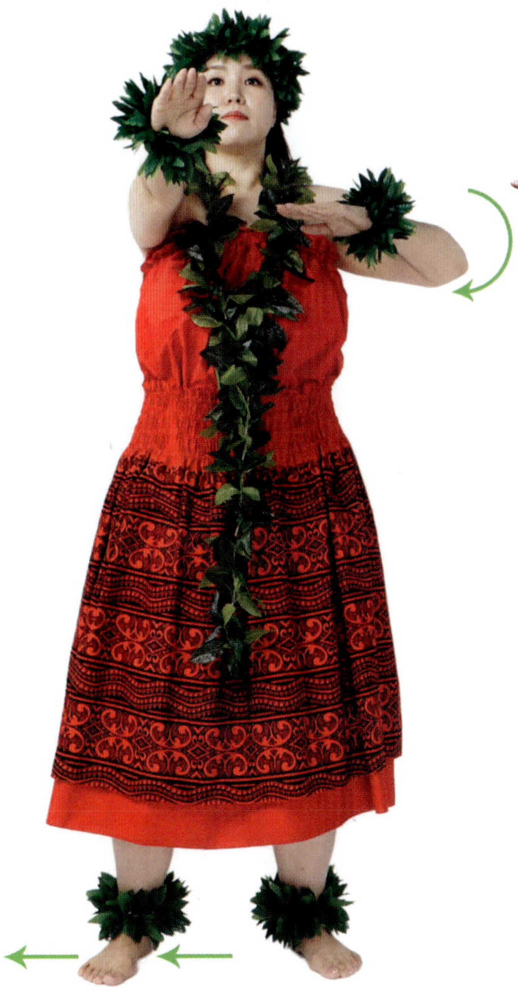

❷

아이하아 기본자세에서
오른발은 오른쪽으로 이동

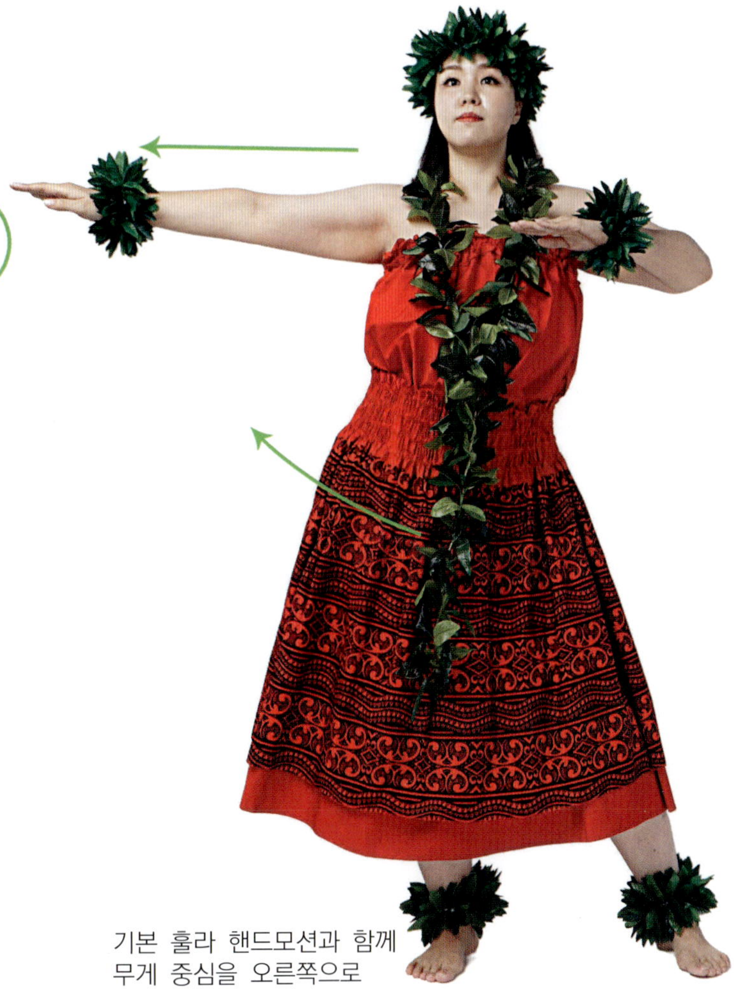

기본 훌라 핸드모션과 함께
무게 중심을 오른쪽으로
이동한다

❸

1 Aia lā ʻo Pele i Hawaiʻi ʻeā

Step : Double Kalākaua(R/L)

1. 몸을 왼쪽 90도 방향으로 돌려 오른발을 앞으로 내밀며 오른손을 앞으로 뻗어준다.
   오른발을 뒤로 디디며 오른팔을 오른쪽으로 뻗어준다.

2. 같은 방법으로 한번 반복한다.

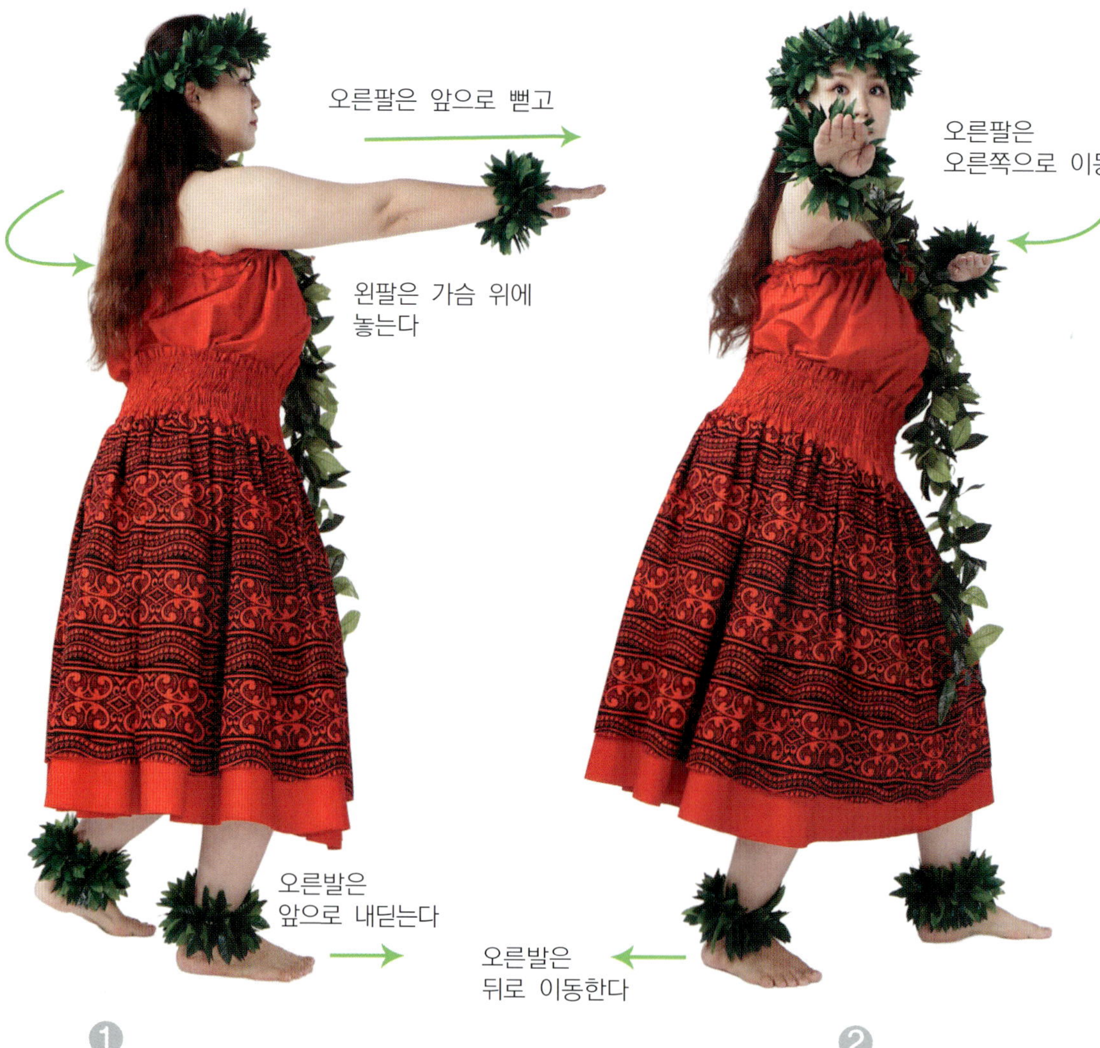

오른팔은 앞으로 뻗고
왼팔은 가슴 위에
놓는다
오른발은
앞으로 내딛는다
①
오른팔은
오른쪽으로 이동
오른발은
뒤로 이동한다
②

▲ 오른발 더블 칼라카우아(R)

Ke ha'a mai lā i Maukele 'eā

Step : 'Uwehe(R/L/R/L, L/R/L/R)

3. 양손을 모아 아래로 뻗어 뒤꿈치를 들어올려 우웨헤를 한다.
   양손은 지면과 평행이 되게 한다.

4. 정면으로 몸을 돌려 모은 손을 양옆으로 펼치며 우웨헤를 한다.

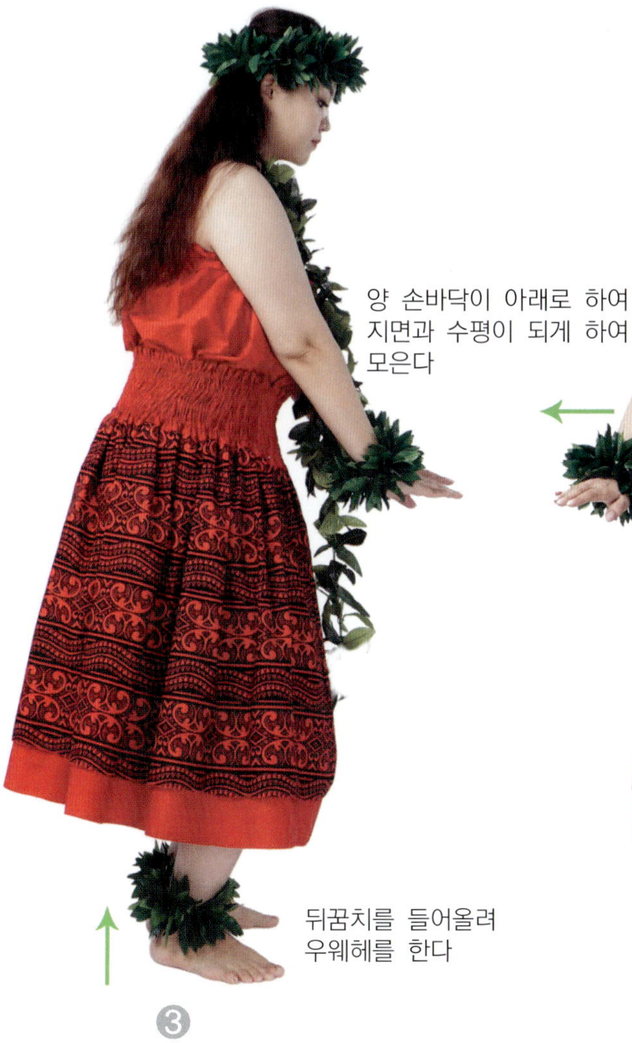
양 손바닥이 아래로 하여
지면과 수평이 되게 하여
모은다
뒤꿈치를 들어올려
우웨헤를 한다
③

▲ 오른발 우웨헤(R)

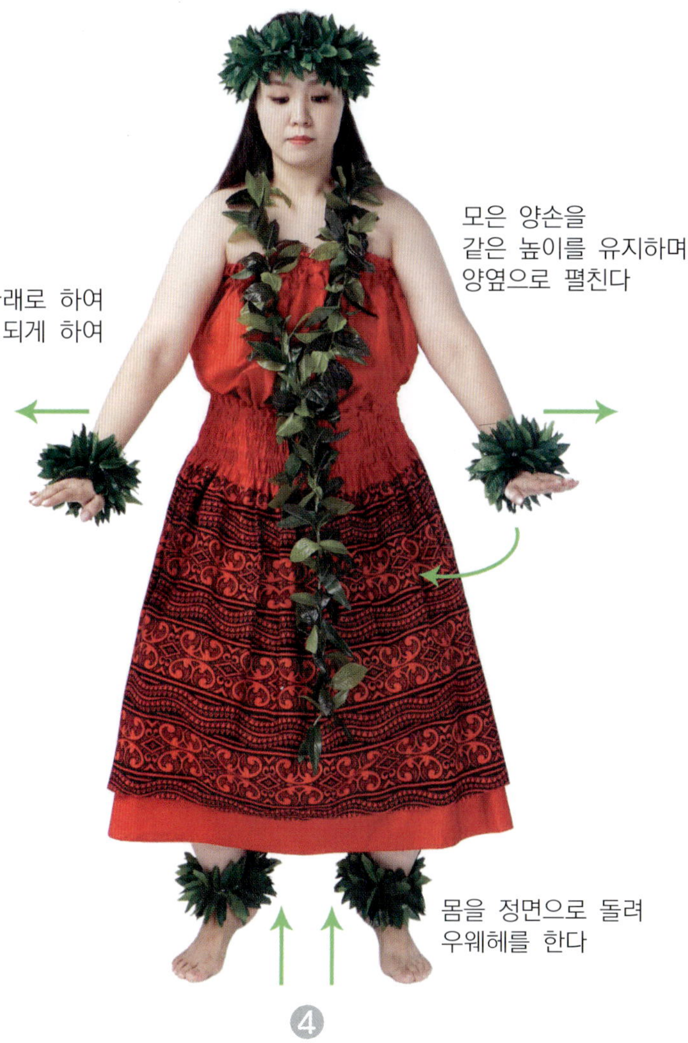
모은 양손을
같은 높이를 유지하며
양옆으로 펼친다
몸을 정면으로 돌려
우웨헤를 한다
④

▲ 왼발 우웨헤(L)

5. 양손을 왼쪽 사선 아래로 모아 우웨헤를 한다.

6. 양손을 오른쪽 사선 위로 뻗어 우웨헤를 한다.

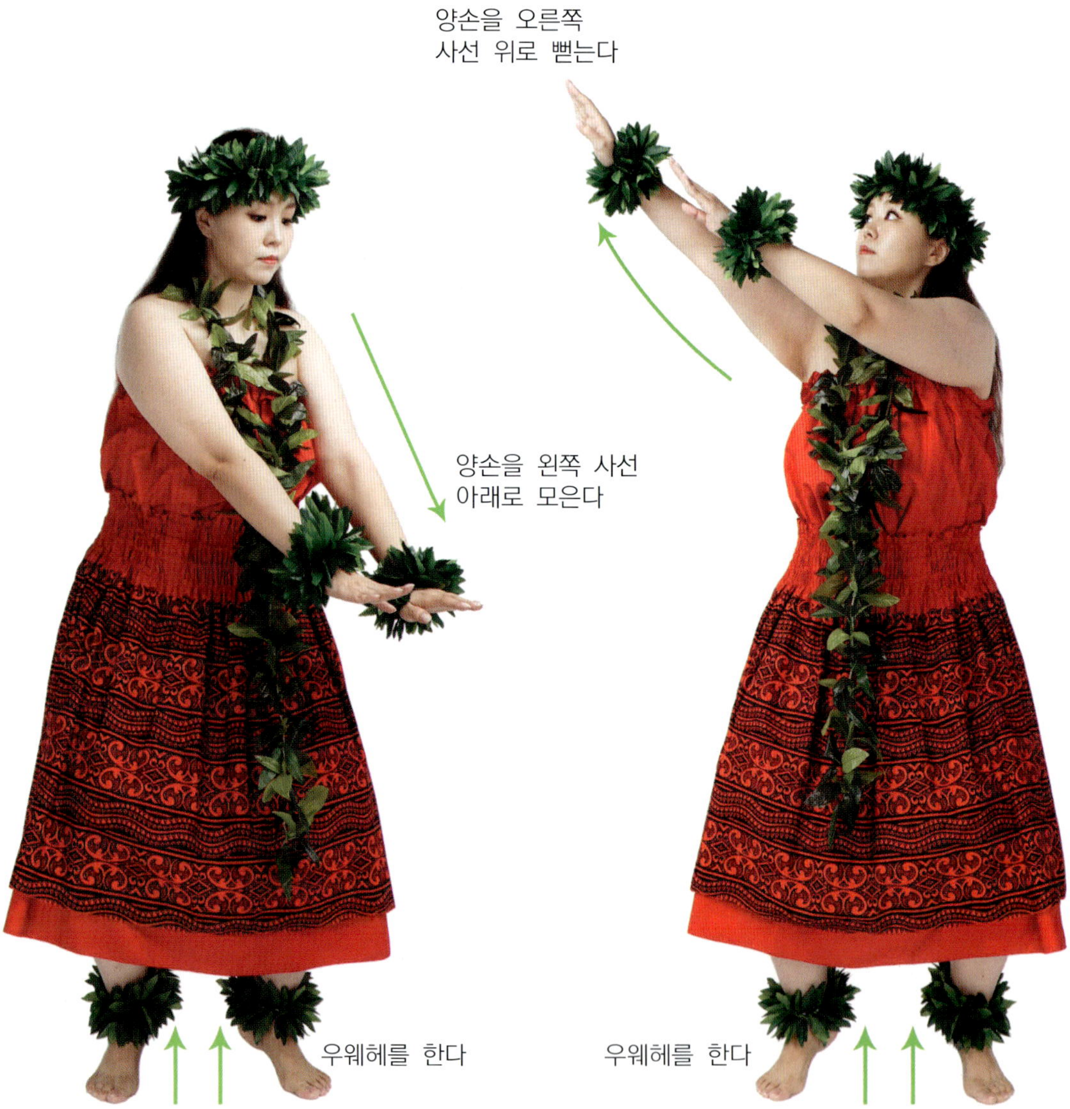

❺

▲ 오른발 우웨헤(R)

❻

▲ 왼발 우웨헤(L)

7. 182~184쪽의 ❶~❻ 동작을 반대 방향으로 반복한다.

〈간주〉

간주는 1~5절 마지막마다 반복한다.

Step : Ki'i 'uwehe(R/L)

1. 왼손은 가슴에 올려주고 오른손과 오른발을 오른쪽 같은 방향으로 옆(3시 방향)과 사선(1시 방향)으로 뻗어 주고 양손을 가슴에 모아 우웨헤를 한다.

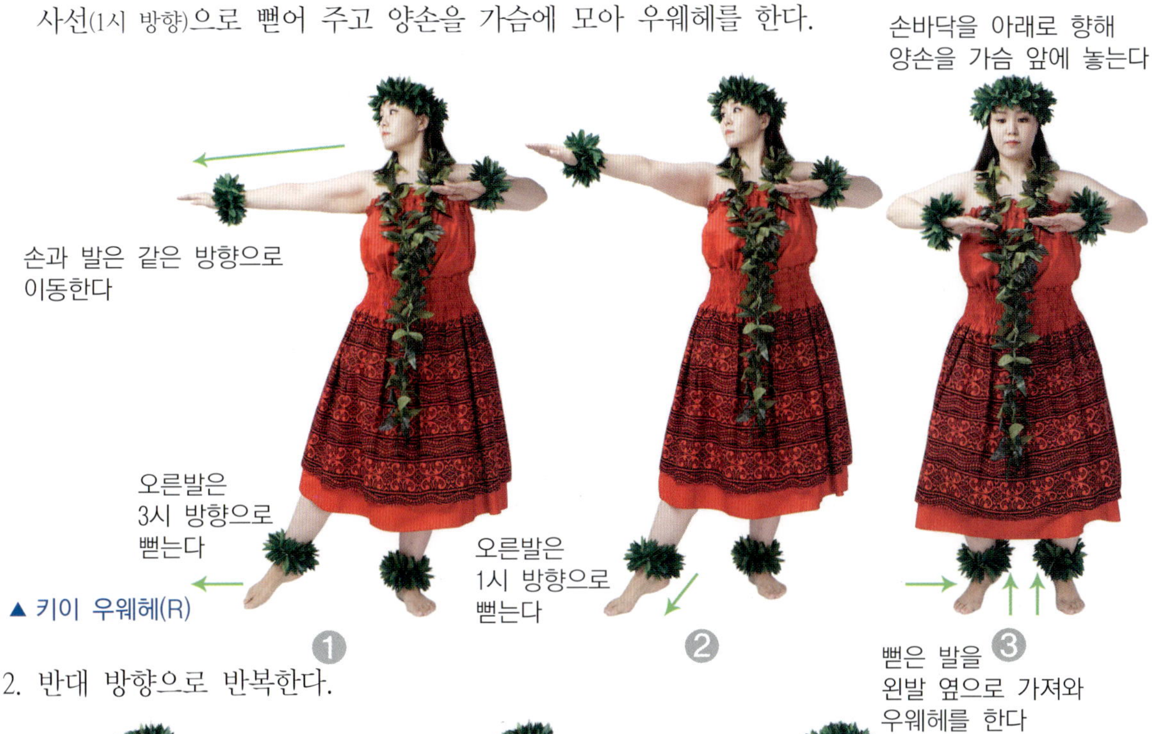
손바닥을 아래로 향해
양손을 가슴 앞에 놓는다
손과 발은 같은 방향으로
이동한다
오른발은
3시 방향으로
뻗는다
▲ 키이 우웨헤(R)
오른발은
1시 방향으로
뻗는다
1
2
뻗은 발을
왼발 옆으로 가져와
우웨헤를 한다
3

2. 반대 방향으로 반복한다.

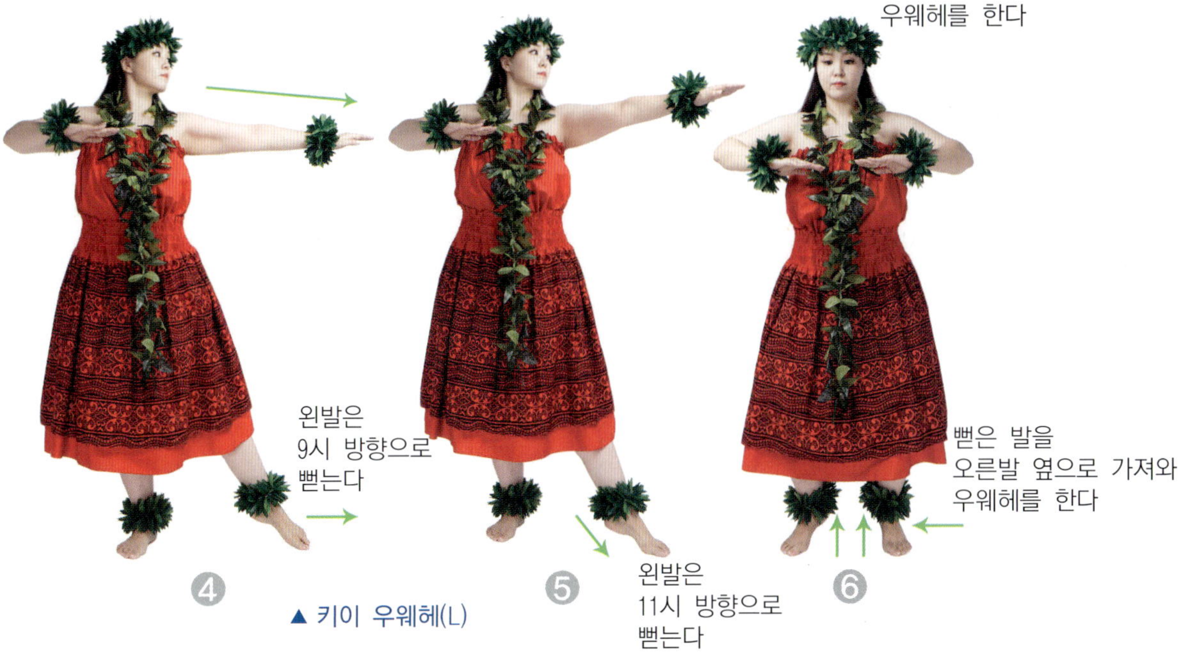
왼발은
9시 방향으로
뻗는다
뻗은 발을
오른발 옆으로 가져와
우웨헤를 한다
4
▲ 키이 우웨헤(L)
5
왼발은
11시 방향으로
뻗는다
6

② Ūhīʻūhā mai ana ʻeā

Step : Hela(R/L/R/L, L/R/L/R)

1. 오른발을 앞 사선으로 내밀고 양손을 양옆으로 들어올려 바깥으로 둥근 원을 그려 불의 형태를 그린다.

2. 왼발을 앞 사선으로 내밀고 양손을 양옆으로 들어올려 바깥으로 둥근 원을 그린다.

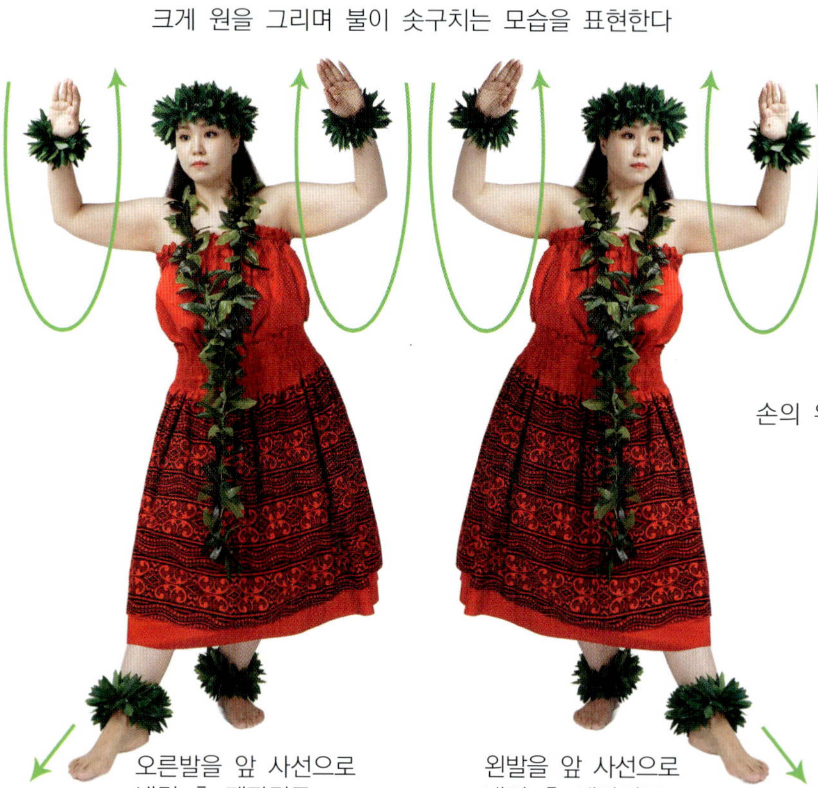

크게 원을 그리며 불이 솟구치는 모습을 표현한다
오른발을 앞 사선으로 내민 후 제자리로 돌아온다
왼발을 앞 사선으로 내민 후 제자리로 돌아온다

① ▲ 오른발 헬라(R)

② ▲ 왼발 헬라(L)

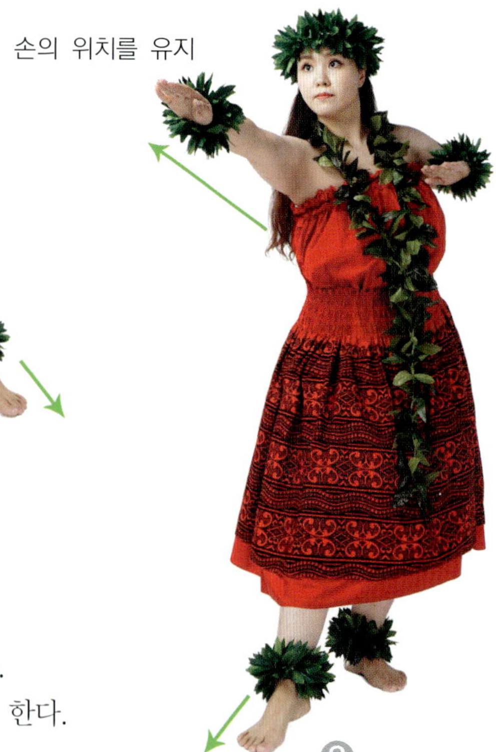

손의 위치를 유지

③ ▲ 오른발 헬라(R)/왼발 헬라(L)

3. 왼손은 가슴에 올려주고 오른손은 오른쪽으로 뻗어준다. 손의 위치를 유지하며 오른발, 왼발 번갈아가며 헬라를 한다.

Ke nome a'e lā iā Puna, 'eā

Step : 'Uwehe(R/L/R/L, L/R/L/R)

4. 왼쪽 가슴 위에 오른손 위, 왼손 아래에 놓고
   오른손을 왼손 아래 방향으로 돌리며
   우웨헤를 한다.
   손 위치를 바꾸어 우웨헤를 한다.

5. 양손을 왼쪽 사선 아래에 양 손바닥이
   위로 향하도록 하고 우웨헤를 한다.
   양손을 오른쪽 사선 위로 뻗어주며
   우웨헤를 한다.

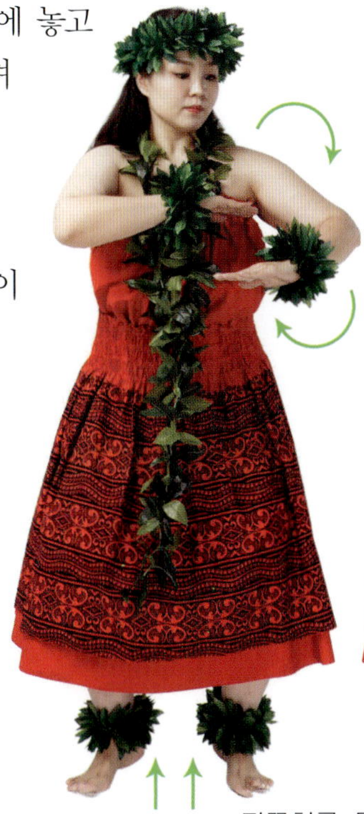

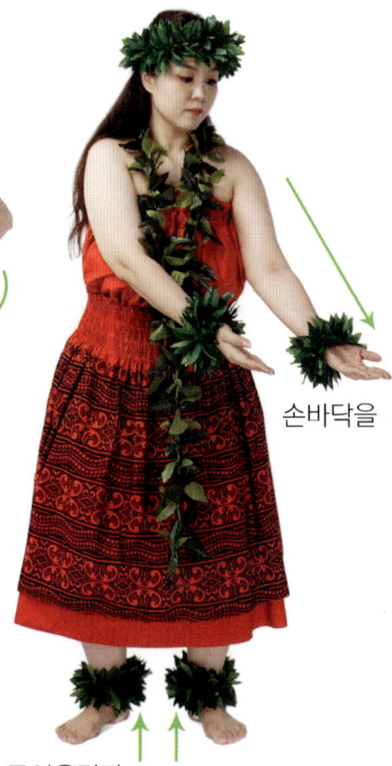

손바닥을 위로

뒤꿈치를 들어올린다

❹

▲ 오른발 우웨헤(R)/왼발 우웨헤(L)

❺

▲ 오른발 우웨헤(R)

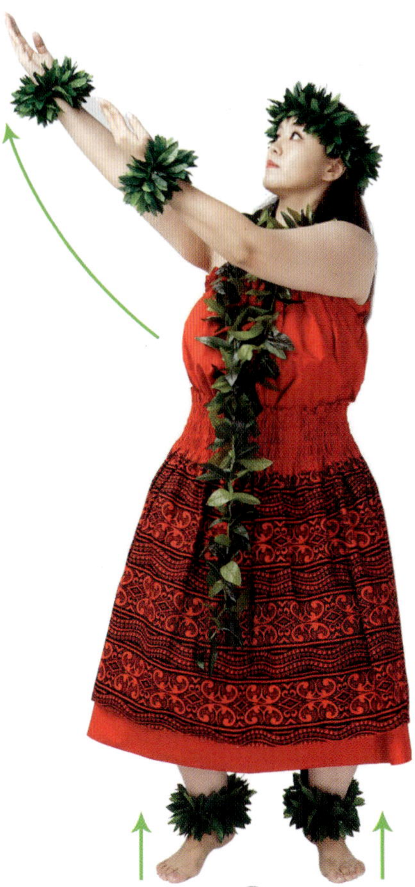

❻

▲ 왼발 우웨헤(L)

6. 186~187쪽의 ❶~❻ 동작을 반대 방향으로 반복한 다음
   185쪽 ❶~❻까지 간주 동작을 반복한다.

③ Ka mea nani ka i Paliuli ‘eā

Step : Hela((R/L/R/L, L/R/L/R)

1. 오른발을 앞 사선으로 내밀어 손바닥이 아래로 양손을 모은다.

2. 왼발을 앞 사선으로 내밀며 양 손바닥을 위로 향하여 옆으로 펼쳐준다.

3. 오른발을 앞 사선으로 내밀어 양손을 오른쪽 사선 위로 올리며 왼발 앞 사선으로 내밀며 왼손을 오른손 바닥의 3분의 1지점에 대어 절벽을 표현한다. 손을 유지하며 왼발을 사선으로 내딛는다.

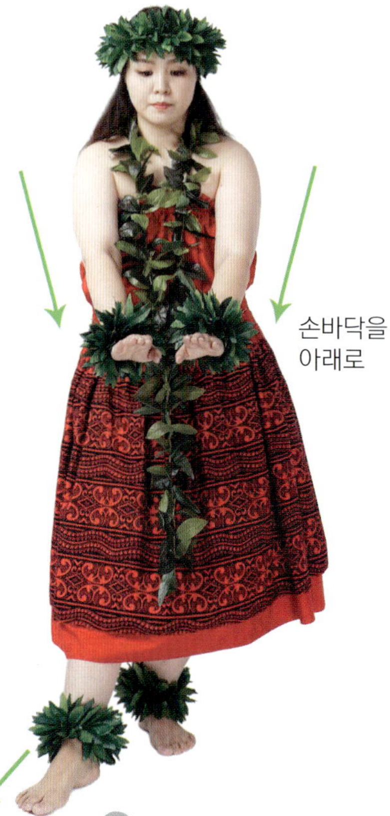
손바닥을
아래로

①
▲ 오른발 헬라(R)

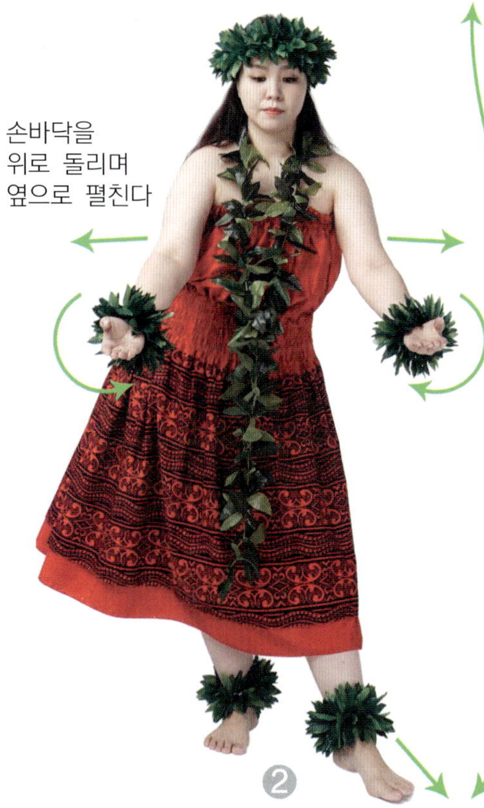
손바닥을
위로 돌리며
옆으로 펼친다

②
▲ 왼발 헬라(L)

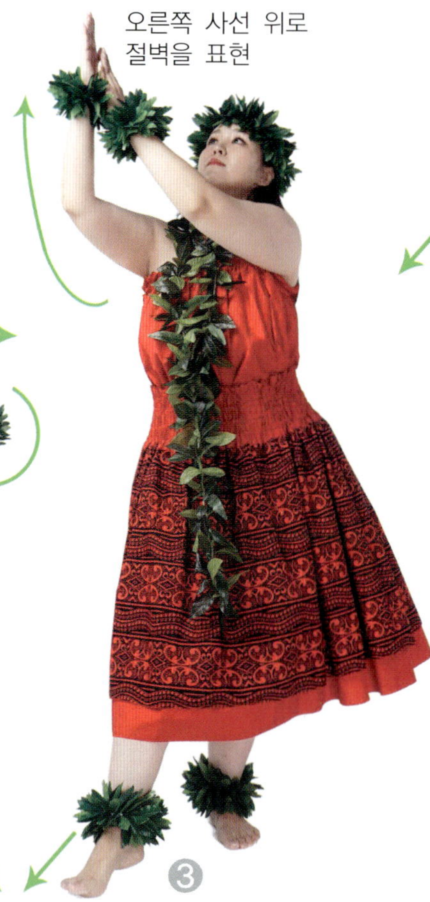
오른쪽 사선 위로
절벽을 표현

③
▲ 오른발 헬라(R)/왼발 헬라(L)

Ke pulelo a'e lā i nā pali 'eā

Step : 'Ami 'Akau/ 'Ami hema
'Ami kūkū 'Akau/ 'Ami kūkū hema

4. 힙을 오른쪽으로 천천히 두 번 돌리면서 왼손은 위 사선으로 뻗어주고 오른손은 머리 위와 뒤로 돌려 어깨를 스쳐 아래 사선까지 내렸다가 오른쪽 방향으로 힙을 빠르고 잘게 세 번 돌리며 왼손 옆으로 가까이 댄다.

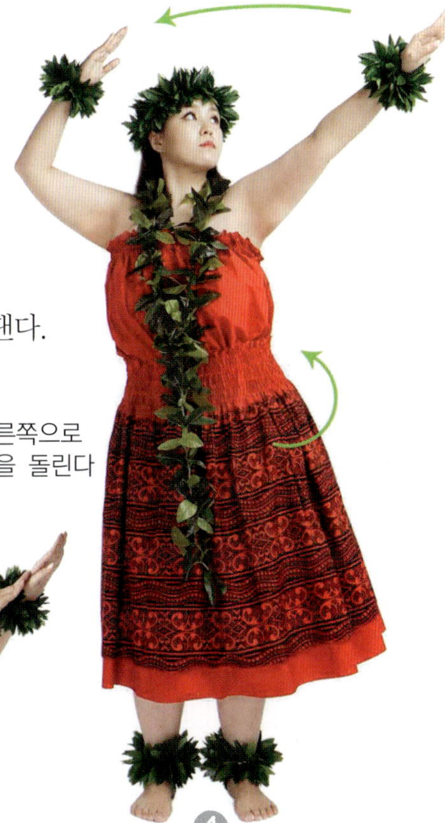
오른쪽으로
힙을 돌린다

④ ▲ 아미 아카우

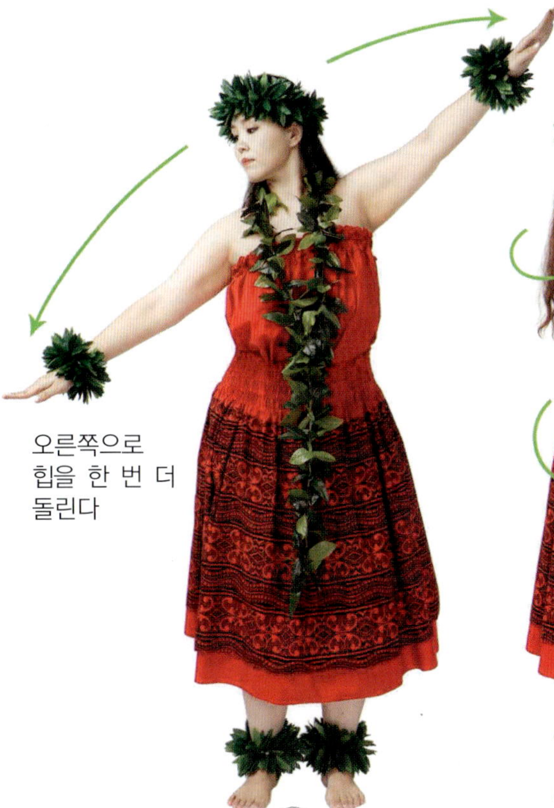
오른쪽으로
힙을 한 번 더
돌린다

⑤ ▲ 아미 아카우

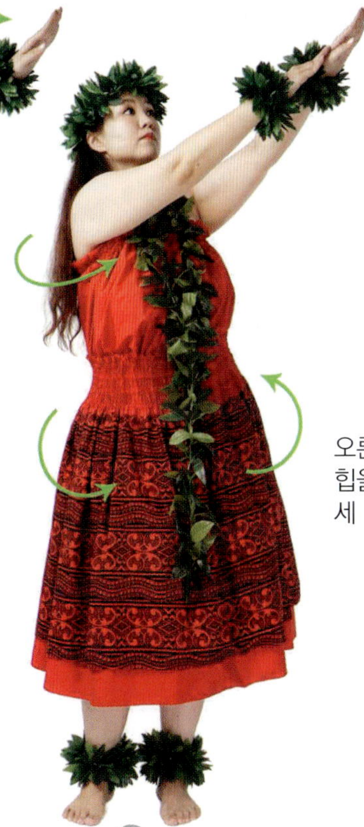
오른쪽으로
힙을 빠르고 잘게
세 번 돌린다

⑥ ▲ 아미 쿠쿠 아카우

5. 188~189쪽의 ❶~❻ 동작을 반대 방향으로 반복한 다음 185쪽 ❶~❻까지 간주 동작을 반복한다.

❹ Aia ka palena i Maui ʻeā

Step : Double Kalākaua(R/L)

1. 몸을 왼쪽 90도 방향으로 돌려 오른발을 앞으로 내밀며 오른손을 앞으로 뻗어준다.
   오른발을 뒤로 디디며 오른팔을 오른쪽으로 뻗어준다.

2. 같은 방법으로 한번 반복한다.

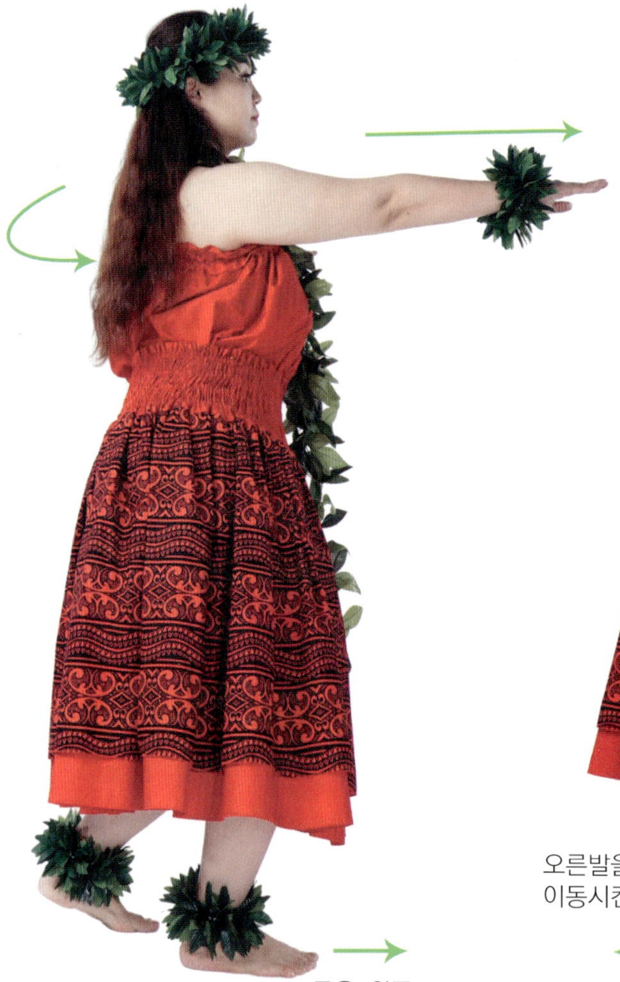
몸을 왼쪽 90도로
돌려 오른발을 앞으로 내민다
❶

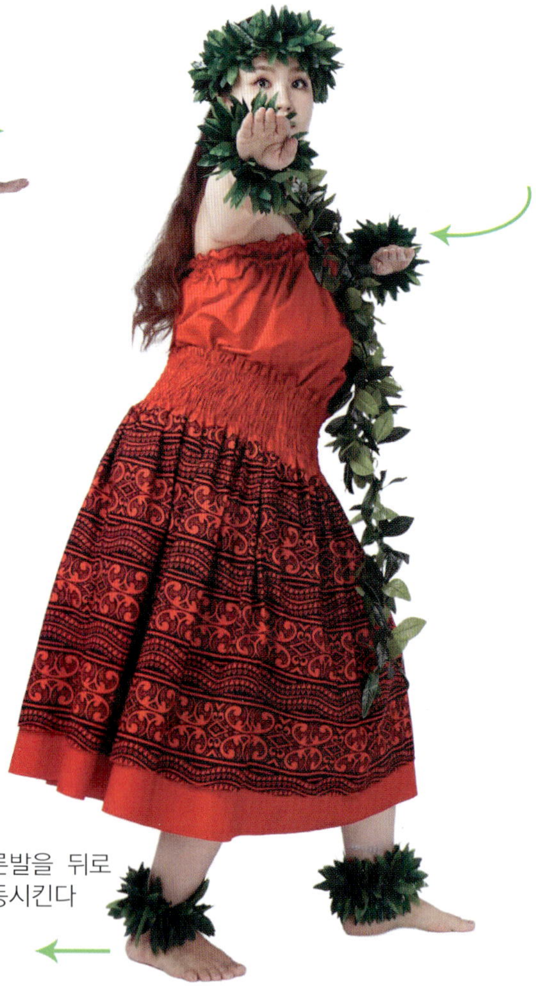
오른발을 뒤로
이동시킨다
❷

▲ 더블 칼라카우아(R)

'Āina o Kaululā'au 'eā

Step : 'Uwehe(R/L/R/L, L/R/L/R)

3. 같은 위치에서 양손을 모아 손바닥과 지면이 평행이 되도록 아래로 뻗어 뒤꿈치를 들어올려 우웨헤를 한다.

4. 정면으로 몸을 돌려 양손을 옆으로 펼친 후 우웨헤를 한다.

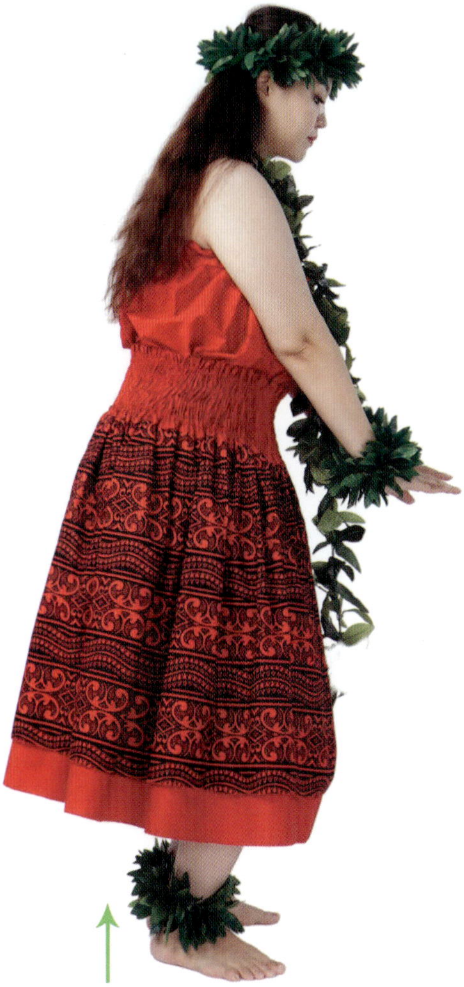

③

▲ 오른발 우웨헤(R)

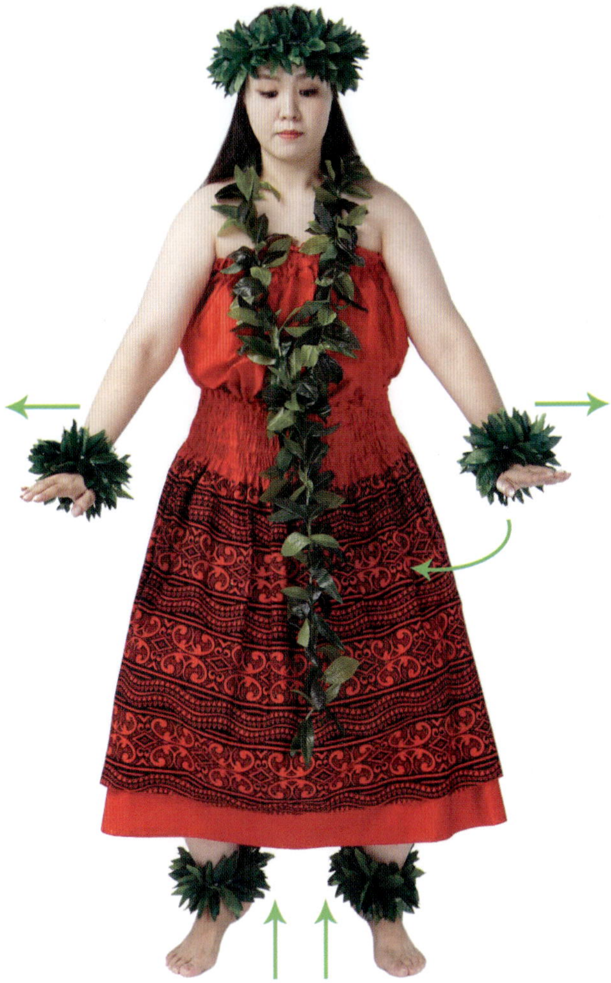

④

▲ 왼발 우웨헤(L)

5. 양손을 위로 세워 우웨헤를 한다.

6. 양손을 높이 들어올려 우웨헤를 한다.

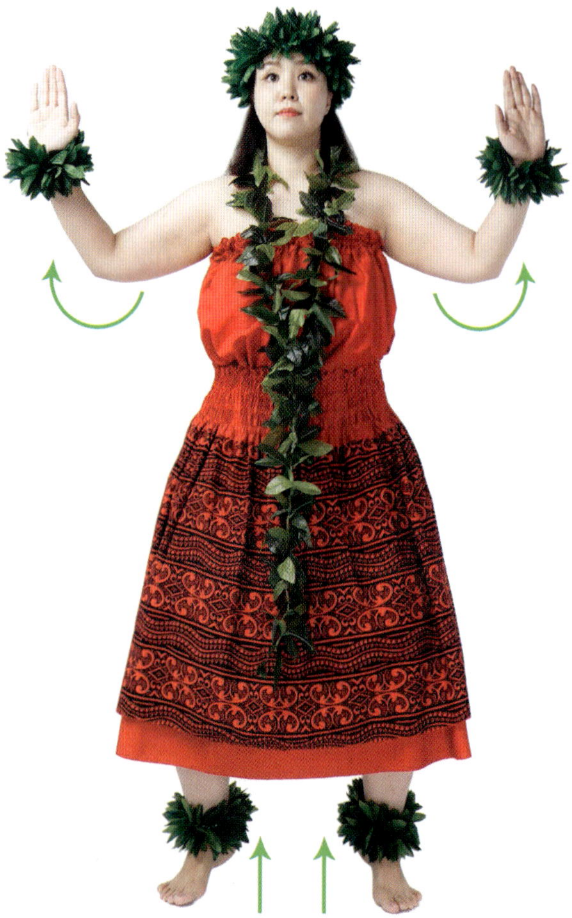

⑤

▲ 오른발 우웨헤(R)

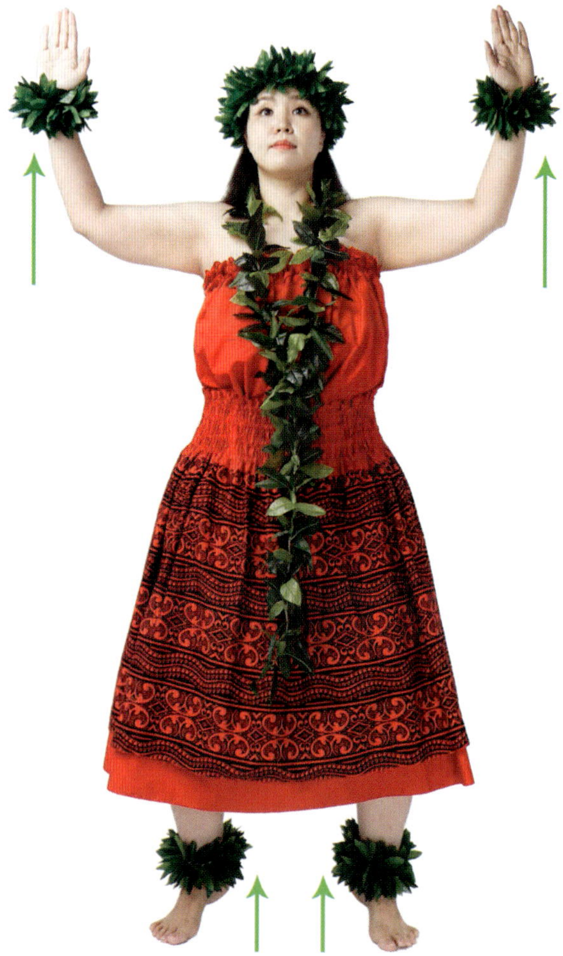

⑥

▲ 왼발 우웨헤(L)

7. 190~192쪽의 ❶~❻ 동작을 반대 반향으로 반복한 다음 185쪽 ❶~❻까지 간주 동작을 반복한다.

5 I hea kāua e la'i ai 'eā?

Step : 'Uwehe(R/L/R/L, L/R/L/R)

1. 몸을 오른쪽 뒤 사선 45도로 방향을 틀어 양손을 오른쪽으로 뻗은 후 오른손을 가슴 방향으로 돌려 우웨헤를 한다.

2, 반대 반향으로 반복한다.

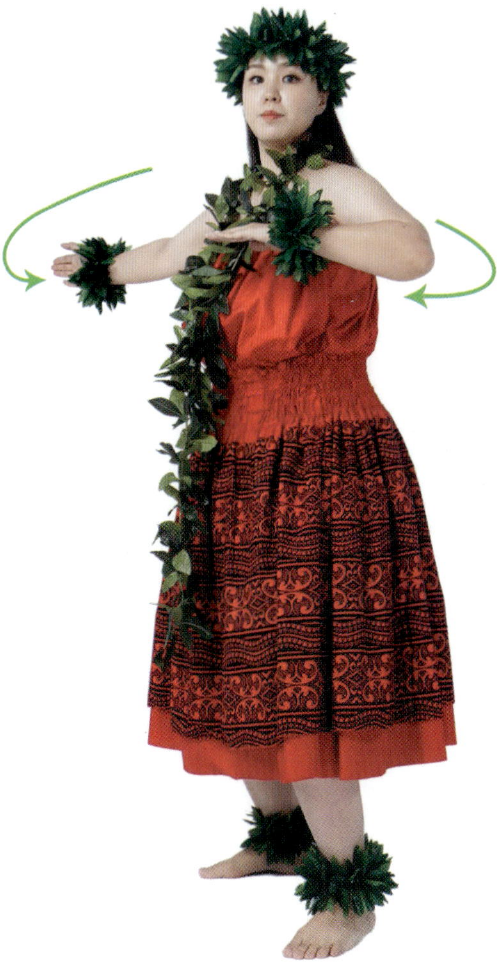

①

▲ 오른발 우웨헤(R)

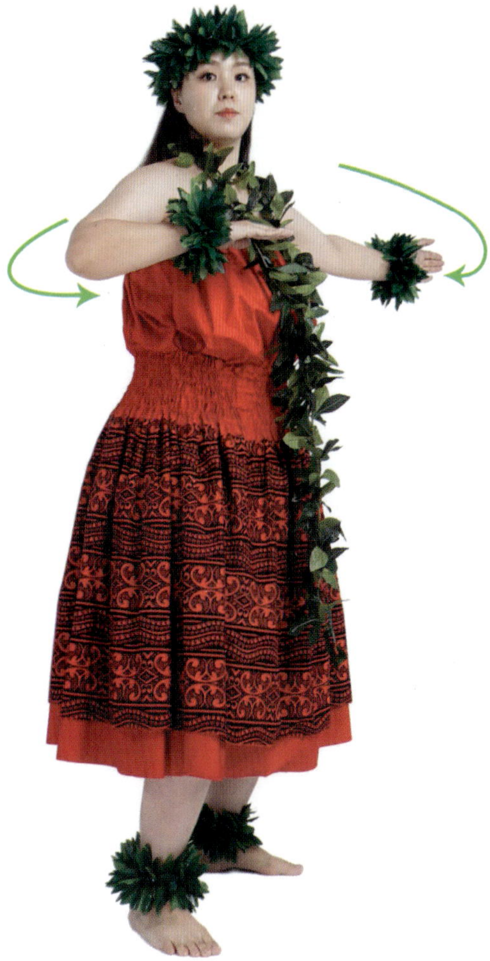

②

▲ 왼발 우웨헤(L)

3. 몸을 오른쪽 앞 사선 45도로 틀어 양손을 오른쪽으로 뻗으며 우웨헤를 한다.

4. 반대 반향으로 반복한다.

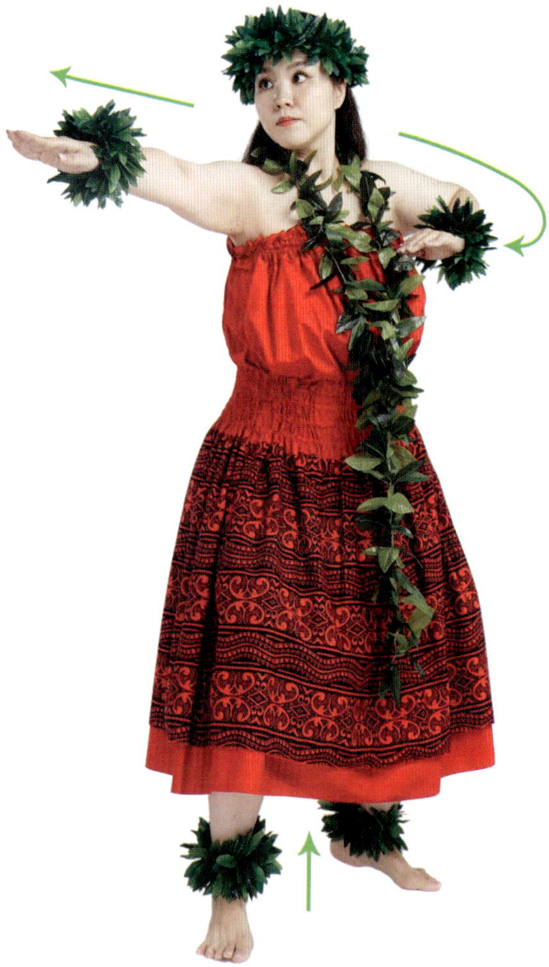

③

▲ 오른발 우웨헤(R)

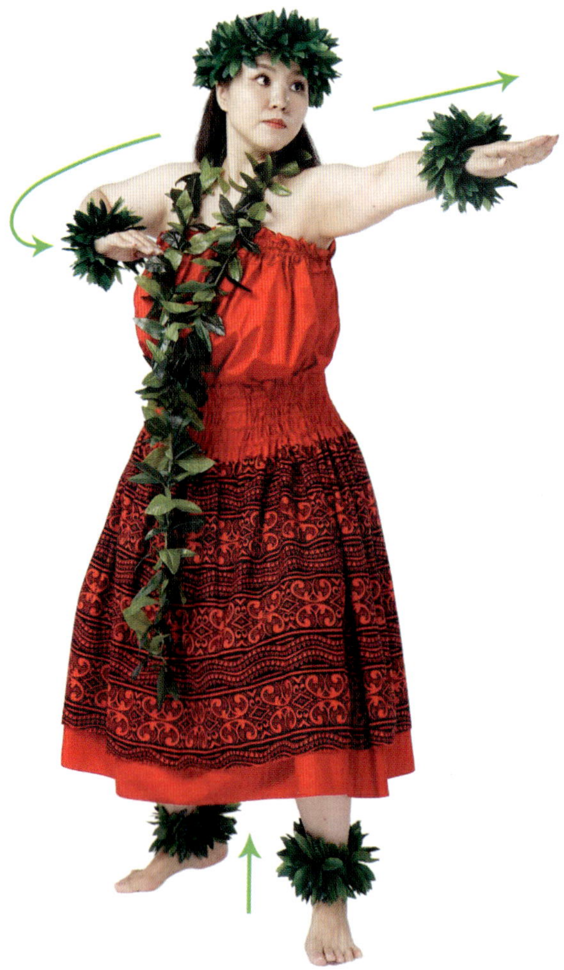

④

▲ 왼발 우웨헤(L)

I ka ʻalanui aʻe liʻa nei ʻeā

Step : ʻUwehe(R/L/R/L, L/R/L/R)

5. 화산에서 용암이 넘치는 표현으로 양손을 머리 위로 높게 올려 앞으로 굴리고 우웨헤를 한다.
   양손을 머리와 어깨사이 높이로 올려 앞으로 굴리며 우웨헤를 한다.
   이때 양팔의 폭도 점점 줄여준다.

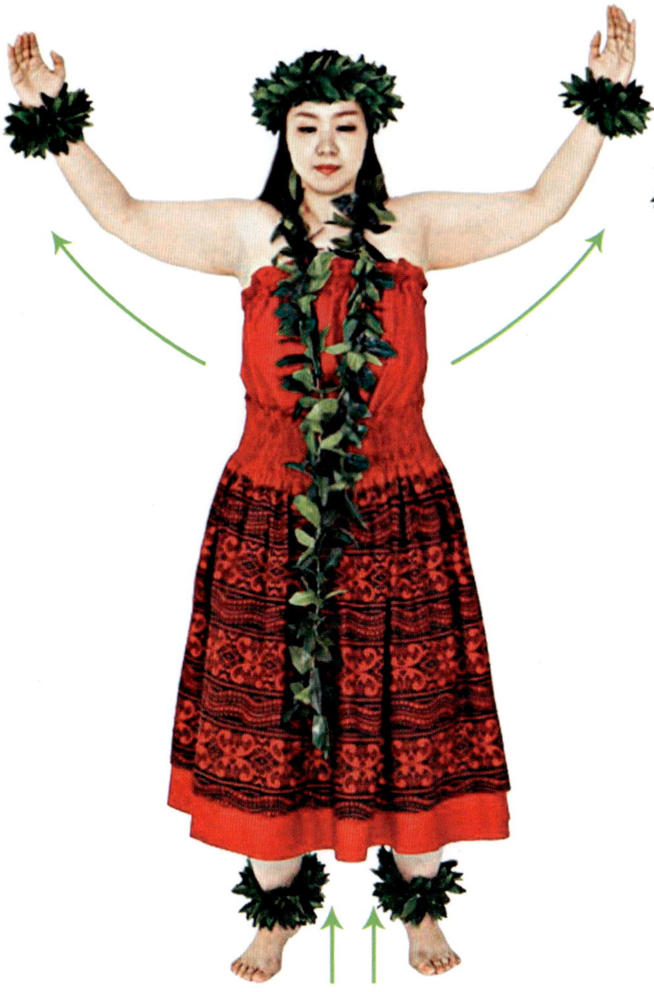

5

▲ 오른발 우웨헤(R)

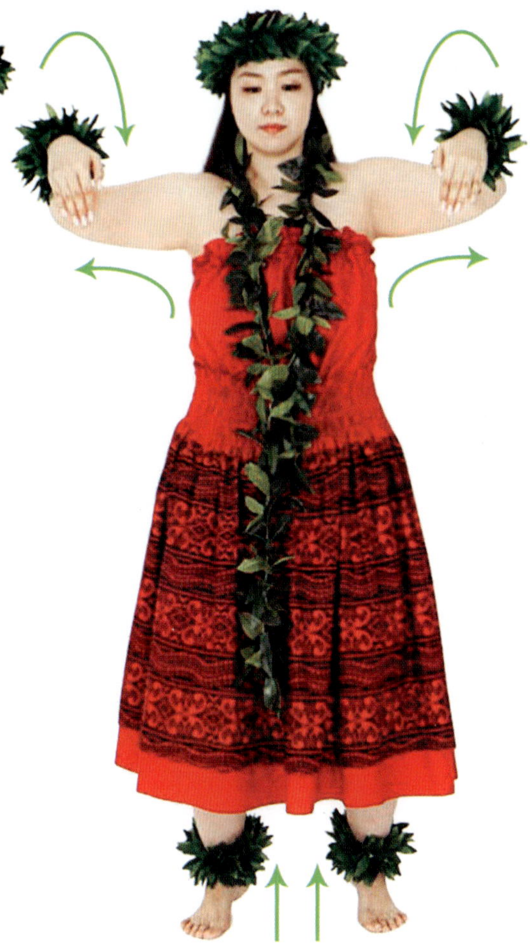

6

▲ 왼발 우웨헤(L)

6. 양손을 어깨 높이로 올려 앞으로 굴리며 우웨헤를 한다.

7. 양손을 가슴 높이로 올려 앞으로 굴리면서 배 높이까지 내리며 우웨헤를 한다.

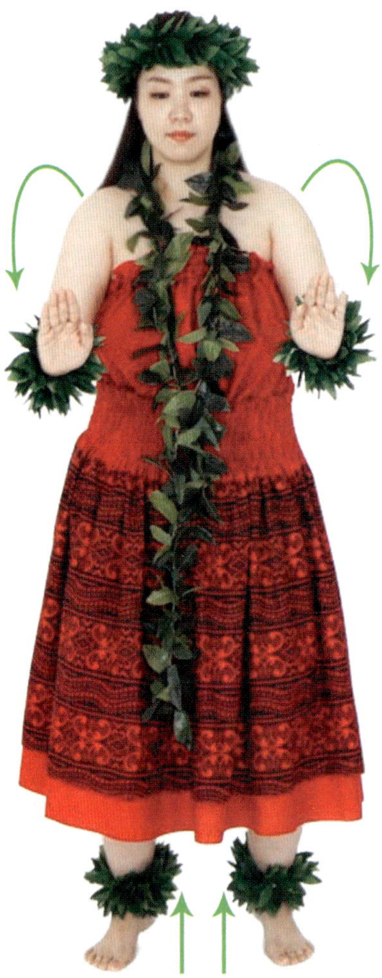

⑦

▲ 오른발 우웨헤(R)

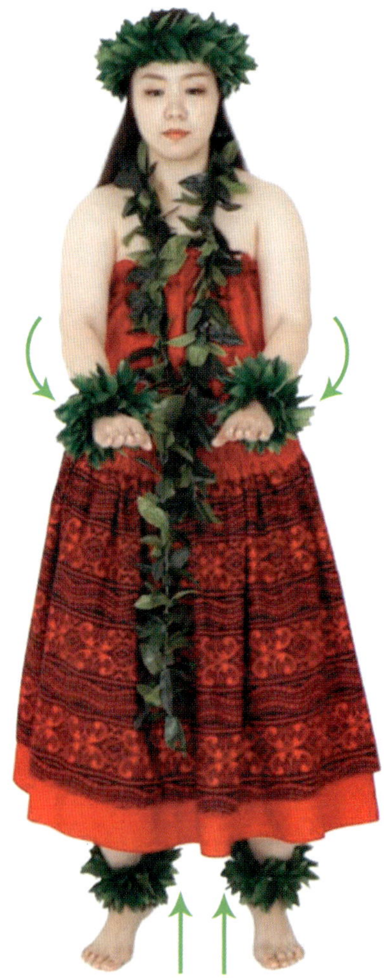

⑧

▲ 왼발 우웨헤(L)

8. 193~196쪽의 ①~⑧ 동작을 반대 방향으로 반복한 다음 185쪽 ①~⑥까지 간주 동작을 반복한다.

❻ Ha'ina 'ia mai ka puana 'eā
No Hi'iaka nō he inoa 'eā

Step : 'Ami 'akau / 'Ami hema,
'Ami kūkū 'akau / 'Ami kūkū hema

1. 오른손을 입술 부분에 눌러주며 힙을 오른쪽으로 한번 돌린다.
오른쪽 사선으로 펼치면서 힙을 오른쪽으로 한번 돌린다.
손바닥을 아래로 돌리며 힙을 오른쪽으로 잘게 세 번 돌린다.

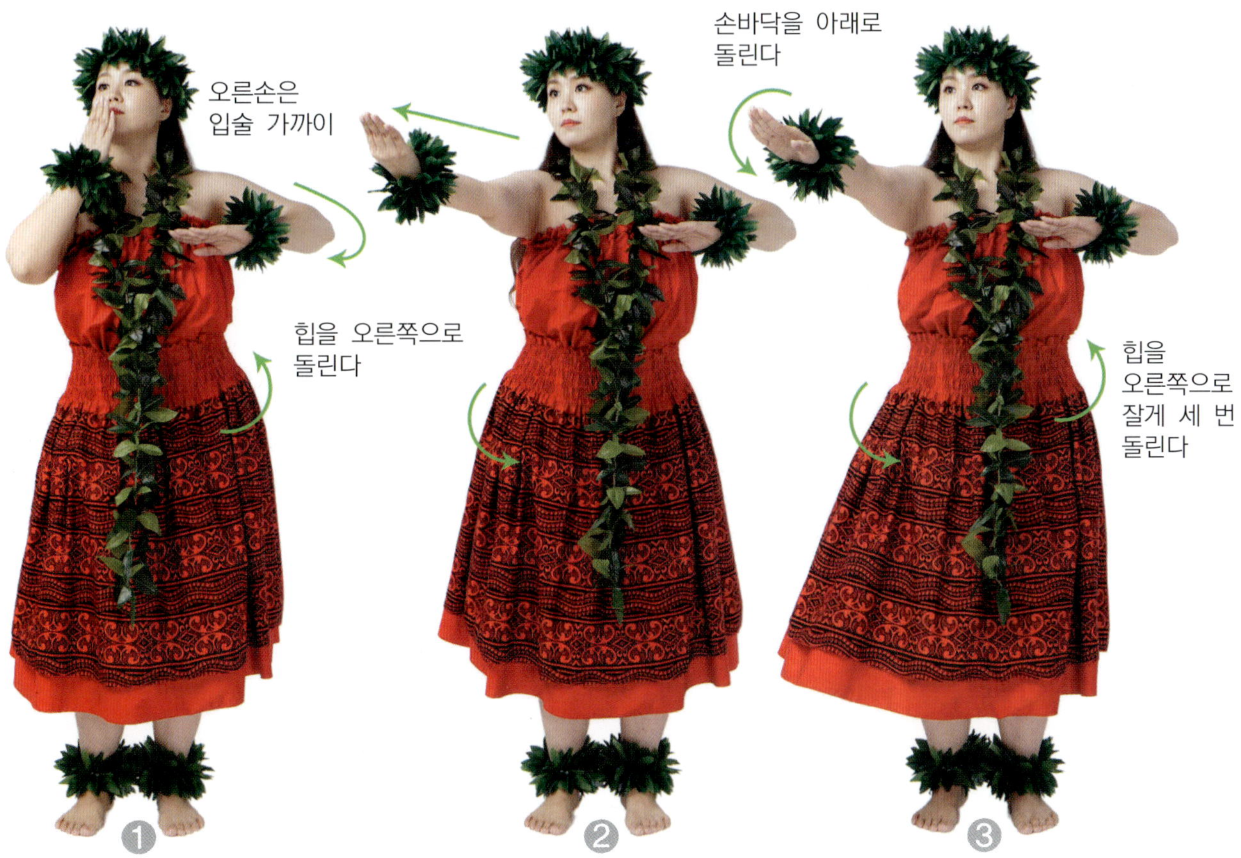
오른손은
입술 가까이
힙을 오른쪽으로
돌린다
손바닥을 아래로
돌린다
힙을
오른쪽으로
잘게 세 번
돌린다
1
2
3

▲ 아미 아카우 ▲ 아미 아카우 ▲ 아미 쿠쿠 아카우

2. 왼쪽 방향으로 두 번 반복한다.

3. 오른쪽 방향으로 한번 반복한다.

7 'Eā lā, 'Eā lā, 'Eā

Step : 'Uwehe(R/L), kū

1. 손 위치는 유지하며 우웨헤를 두 번 한 후 서 있는 자세에서 오른발을 앞으로 내밀며 양손을 앞으로 모은다.

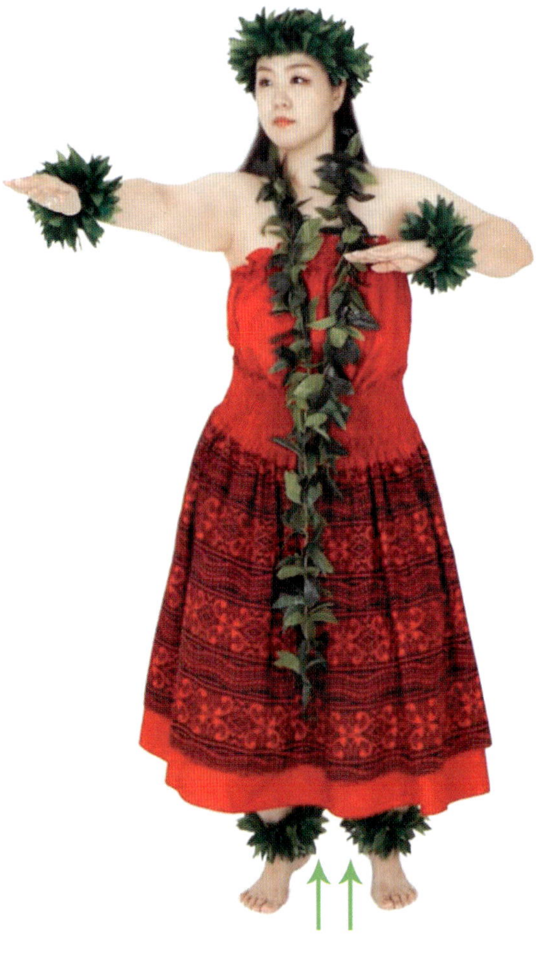

① ▲ 우웨헤(R/L)

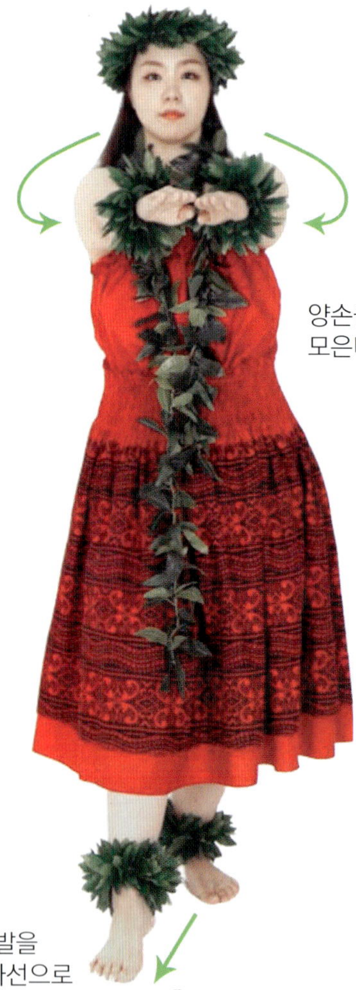
양손을 앞으로 모은다
오른발을 앞 사선으로 내딛는다

② ▲ 쿠

A-I-ea

Step : Ki'i 'uwehe(R/L)

2. 왼손은 가슴에 올려주고 오른손과 오른발을 오른쪽 같은 방향으로 옆과 사선으로 뻗어주고 양손을 가슴에 모아 우웨헤를 한다.

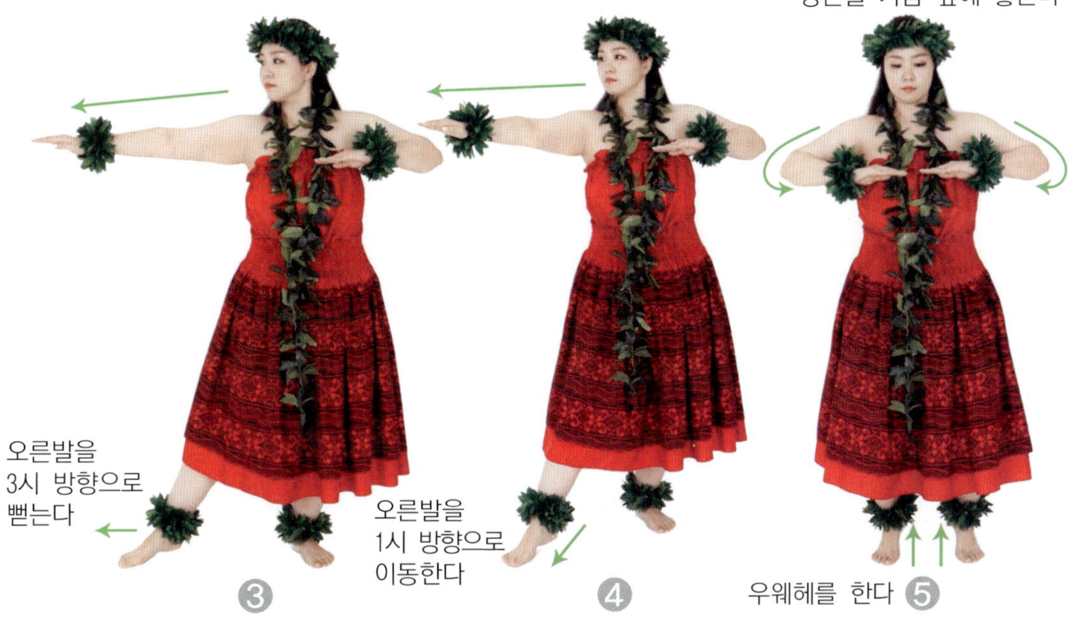

손바닥을 아래로 향해
양손을 가슴 앞에 놓는다
오른발을
3시 방향으로
뻗는다
오른발을
1시 방향으로
이동한다
우웨헤를 한다
3
4
5

▲ 오른발 키이우웨헤(R)

3. 반대 방향으로 반복한다.

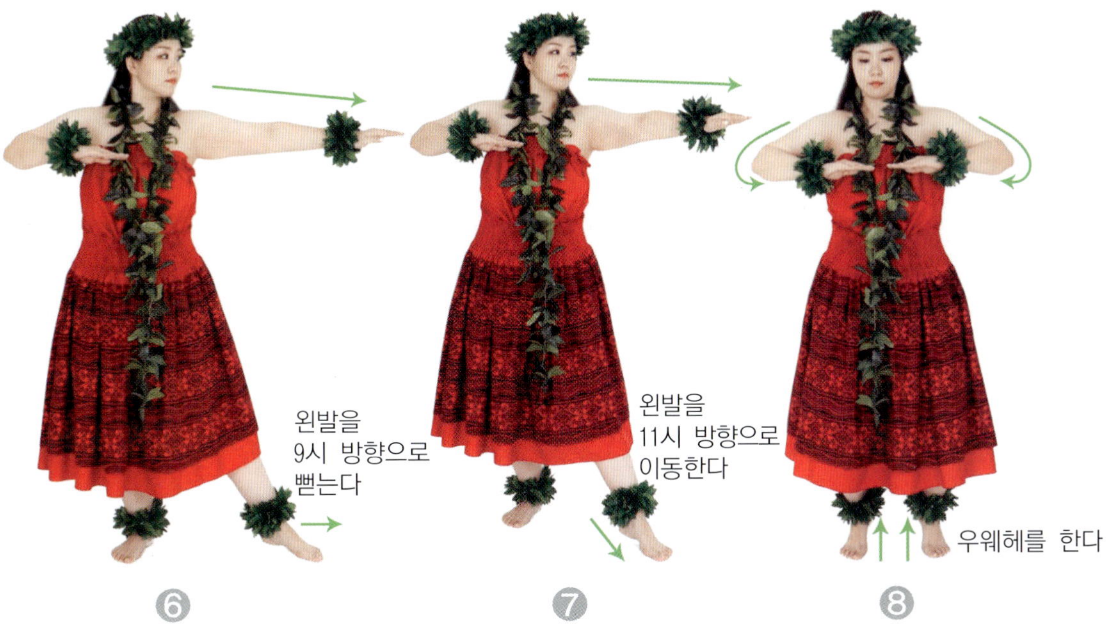

왼발을
9시 방향으로
뻗는다
왼발을
11시 방향으로
이동한다
우웨헤를 한다
6
7
8

▲ 왼발 키이우웨헤(L)

Step : Aui(L)

4. 양손바닥을 아래로 향해 왼쪽 사선 45도 방향으로 뻗으며 왼발을 앞으로 내민다. 손바닥을 위로 돌리며 왼발을 오른발 옆으로 당겨놓는다.

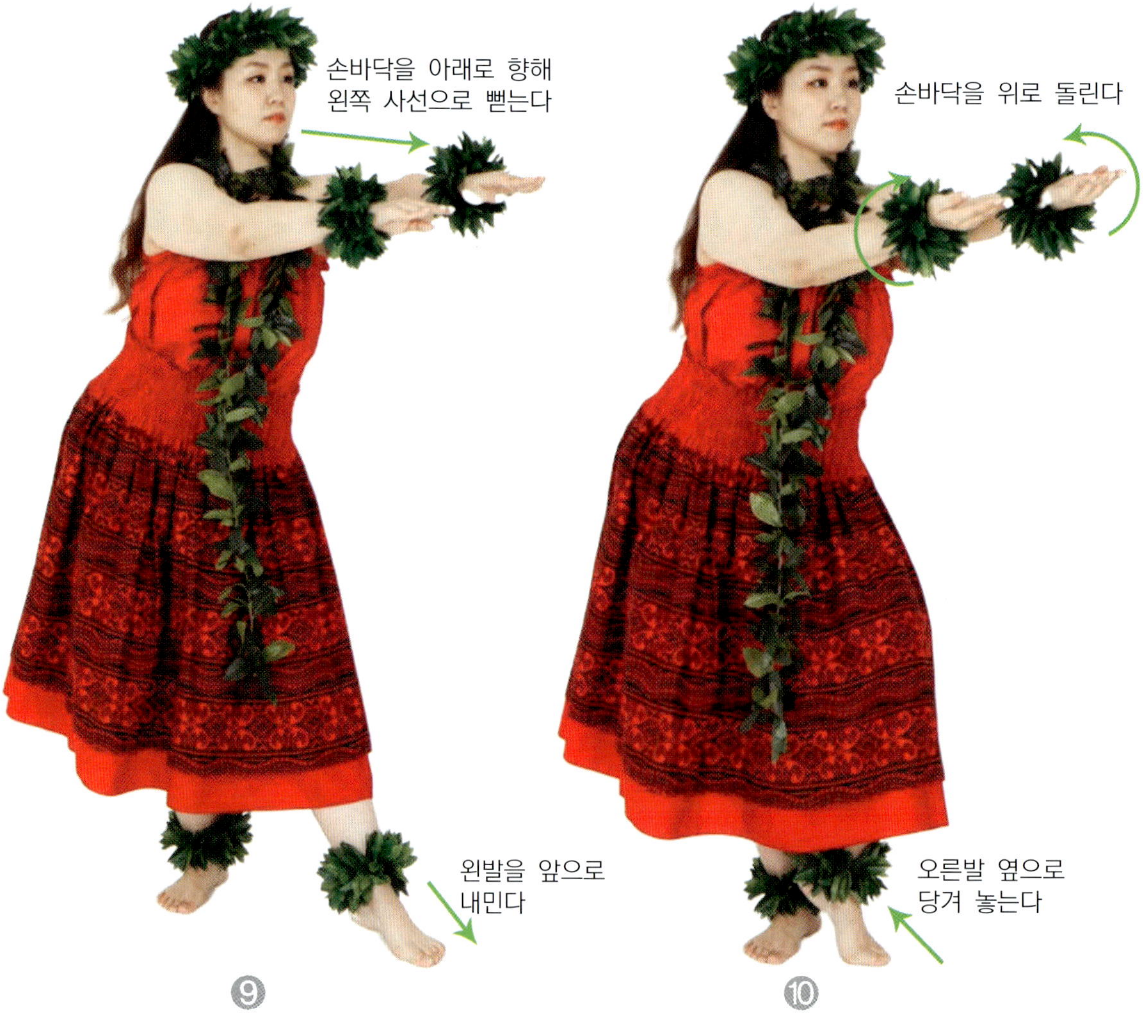
손바닥을 아래로 향해
왼쪽 사선으로 뻗는다
왼발을 앞으로
내민다
9
손바닥을 위로 돌린다
오른발 옆으로
당겨 놓는다
10

▲ 왼발 아우이(L)

Step : Lele(L/R/L)

5. 왼발, 오른발, 왼발을 번갈아가며 뒤꿈치를 들어올리며 앞으로 걸어간다. 이때 양손은 디딘 발 방향으로 뻗는다.

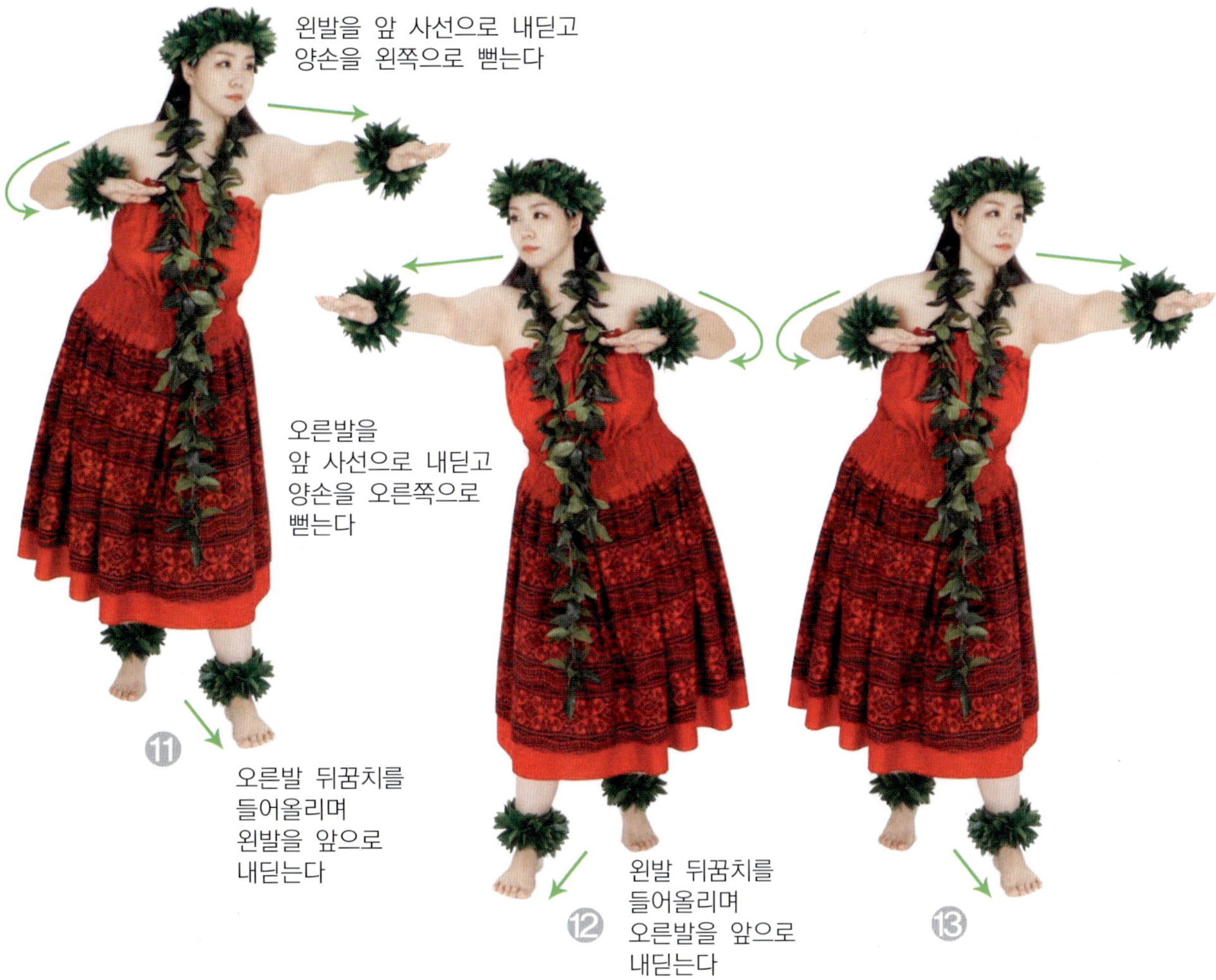
왼발을 앞 사선으로 내딛고
양손을 왼쪽으로 뻗는다
오른발을
앞 사선으로 내딛고
양손을 오른쪽으로
뻗는다
⑪
오른발 뒤꿈치를
들어올리며
왼발을 앞으로
내딛는다
⑫
왼발 뒤꿈치를
들어올리며
오른발을 앞으로
내딛는다
⑬

▲ 렐레(L/R/L)

6. 양손 위치를 오른쪽 방향으로 이동시키며, 뒤로 오른발, 왼발, 오른발을 빠르게 홀로(holo) 스텝을 하며 제자리로 돌아온다.
홀로 스텝은 카홀로 스텝과 유사한 스텝으로 빠르게 이동하는 것이다.

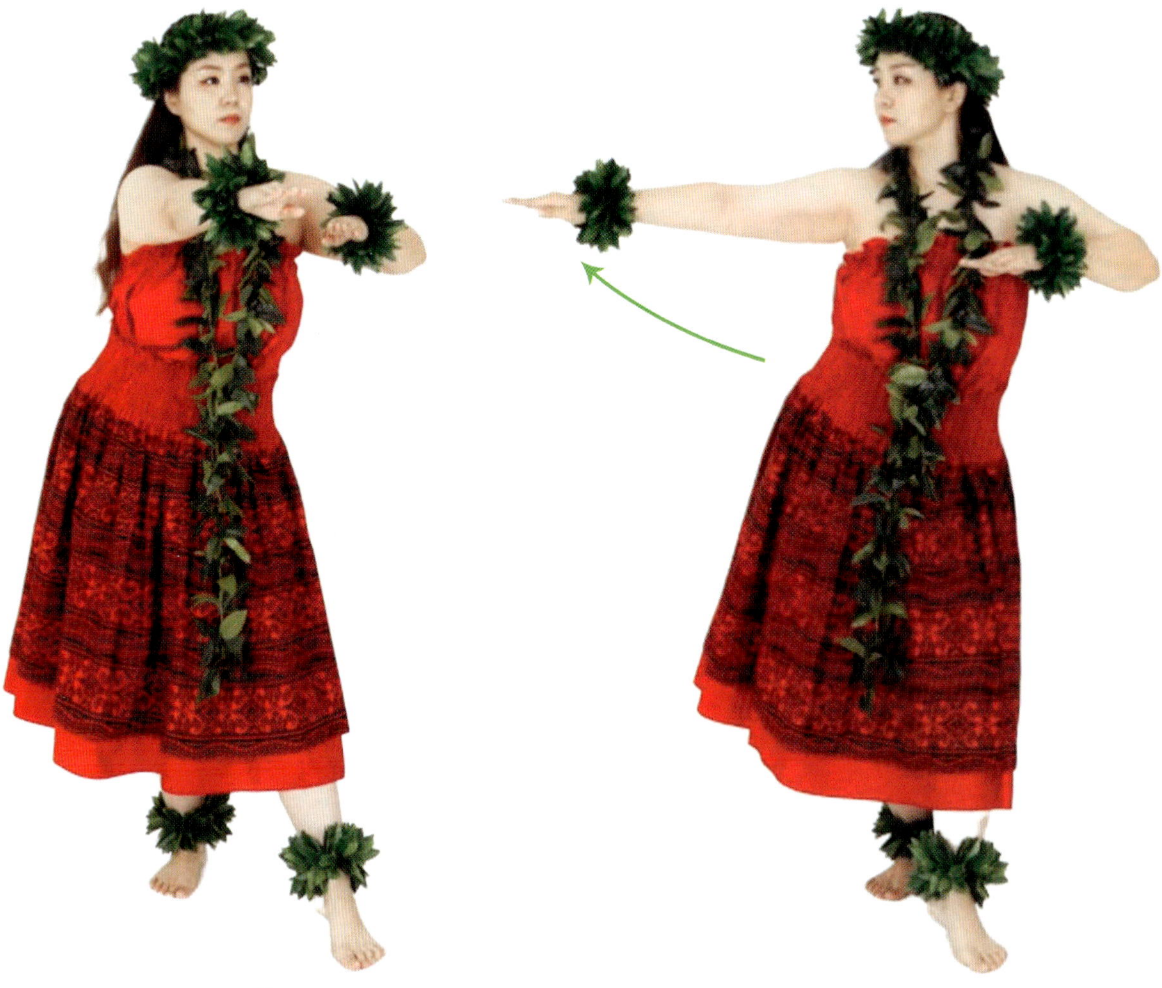

⑭ ⑮

▲ 홀로(R/L/R)

Kāhea : He inoa no Hi'iaka-i-ka-poli-o-Pele

7. 오른발을 앞으로 내밀고 양손을 모아 머리 위쪽으로 뻗은 후 카헤아를 외친다. 오른발을 왼발 옆으로 들여와 양 손바닥이 아래로 가슴 위에 올리고 마무리한다.

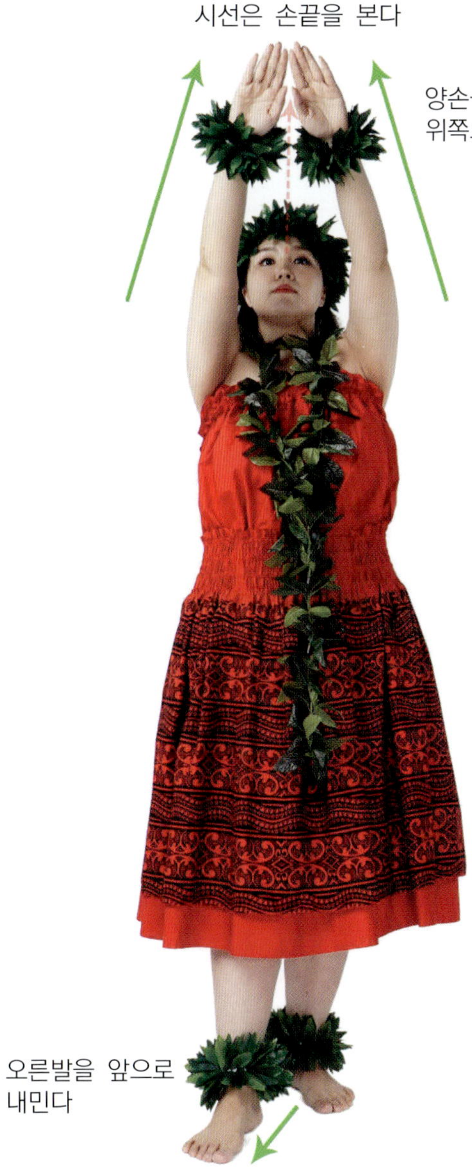
시선은 손끝을 본다
양손을 모아 머리
위쪽으로 뻗는다
오른발을 앞으로
내민다

⑯

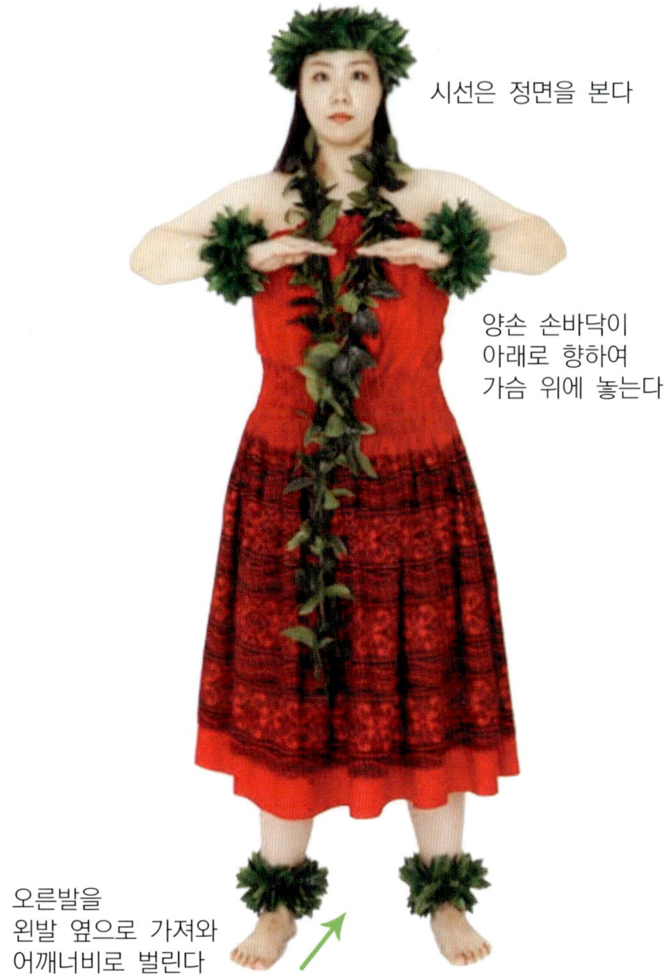
시선은 정면을 본다
양손 손바닥이
아래로 향하여
가슴 위에 놓는다
오른발을
왼발 옆으로 가져와
어깨너비로 벌린다

⑰

4

훌라 하파 하올레
Hula Hapa Haole

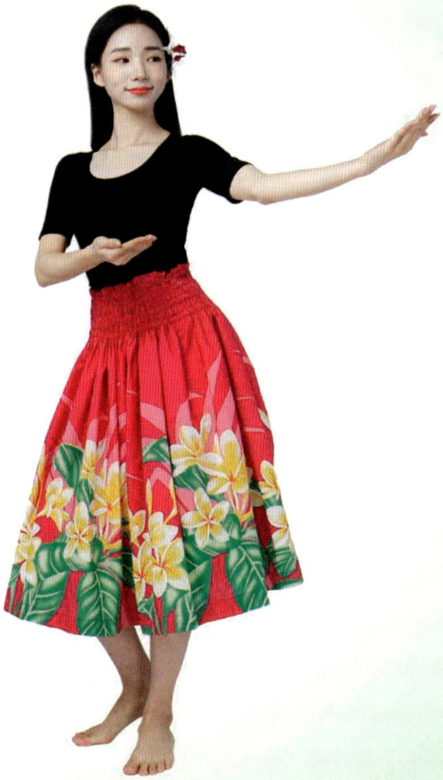

훌라 하파 하올레는 영어 가사로 쓰여진 하와이 노래 '하파 하올레 송(Hapa Haole Song)'과 함께 추는 훌라 장르이다. 밝은 가사와 신나는 노래로 크리스마스 시즌에 잘 어울리는 〈멜레 칼리키마카(Mele Kalikimaka)〉 작품을 소개한다. '멜레 칼리키마카'는 하와이에서 '메리 크리스마스'를 의미하는데, 이 작품은 하파 하올레 장르에서 가장 유명한 작곡가 로버트 알렉스 앤더슨(Robert Alex Anderson)이 1949년에 만들었으며, 1950년 빙 크로스비와 앤드류 시스터즈에 의해 처음 녹음되었다.

이 작품에 사용된 스텝

- 카홀로
- 카벨루
- 헬라
- 렐레 우웨헤
- 카홀로 훌리
- 카홀로 이호페(45도)

멜레 칼리키마카(Mele Kalikimaka)

Robert Alex Anderson

Mele Kalikimaka is the thing to say
On a bright Hawaiian Christmas day
That's the island greeting that we send to you
From the land where palm trees sway
Here we know that Christmas will be green and bright
The sun to shine by day and all the stars at night
Mele Kalikimaka is Hawaii's way
To say Merry Christmas to you

멜레 칼리키마카는
찬란한 하와이의 크리스마스 날에
야자수가 흔들리는 그 섬에서
당신께 보내는 인사말입니다
우리는 크리스마스가 푸르고 빛난다는 것을 알고 있어요
낮에는 태양이 비추고 밤에는 모든 별들이 빛나지요
멜레 칼리키마카는
당신께 드리는 하와이식 메리크리스마스 인사말입니다

〈전주〉

Step : Kāholo(R/L/R/L L/R/L/R, R/L/R/L L/R/L/R)

양손으로 파우스커트를 잡고 오른쪽, 왼쪽 카홀로 스텝을 두 번 반복한다.

1 Mele Kalikimaka is the thing to say

Step : Kāholo(R/L/R/L, L/R/L/R)

1. 오른손을 입 가까이에 댄 후 오른쪽으로 펼쳐주며 오른쪽으로 이동한다.

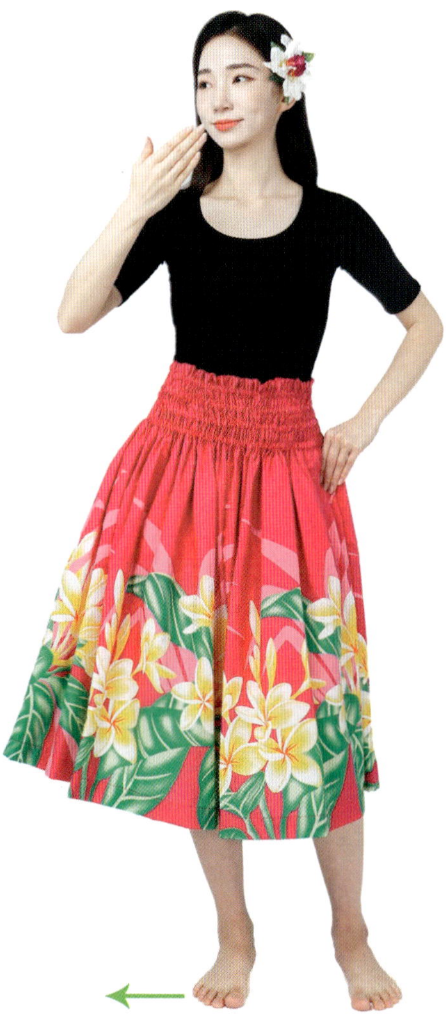

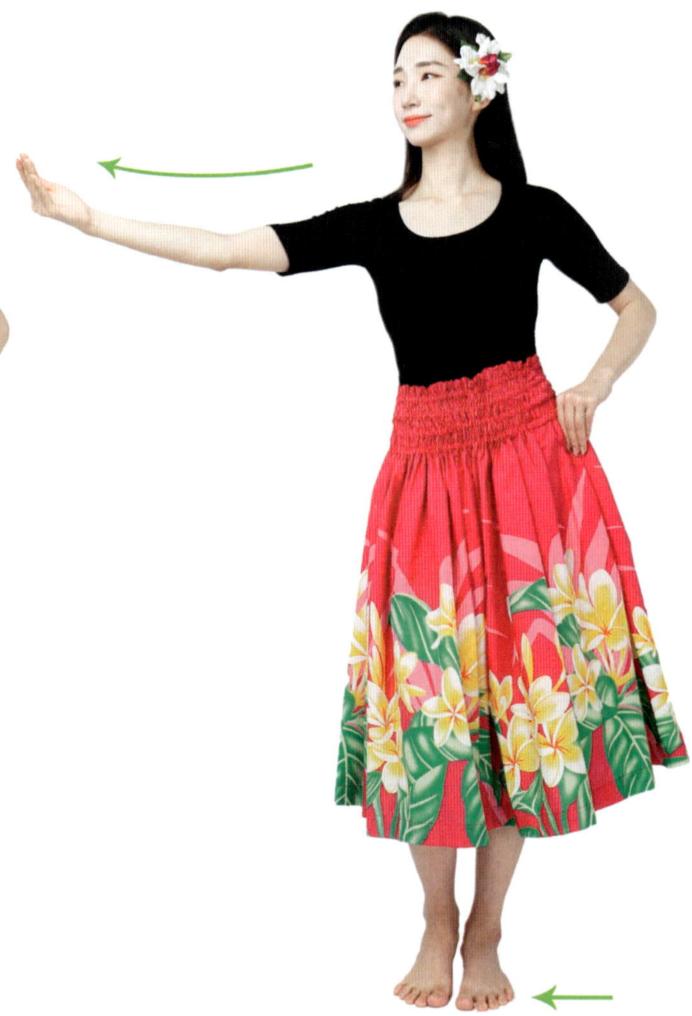

① ②

▲ 오른쪽으로 카홀로(R/L/R/L)

2. 펼친 오른손 높이를 유지하며 반대 방향으로 반복한다.

펼친 손을 유지하며
왼손을 입 가까이에 댄 후

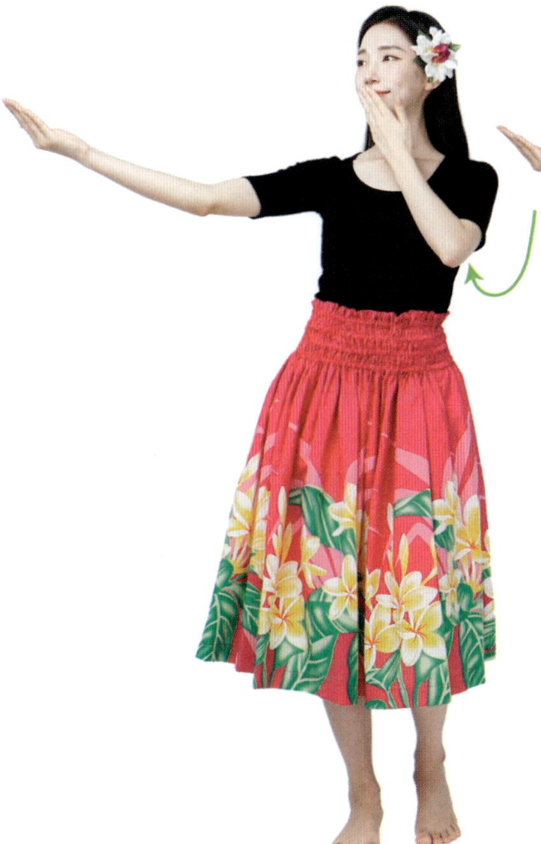

③

왼쪽으로 펼쳐주며
왼쪽으로 이동한다

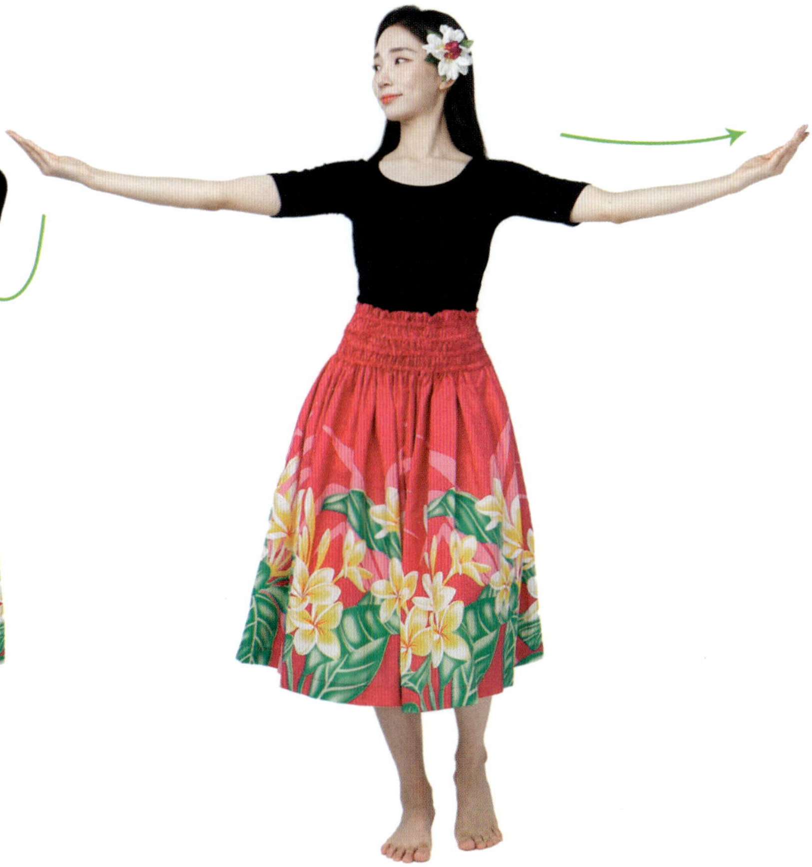

④

▲ 왼쪽으로 카홀로(L/R/L/R)

❷ On a bright Hawaiian Christmas day

Step : Kāholo(R/L/R/L, L/R/L/R)

1. 양 손바닥이 아래로 가도록 돌려주고 펼친 양손을 아래로 모아 교차하며 오른쪽으로 이동한다.

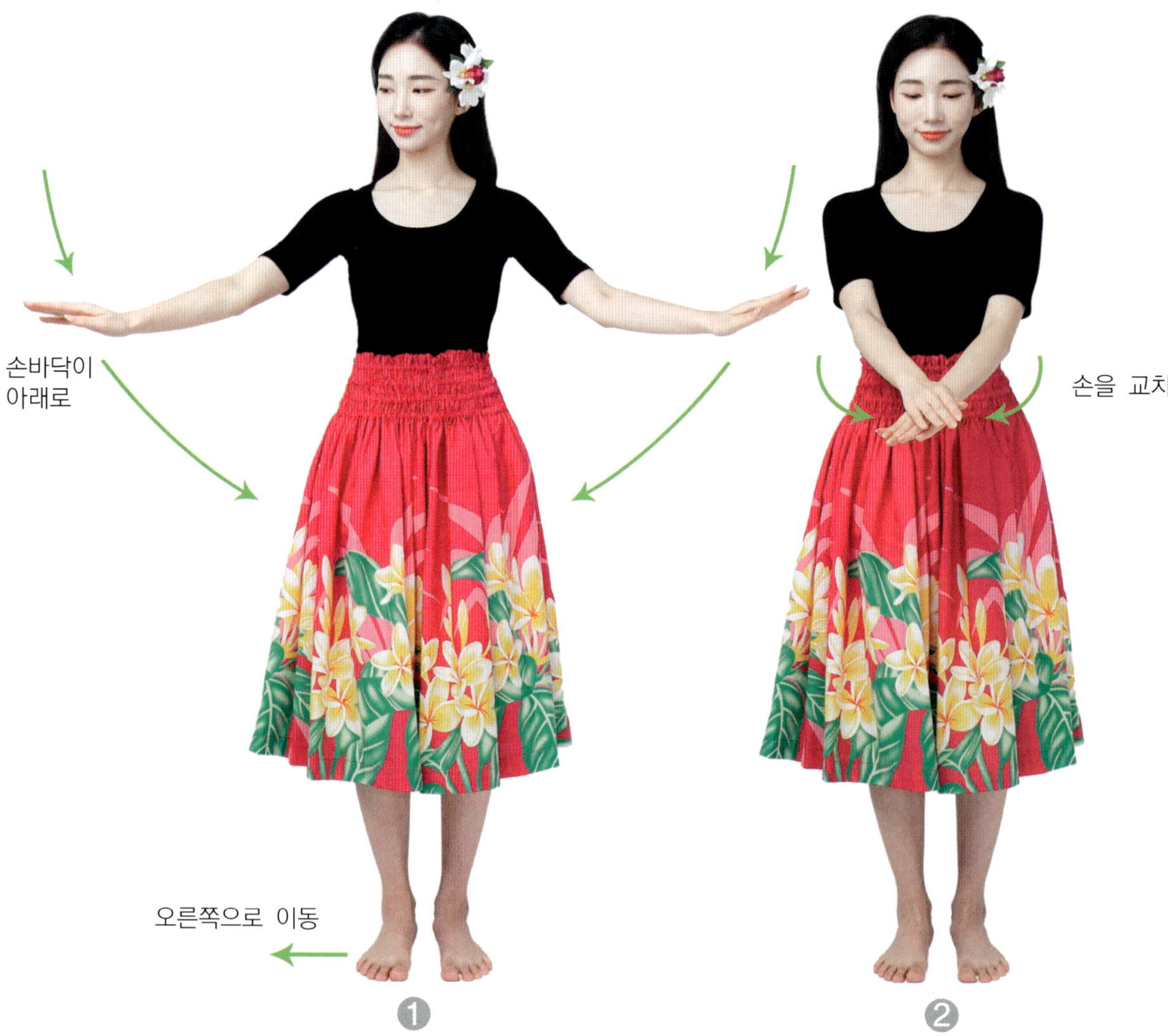

▲ 오른쪽으로 카홀로(R/L/R/L)

2. 양손을 위쪽으로 둥근 원을 그리면서 펼쳐주며, 양 손바닥이 위로 향하도록 한다. 왼쪽으로 이동한다.

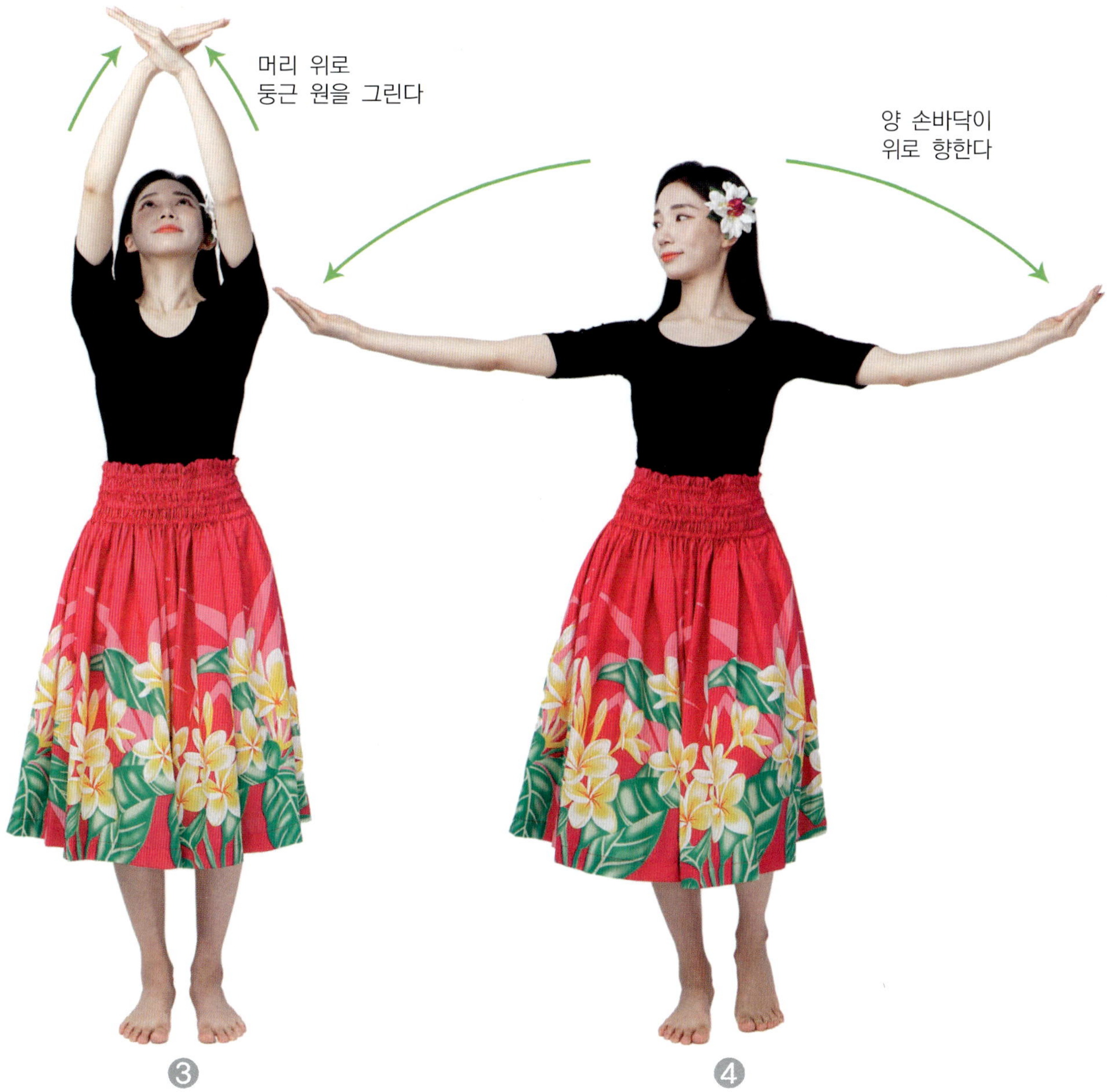
머리 위로
둥근 원을 그린다
양 손바닥이
위로 향한다
③
④

▲ 왼쪽으로 카홀로(L/R/L/R)

3 That's the island greeting that we send to you

Step : Kāholo(R/L/R/L, L/R/L/R)

1. 양손을 가슴 아래에서 옆으로 크게 펼친 후 앞으로 모아 섬의 모양을 그리며 오른쪽으로 이동한다.

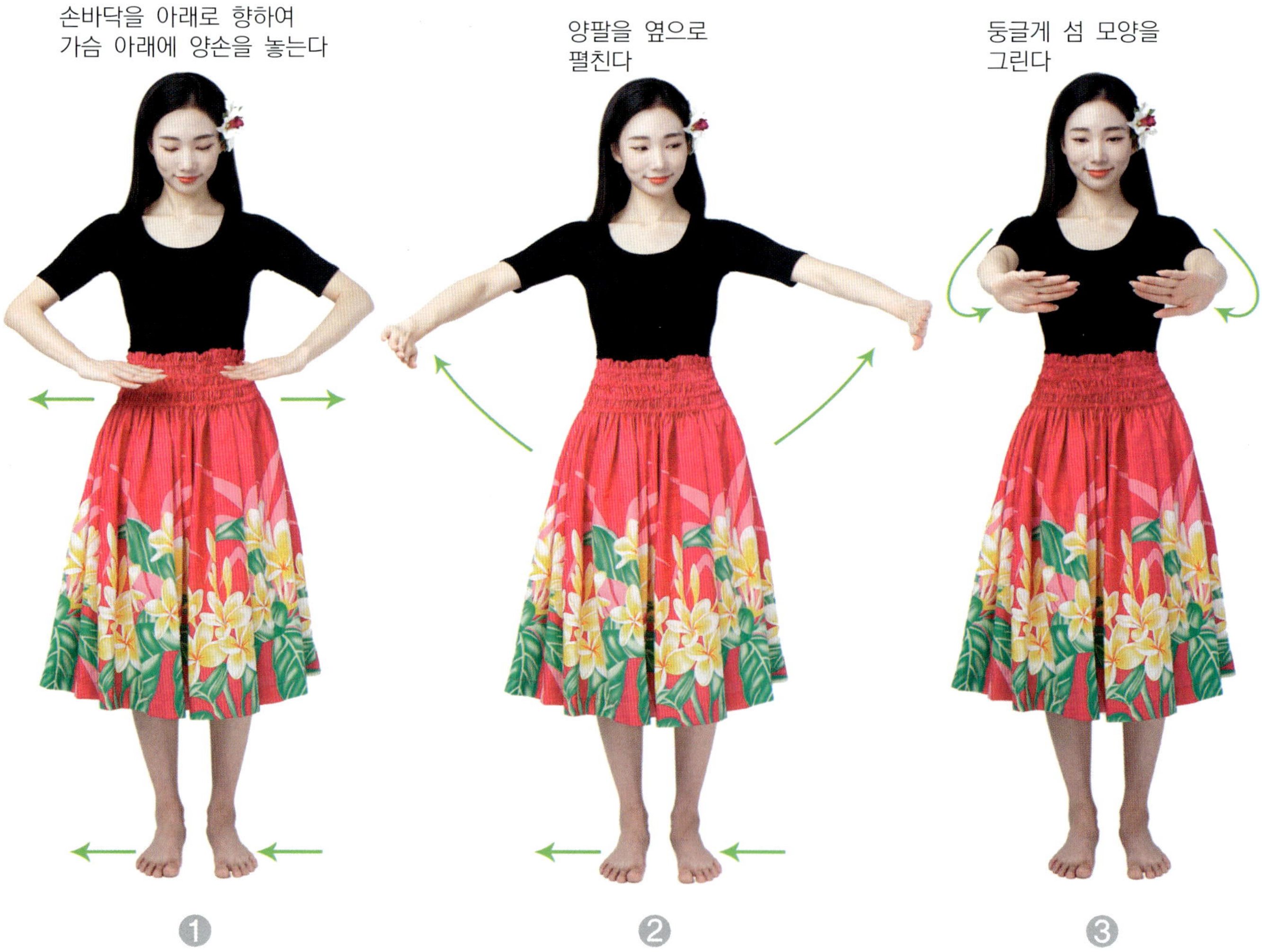

손바닥을 아래로 향하여 가슴 아래에 양손을 놓는다
양팔을 옆으로 펼친다
둥글게 섬 모양을 그린다
①
②
③

▲ 오른쪽으로 카홀로(R/L/R/L)

2. 손바닥을 안으로 하여 양손을 가슴 앞에 놓고 손등을 살짝 눌러주고 앞으로 내밀며 왼쪽으로 이동한다.

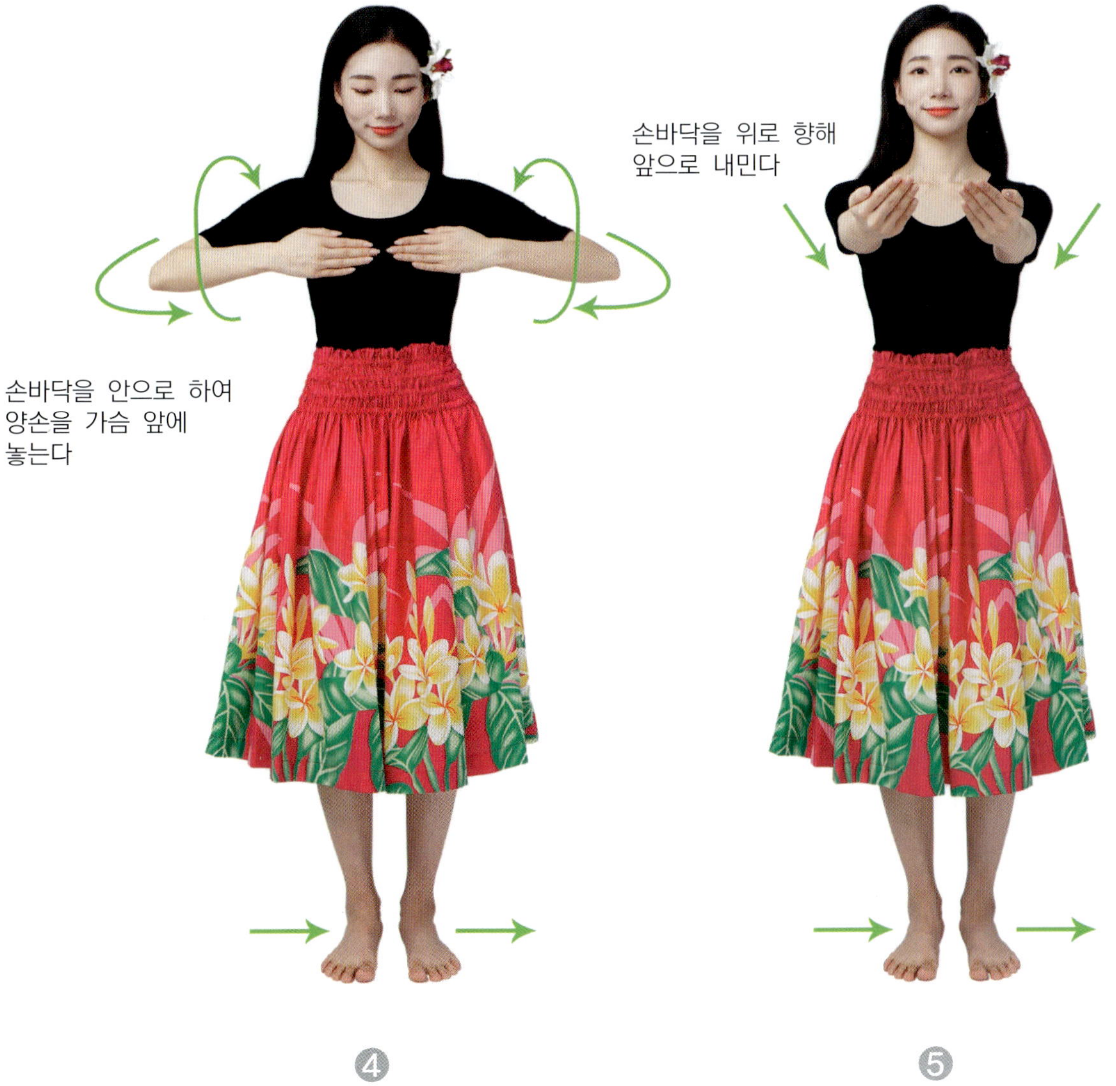
손바닥을 안으로 하여
양손을 가슴 앞에
놓는다
손바닥을 위로 향해
앞으로 내민다
④
⑤

▲ 왼쪽으로 카홀로(L/R/L/R)

❹ From the land where palm trees sway

Step : Kāwelu(R/L)

1. 왼팔은 가슴 높이에 수평으로 올리고 오른팔은 왼쪽 손등 위에 팔꿈치를 붙인다. 수직으로 세운 팔과 손목은 좌우로 흔들며 오른발을 앞으로 디딘 후 제자리로 온다.

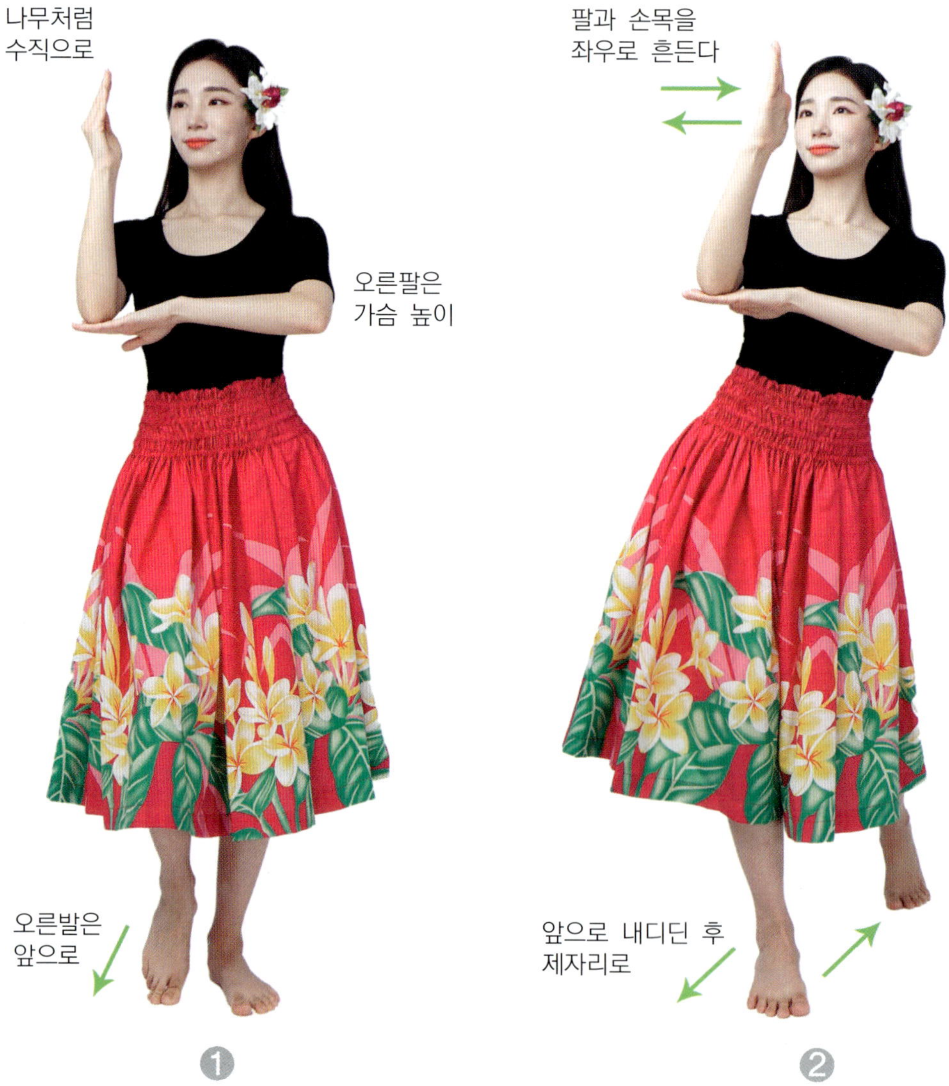

나무처럼
수직으로
오른팔은
가슴 높이
오른발은
앞으로
①
팔과 손목을
좌우로 흔든다
앞으로 내디딘 후
제자리로
②

▲ 오른발 카벨루(R)

2. 반대 방향으로 반복한다.

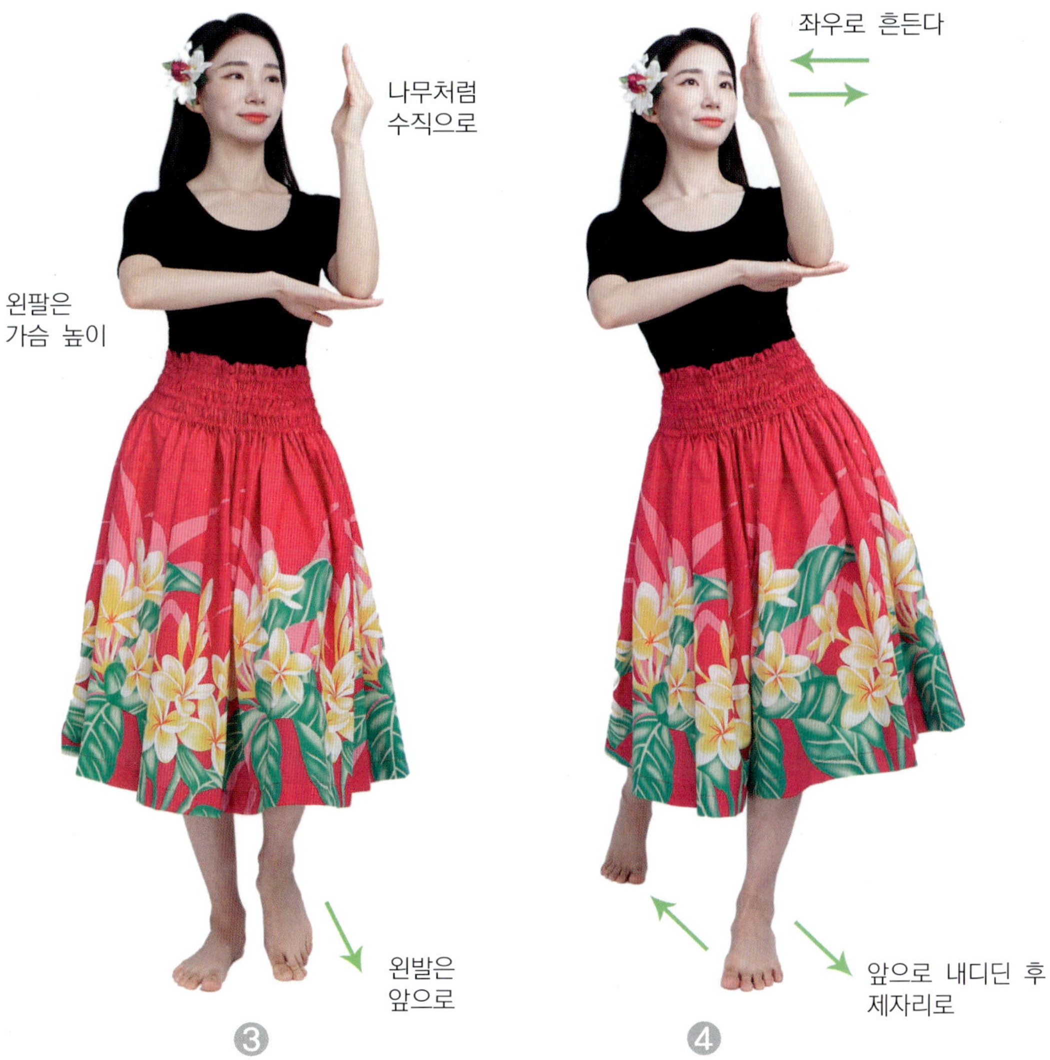
나무처럼
수직으로
왼팔은
가슴 높이
왼발은
앞으로
③
좌우로 흔든다
앞으로 내디딘 후
제자리로
④

▲ 왼발 카벨루(L)

5 Here we know that Christmas will be

Step : Hela(R/L)

1. 오른발을 앞 사선으로 내밀고 양손은 가슴 높이 보다 아래로 내민다.

2. 왼발을 앞 사선으로 내밀고 양손은 가슴 위치에 눌러준다.

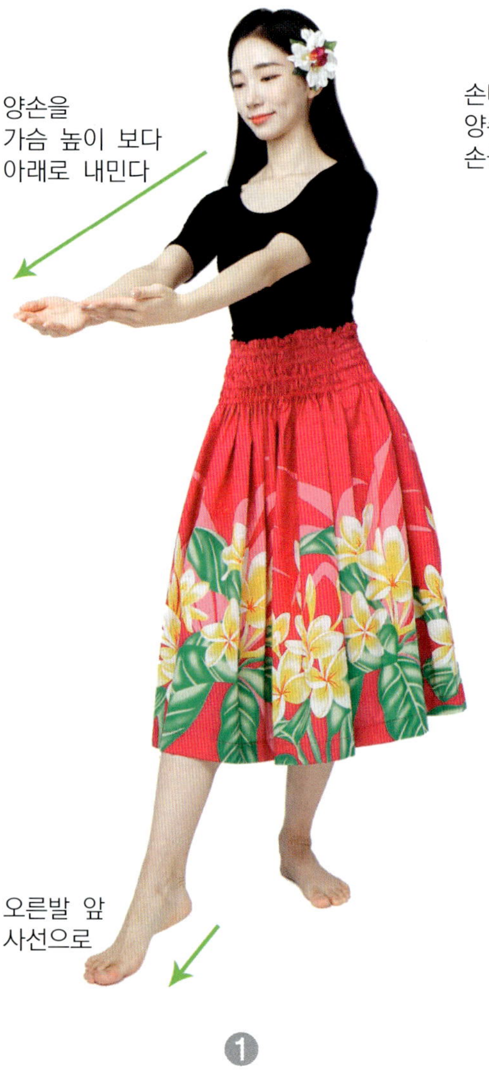
양손을
가슴 높이 보다
아래로 내민다
오른발 앞
사선으로
1

▲ 오른발 헬라(R)

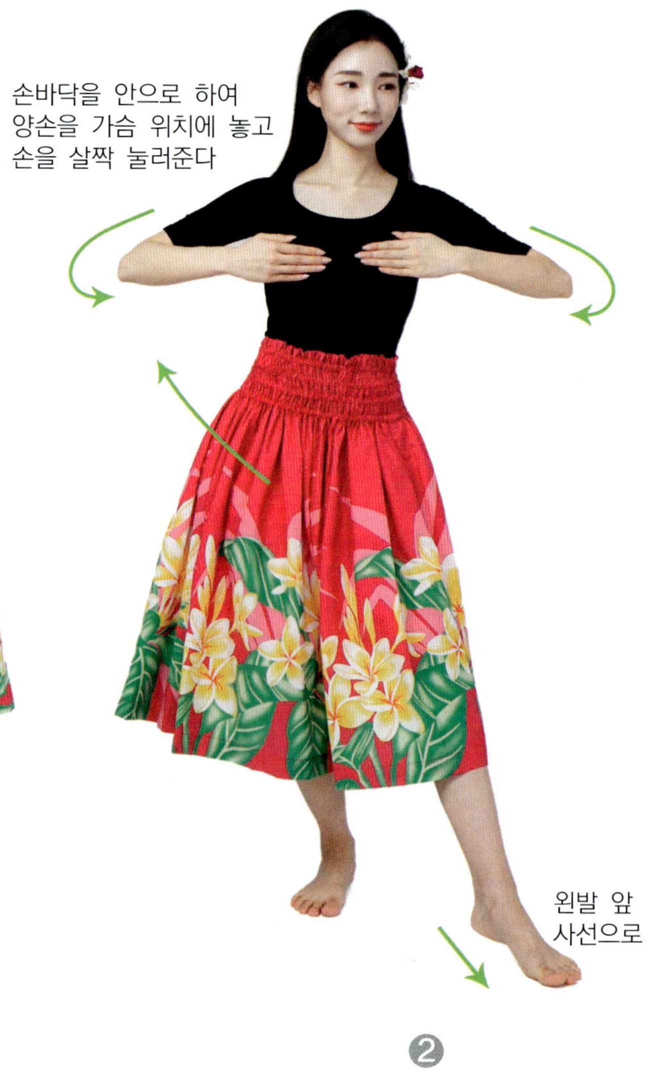
손바닥을 안으로 하여
양손을 가슴 위치에 놓고
손을 살짝 눌러준다
왼발 앞
사선으로
2

▲ 왼발 헬라(L)

green and bright

Step : Kāholo(R/L/R/L)

3. 왼쪽 손바닥이 위로 향하도록 옆으로 뻗고, 오른손을 왼손 가까이 붙인 후 위쪽으로 둥글게 펼치며 오른쪽으로 이동한다.

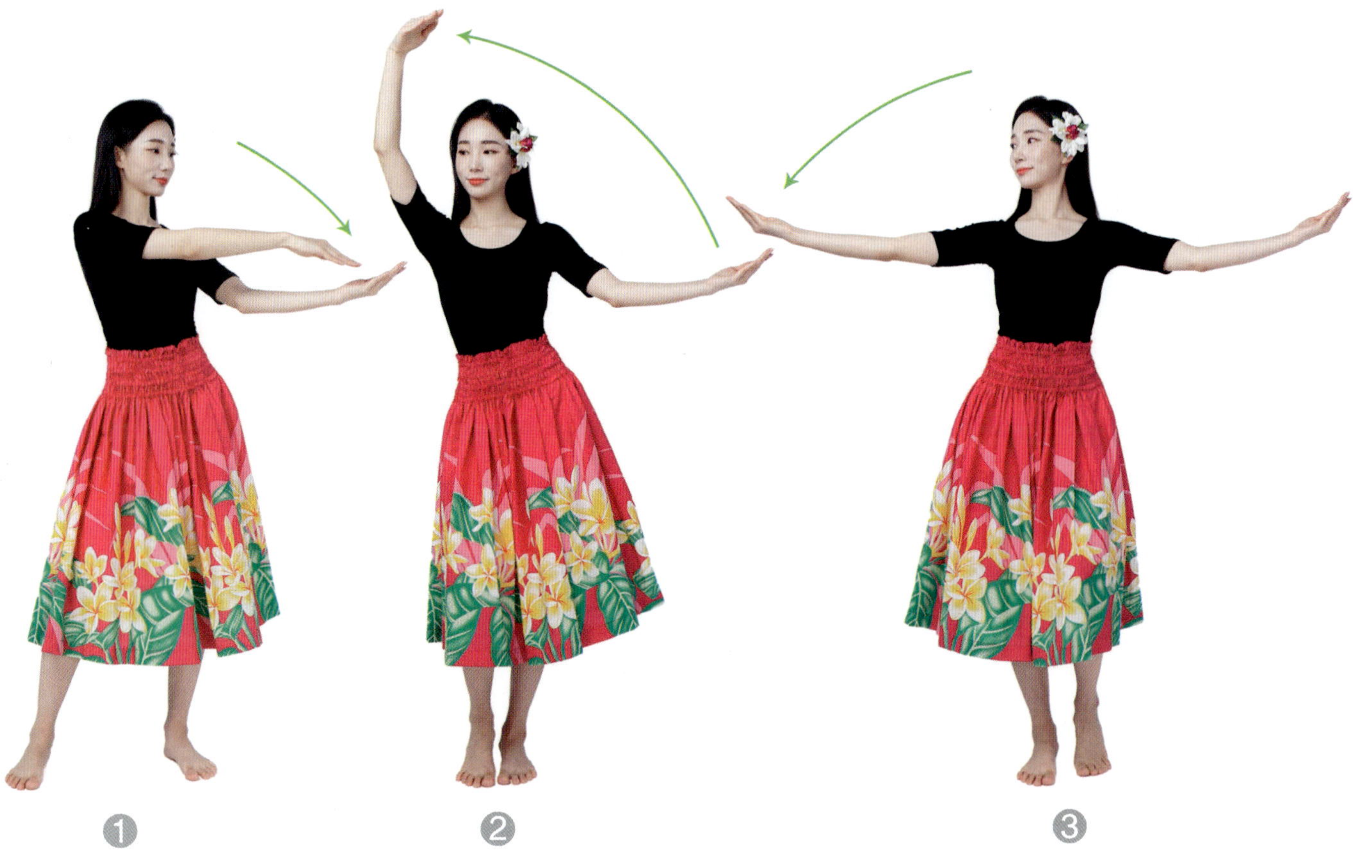

▲ 오른쪽으로 카홀로(R/L/R/L) 또는 렐레우웨헤(R)

❻ The sun to shine by day and

Step : Kāholo(L/R/L/R)

1. 오른쪽 손바닥이 위로 향하도록 오른쪽으로 뻗고, 왼손을 오른손 가까이 붙인 후 위쪽으로 둥글게 펼치며 왼쪽으로 이동한다.

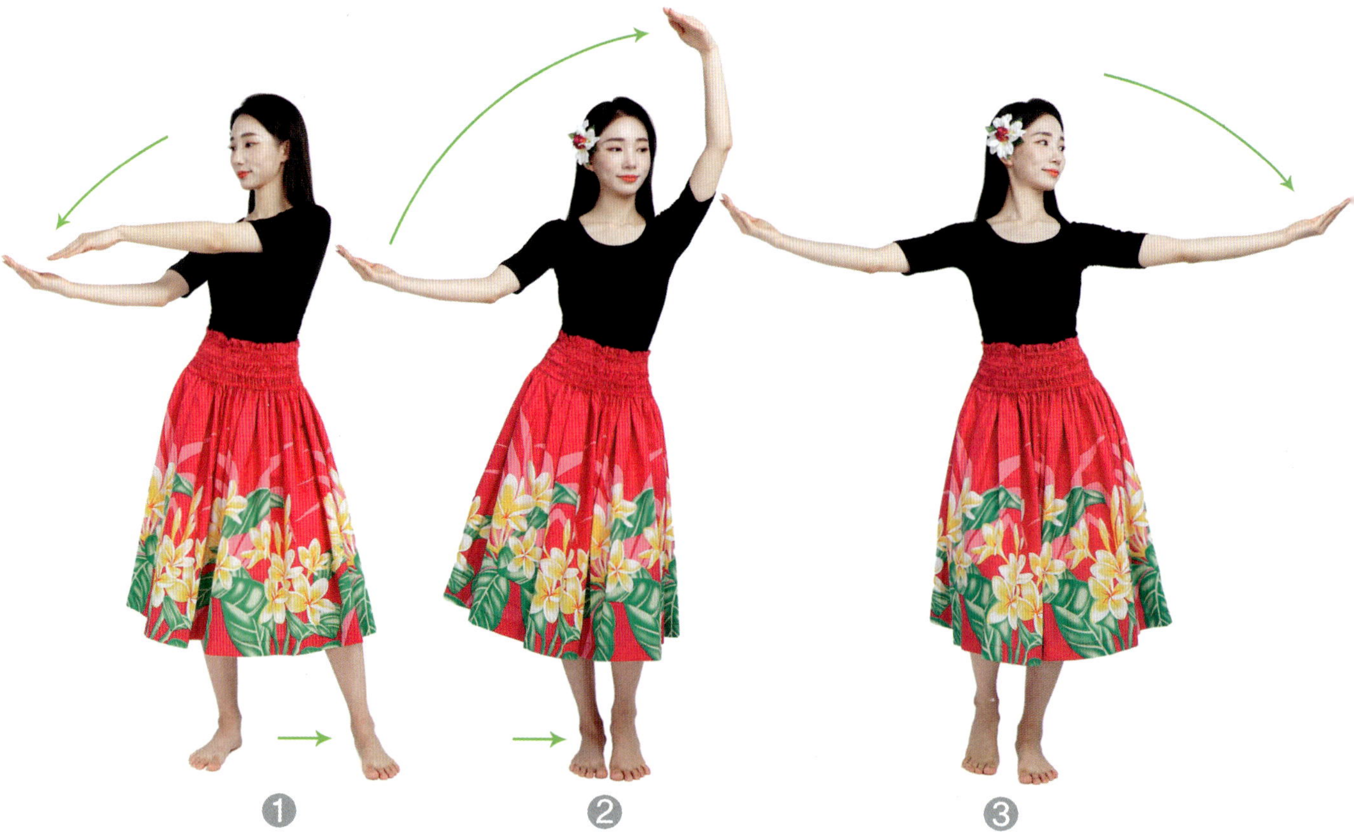

▲ 왼쪽으로 카홀로(L/R/L/R) 또는 렐레우웨헤(L)

all the stars at night

Step : Ne'e i mua

2. 오른발을 앞으로 내딛고 양손을 오른쪽 위 사선에서 주먹을 쥐었다가 펼쳐준다.

3. 반대 방향으로 반복한다.

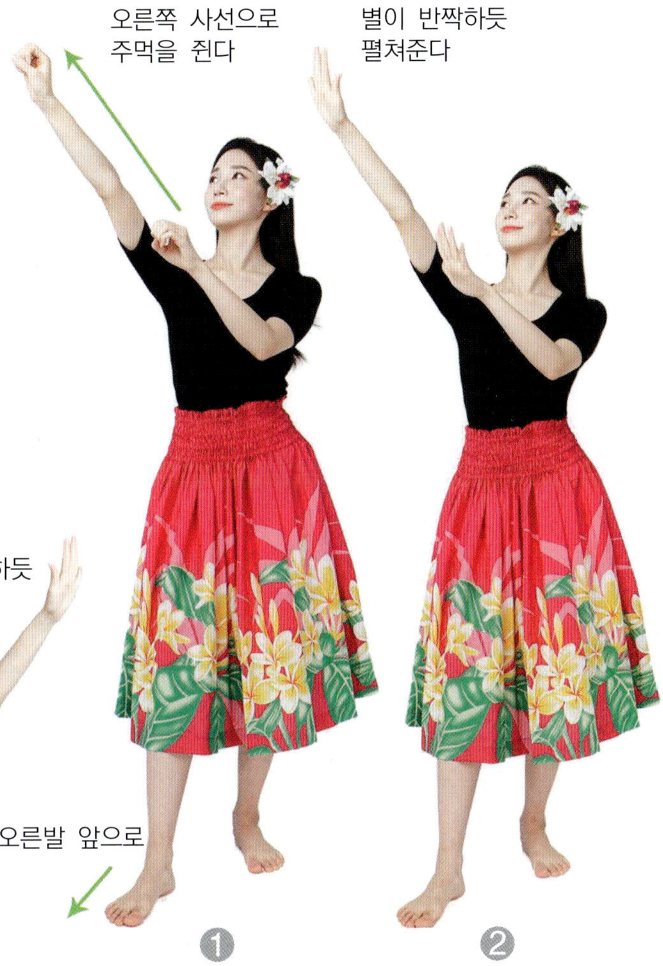
오른쪽 사선으로
주먹을 쥔다
별이 반짝하듯
펼쳐준다
오른발 앞으로
1
2

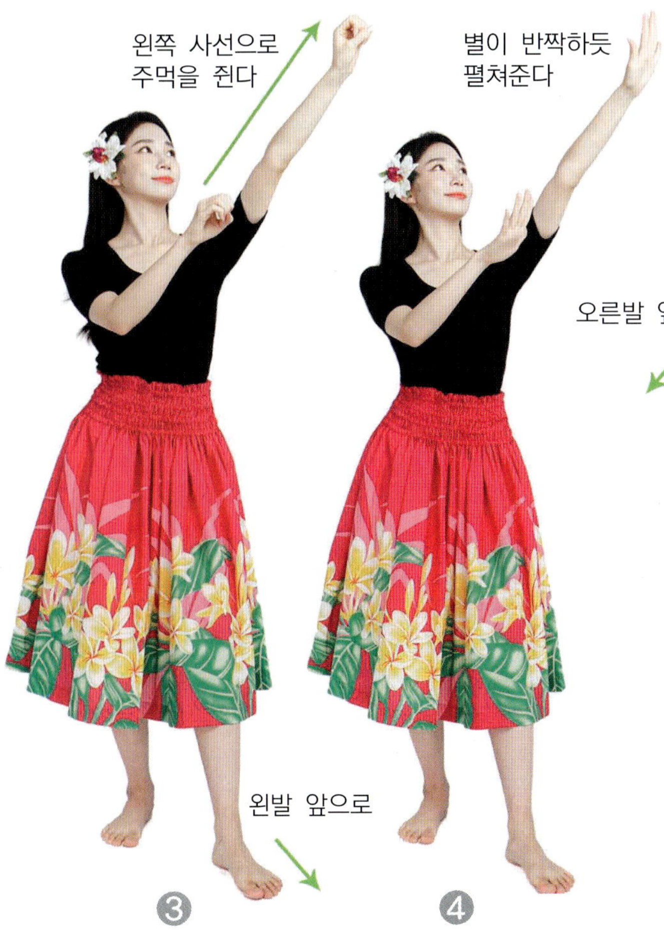
왼쪽 사선으로
주먹을 쥔다
별이 반짝하듯
펼쳐준다
왼발 앞으로
3
4

7 Mele Kalikimaka is Hawaii's way

Step : Kāholo(R/L/R/L, L/R/L/R)

1. 오른손을 입 가까이에 댄 후 오른쪽으로 펼쳐주며 오른쪽으로 이동한다.

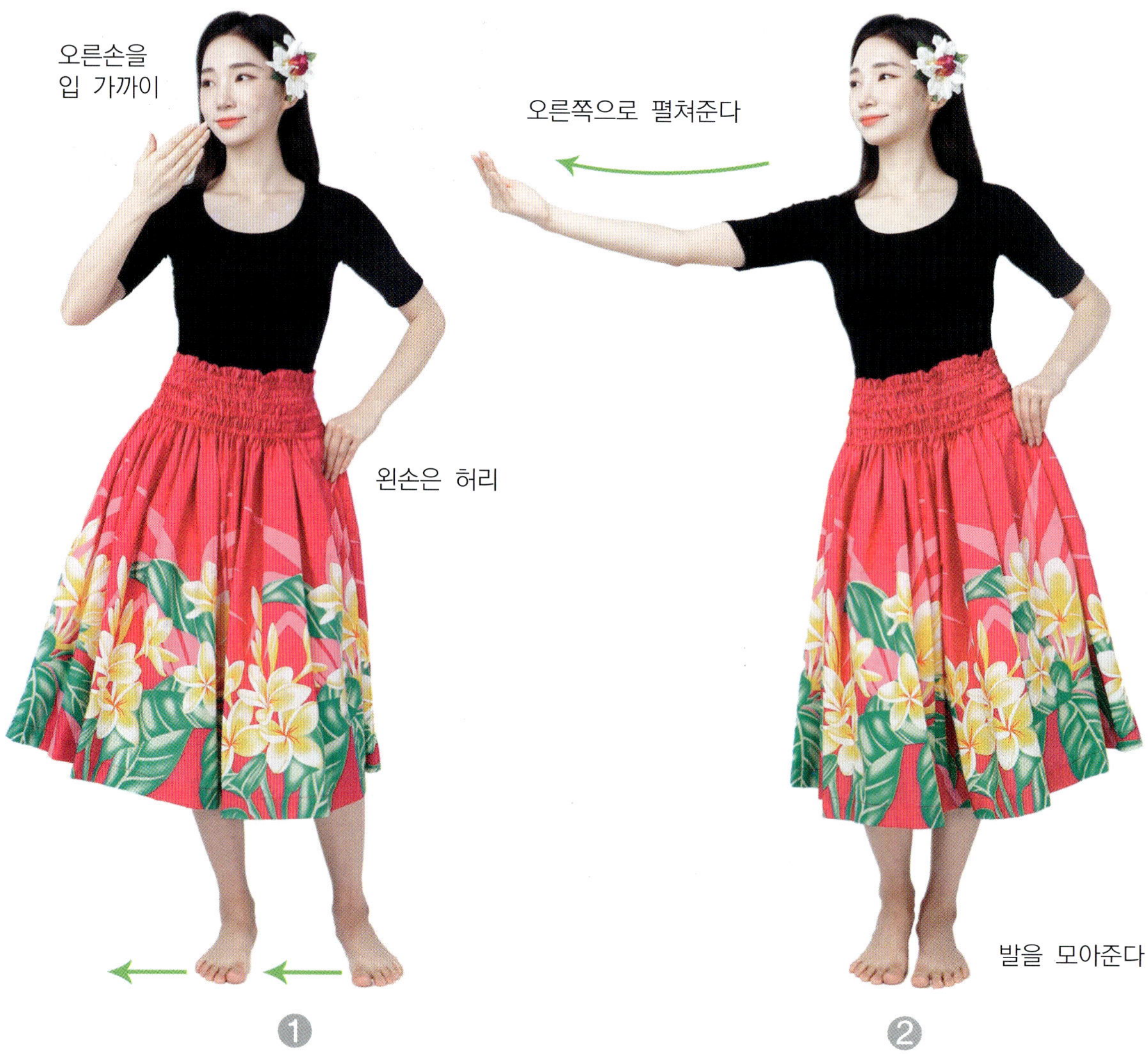
오른손을
입 가까이
오른쪽으로 펼쳐준다
왼손은 허리
발을 모아준다
1
2

▲ 오른쪽으로 카홀로(R/L/R/L)

2. 펼친 오른손 높이를 유지하며 반대 방향으로 반복한다.

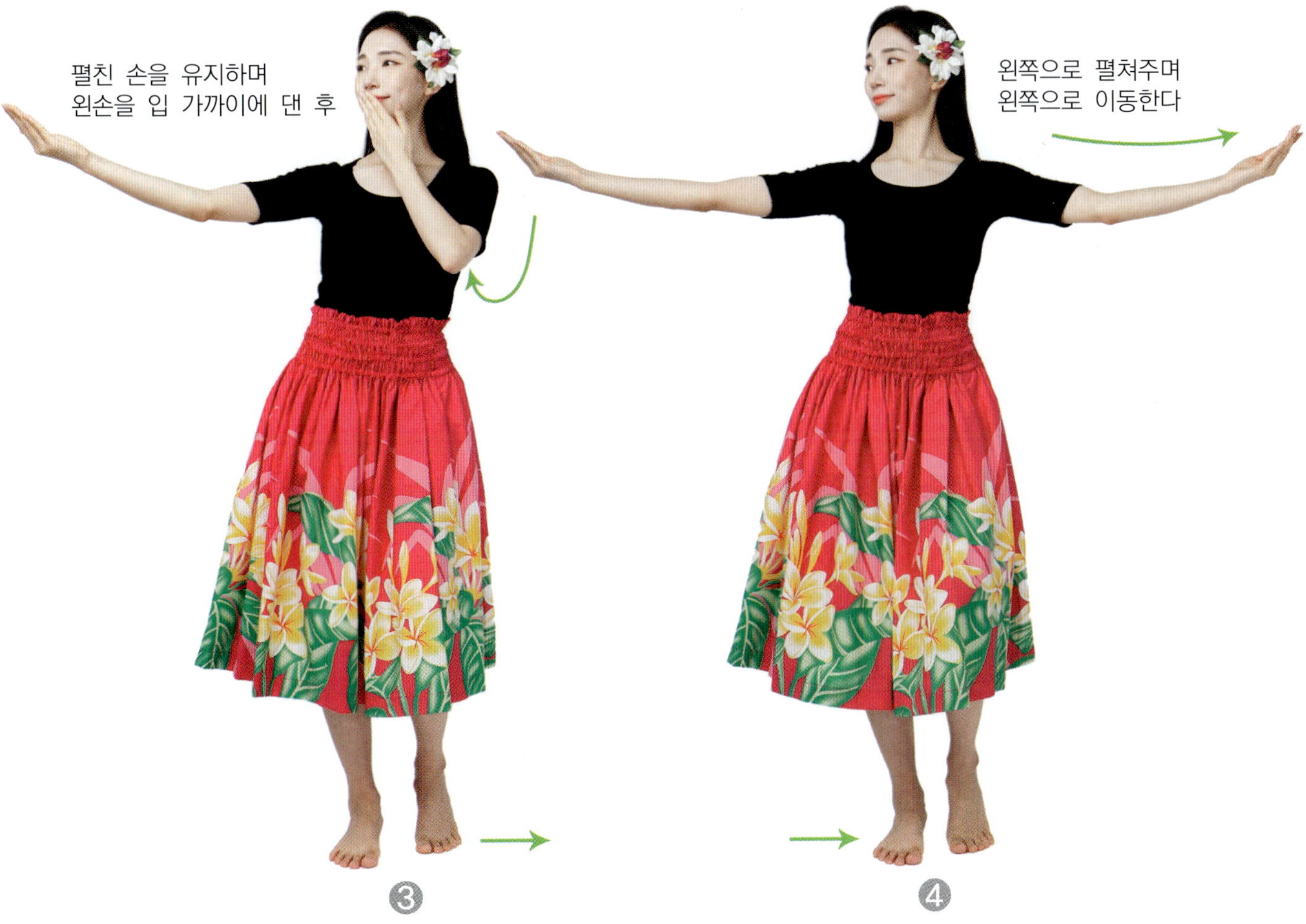
펼친 손을 유지하며
왼손을 입 가까이에 댄 후
왼쪽으로 펼쳐주며
왼쪽으로 이동한다
3
4

▲ 왼쪽으로 카홀로(L/R/L/R)

8 To say Merry Christmas

Step : Kāholo huli(R/L/R/L)

1. 양손을 왼쪽 사선으로 뻗어 같은 높이를 유지하며 오른발, 왼발, 오른발, 왼발 탭 순으로 몸을 돌며 왼쪽 뒤 사선 45도 방향에 선다.

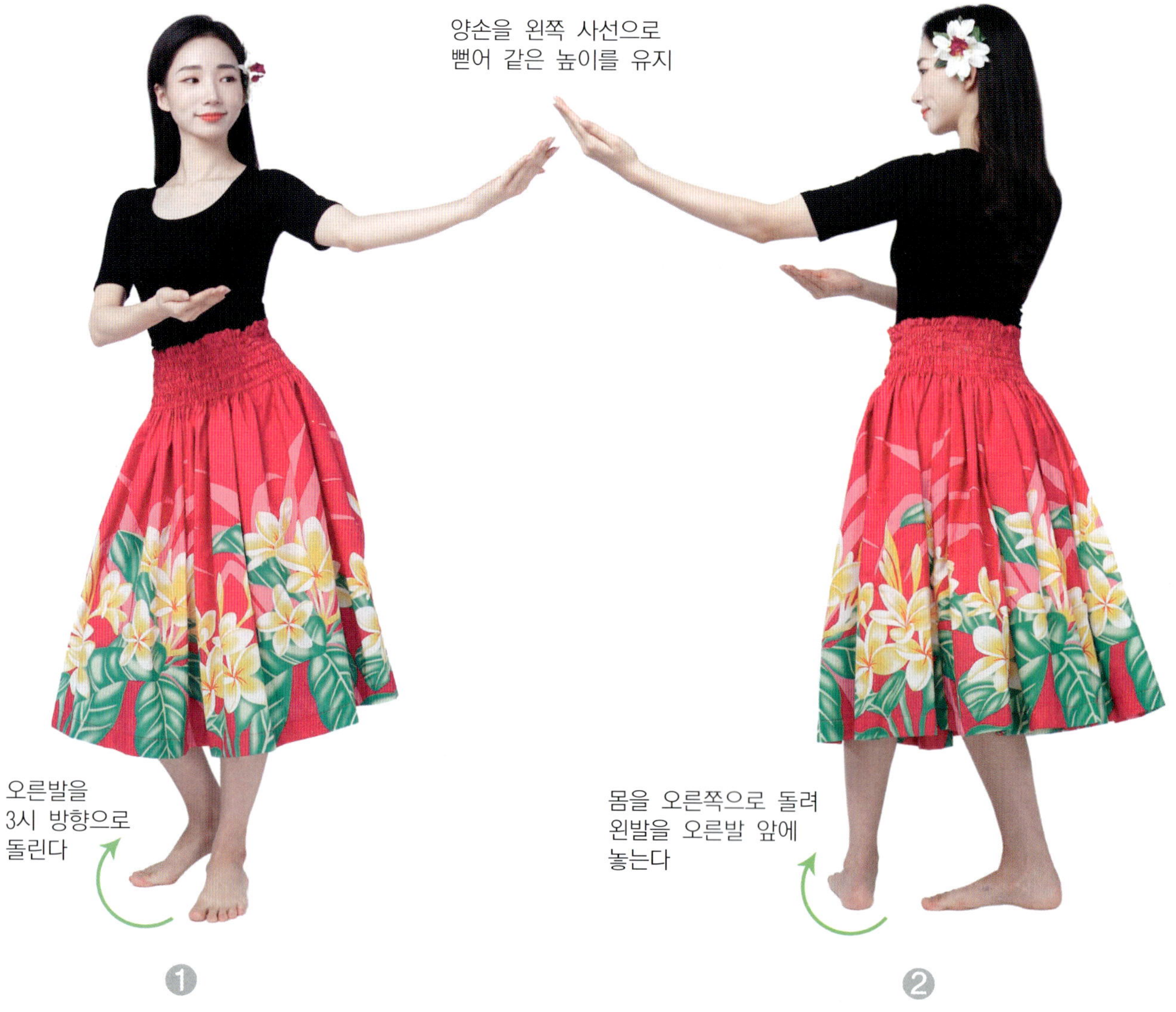
양손을 왼쪽 사선으로
뻗어 같은 높이를 유지
오른발을
3시 방향으로
돌린다
몸을 오른쪽으로 돌려
왼발을 오른발 앞에
놓는다
1
2

▲ 오른쪽으로 카홀로 훌리(R/L)

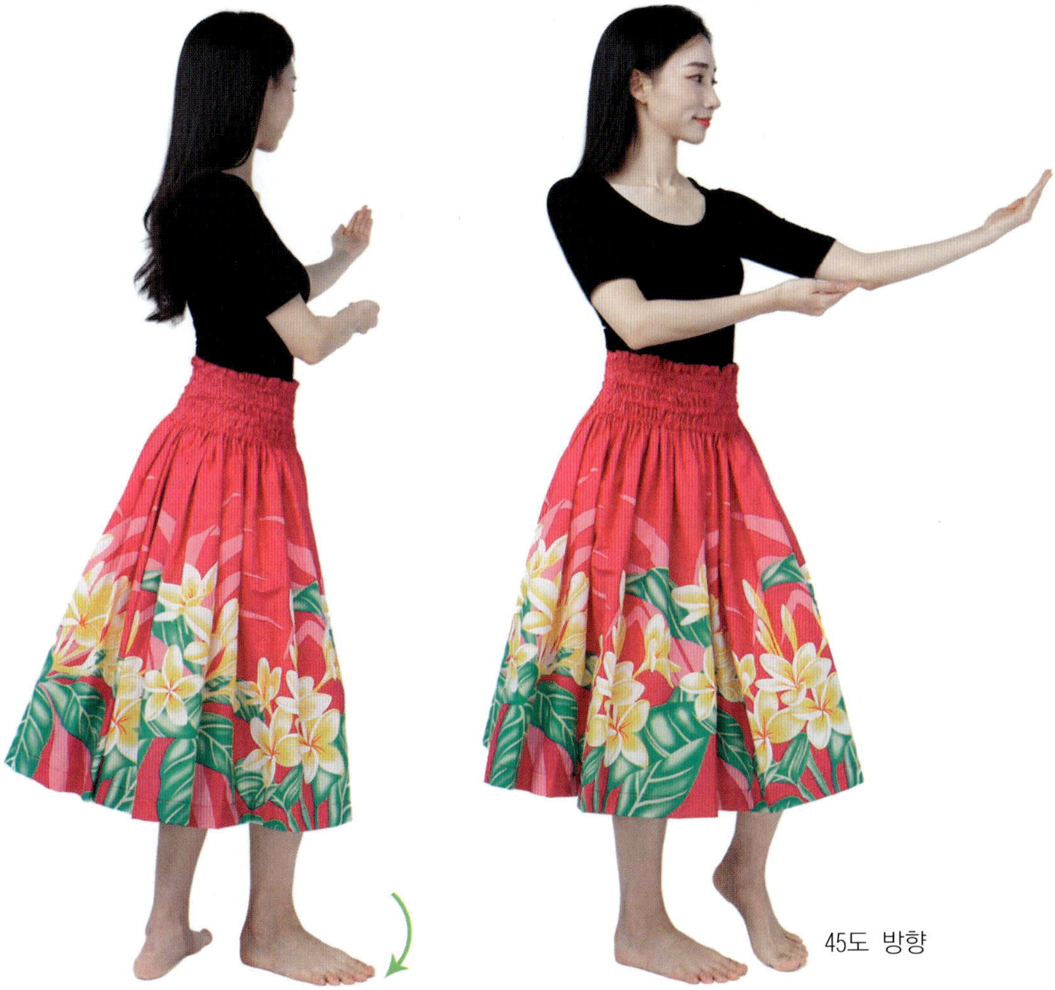

③ ④

▲ 오른쪽으로 카홀로 훌리(R/L)

to you

Step : Kāholo(L/R/L/R)

2. 양쪽 검지를 세워 오른쪽 앞 사선 45도로 내밀며, 왼쪽 뒤 사선 45도로 이동한다.

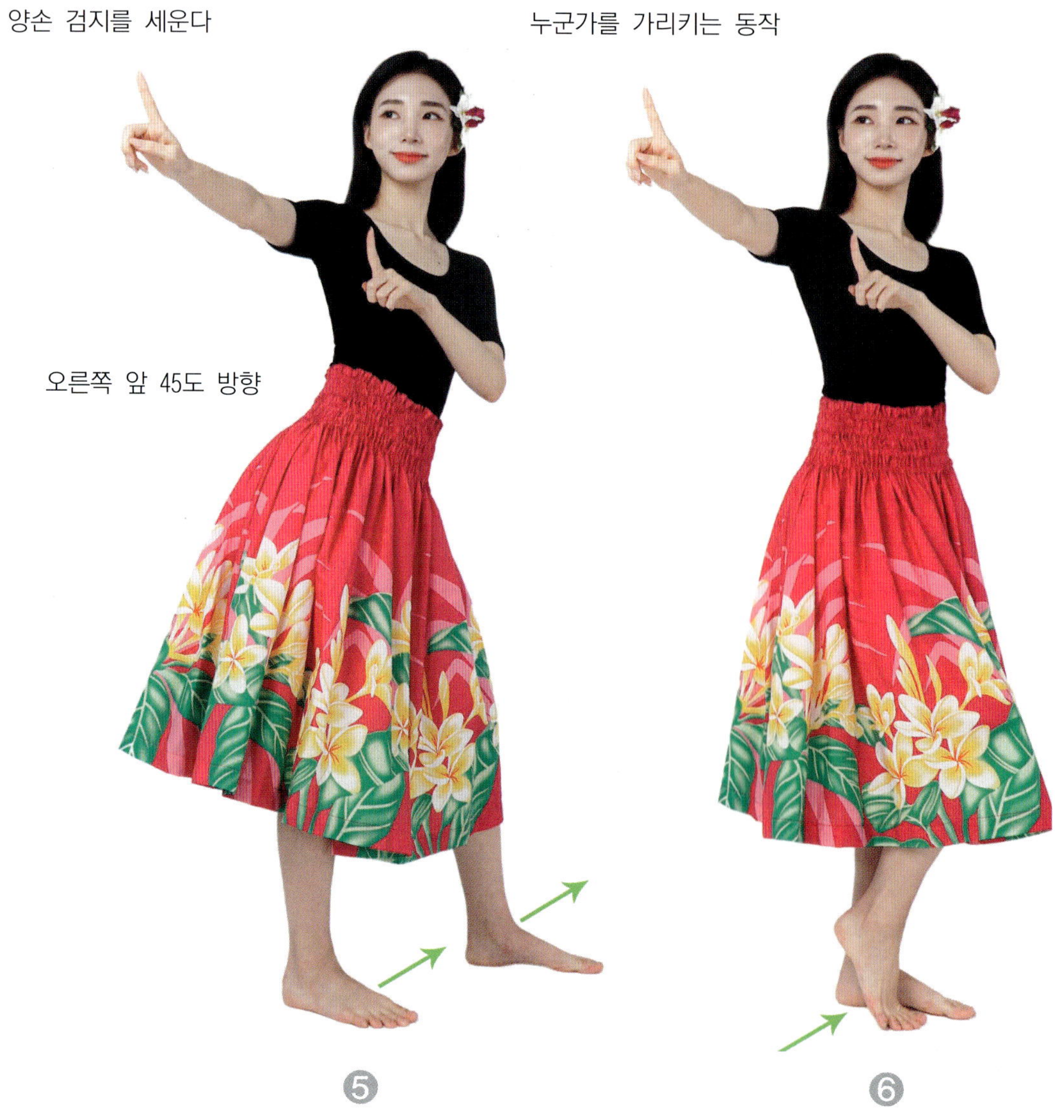
양손 검지를 세운다
누군가를 가리키는 동작
오른쪽 앞 45도 방향
⑤
⑥

▲ 왼쪽으로 카홀로(L/R/L/R)

'Ā'a i ka hula, waiho ka hilahila ma ka hale.

When one want to dance the hula,
bashfulness should be left at home.

훌라를 추고 싶을 때는 부끄러움은 집에 놔둬야 한다.

참고문헌

Beckwith, Martha Warren(1970). **Hawaiian Mythology.** Honolulu: University of Hawaii Press.

Daws, Gavan(1974). **Shoal of Time: A History of the Hawaiian Islands.** Honolulu: University of Hawaii Press.

Emerson, Nathaniel B.(1998). **Unwritten literature of Hawaii: The Sacred Songs of the Hula.** Honolulu: Mutual Pub.

Haley, James L.(2015). **Captive Paradise: A History of Hawaii.** New York: St. Martin's Griffin.

Hopkins, Jerry(2011). **The Hula.** Honolulu: Bess Press.

Imada, Adria Lyn(2012). **Aloha America: Hula Circuits through the U.S. Empire.** North Carolina: Duke University Press.

Kane, Herb Kawainui(1996). **Pele: Goddess of Hawaii's Volcanoes.** Captain Cook, Hawaii: Kawainui Press.

Laes, Ron & Ron Goldsmiths(1996). **Art of Hula.** London: Goldsmiths.

Liliuokalani(2016). **Hawall's Story by Hawall's Queen.** California: CreateSpace independent Publishing Platform.

Orman, Nanette Kilohana Kaihawanawana(2015). **Hula Sister. Hawaii: Island Heritage.** Hawaii: Island Heritage Publishing.

Pukui, Mary Kawena & Samuel E. Elbert(1971). **Hawaiian Dictionary.** Honolulu: University of Hawaii Press.

Pukui, Mary Kawena & Samuel H. Elbert(1986). **Hawaiian Dictionary: Hawaiian-English, English-Hawaiian.** Honolulu: University of Hawaii Press.

Pukui, Mary Kawena(1983). **Olelo No'eau: Hawaiian Proverbs & Poetical Sayings.** Honolulu: Bishop Museum Press.

Siler, Julia Flynn(2012). **Lost Kingdom: Hawaii's Last Queen, the Sugar Kings, and America's First Imperial Adventurer.** Washington D.C.: Atlantic Monthly Press.

Stagner, Ishmael W.(2011). **Kumu Hula: Roots and Branches.** Honolulu: Island Heritage.

Stillman, my Ku'uleialoha(1982). **The Hula Ku'i: A Tradition in Hawaiian Music and Dance.** MA thesis, Honolulu: University of Hawaii at Manoa.

Stillman, Amy Ku'uleialoha(1982). **The Hula Ku'i: A Tradition in Hawaiian Music and Dance.** MA thesis, Honolulu: University of Hawaii at Manoa.

Uchiyama, Mahealani(1997). **Mele Hula Workbook.** Dancetera Publications.

Uchiyama, Mahealani(2016). **The Haumana Hula Handbook for Students of Hawaiian Dance: A Manual for the Student of Hawaiian Dance.** Berkeley, California: North Atlantic Books.

Wight, Kahikahealani(2005). **Illustrated Hawaiian Dictionary.** Honolulu: Bess press.

이진영(2019). **하와이 100배 즐기기**. 서울: ㈜알에이치코리아.
이용식(1996). 하와이 전통음악, **민족음악학** 제18권. 서울: 서울대학교 음악대학 동양음악연구소.

クムフラ　クウレイナニ橋本(2016). **これ１冊できちんとわかるフラ—初心者でもしっかり踊れるようになる Hula のレッスンブック**. 東京: マイナビ出版.
チイ・ケアロハ・ヤマムロ(2015). **最新版! DVD つき基本 のフラ入門**. 東京: 主婦の友社
岡本聖子(2018). **ＤＶＤ でもっと美しく！ 輝くフラ上達のポイント ６０**. 東京: メイツ出版.
清水せい子(2019). **DVD ではじめるフラ上達のポイント 50**. 東京: メイツ出版.

참고 관련 사이트

http://www.huapala.org
http://Merriemonarch.com
http://en.Wikipedia.com
http://www.huladancehq.com
http://commons.Wikimedia.org
http://www.hulapreservation.org
http://www.hookuaaina.org
http://the,honoluluadvertiser.com
http://www.kaahelehawaii.com
http://mele.com
http://www.doopedia.co.kr
http://www.shutterstock.com
http://www.gohawaii.com
http://manoa.hawaii.edu

저자소개

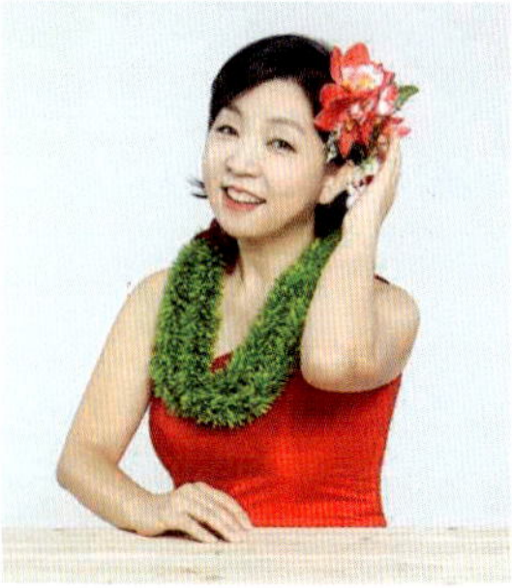

수잔 쿠카나
(Susan Kukana)

현) 한국훌라예술교육협회 회장(Hula Dance Association Of Korea)
현) 한국열린사이버대학교 통합치유학과 특임교수
현) 훌라홀릭 대표

TV 채널A [나는 몸신이다], 일본 류큐아사히 방송, SBS 방송 [좋은 아침],
TV CHOSUN [스위치], ABN 방송 출연

국민성공시대 2018. '4차산업신지식인상' 수상
서울문화재단 '서울춤자랑 베스트20' 수상(HDAK훌라오하나)
대한체육회장상 금상수상

HDAK Hula'Ohana 단장, HDAK Mele'Ohana 단장
마음치유학교 전문 강사
서울대학교 암병원 암정보교육센터 교육 강사
치매안심센터 특강 강사
기타 롯데문화센터, 기업, 관공서 단체 및 직원 교육 전문 강사

http://www.alohahula.co.kr(한국훌라예술교육협회)
http://cafe.naver.com/hulaholic(네이버카페 훌라홀릭)

수잔 쿠카나의 하와이안 훌라

2021년 12월 10일 1판 1쇄 인쇄
2021년 12월 15일 1판 1쇄 발행

엮은이 수잔 쿠카나
펴낸이 조재성
펴낸곳 서현사

등록 2002년 8월 14일 제03-01392호
주소 경기도 고양시 일산동구 중앙로 1055번지 레이크하임 206호
전화 031-919-6643
팩스 031-912-6643

ISBN 979-11-88986-44-6 97510

정가 30,000원